Servicio Andaluz
de Salud (SAS)

Temario Específico Volumen 2

Técnico/a Especialista en Radiodiagnóstico

Servicio Andaluz de Salud (SAS)

Rodio ediciones

Segunda edición, abril 2016 (322 páginas)
Diseño de portada: Ediciones Rodio, S. Coop. And.
Edita: Ediciones Rodio, S. Coop. And.
Alameda de Hércules, 32-33. 1.ª planta. 41002-Sevilla
Teléfono: 955 28 74 84. Fax: 955 09 38 48
www.edicionesrodio.com
email: info@edicionesrodio.com
ISBN: 978-84-16506-94-1
ISBN (Obra completa): 978-84-16506-96-5

Índice

Presentación

El equipo editorial de Ediciones Rodio, con más de 20 años de experiencia en el sector del libro para la preparación de oposiciones, pone a tu disposición este eficaz manual para la preparación de las pruebas de acceso a la categoría de Técnico/a Especialista en Radiodiagnóstico del Servicio Andaluz de Salud, según el último Programa Oficial.

Este segundo volumen, del temario Específico para esta categoría, comprende diecinueve temas (del 31 al 49) desarrollados de manera rigurosa.

Con el deseo de facilitar al opositor el estudio de este manual, ha sido elaborado de modo conciso, conteniendo los conceptos más importantes de la materia y añadiendo numerosos cuadros e imágenes explicativas.

Con estos recursos didácticos, pretendemos dotar al opositor de herramientas útiles para afrontar con garantías las pruebas selectivas.

Ediciones Rodio presenta el programa completo de Temas para Técnico/a Especialista en Radiodiagnóstico del SAS, dividido en cuatro volúmenes:

- *Temario Común y test.*
- *Temario Específico, Volumen 1.*
- *Temario Específico, Volumen 2.*
- *Test del Temario Específico.*

Las actualizaciones que se realicen desde este momento hasta la fecha de publicación de la Convocatoria en el Boletín Oficial de la Junta de Andalucía (BOJA) podrán consultarse en nuestra página web: http://www.temariosoposiciones.com/actualizaciones, junto a otros materiales complementarios.

Sólo nos queda desearte el mayor de los éxitos.

Tu triunfo es nuestro triunfo.

Tema 31

Anatomía radiológica de la extremidad superior. Exploración radiológica de la cintura escapular y de la extremidad superior. Técnica radiográfica simple. Proyecciones más comunes

eRodio ediciones

Índice esquemático

1. ANATOMÍA RADIOLÓGICA DE LA EXTREMIDAD SUPERIOR

A efectos de estudio, los anatómicos dividen los huesos de los miembros o extremidades superiores en cuatro grupos principales: cintura escapular, brazo, antebrazo y mano.

Así la dividiremos nosotros para su estudio anatómico-radiológico.

1.1. Cintura escapular

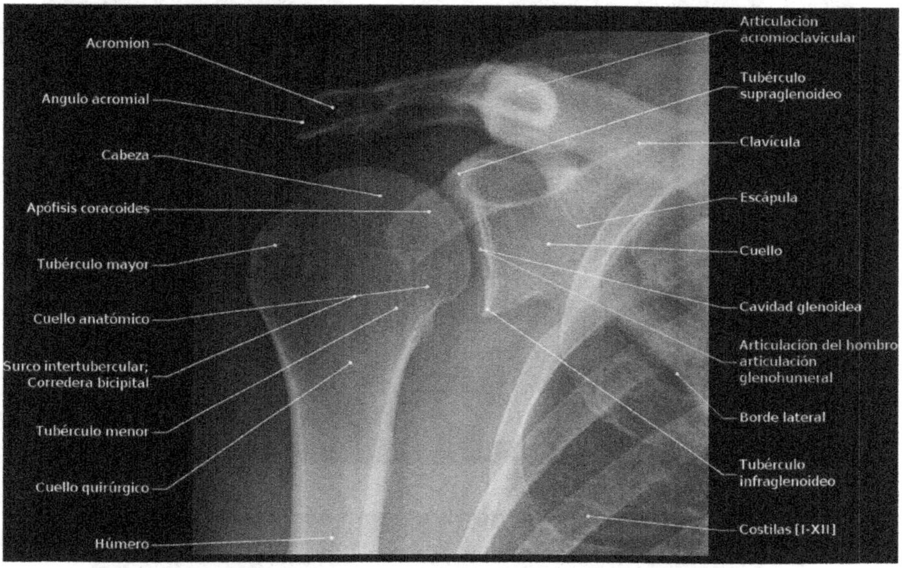

Está formada por la clavícula y la escápula y conecta el miembro superior con el tronco.

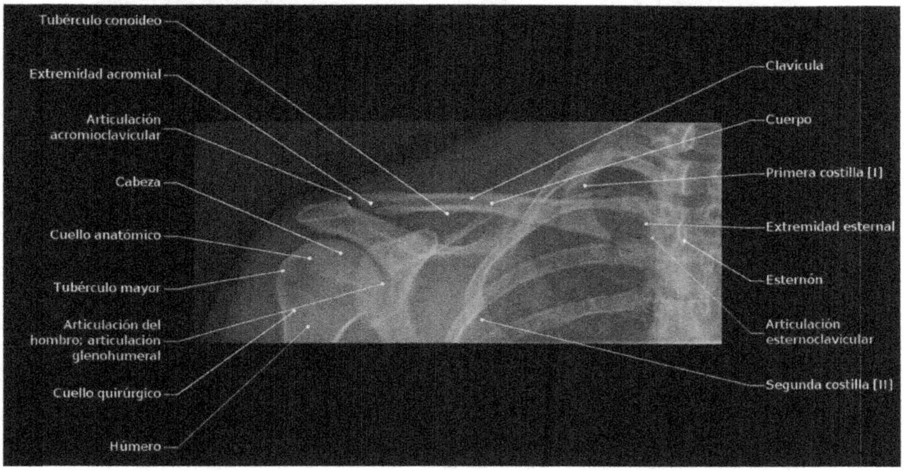

1.2. Brazo

Está formado por un único hueso que es el húmero.

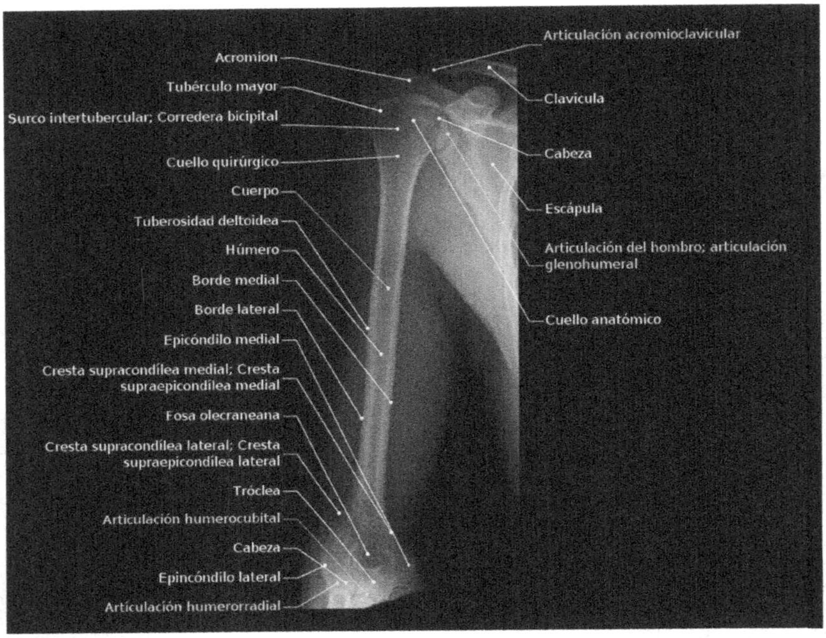

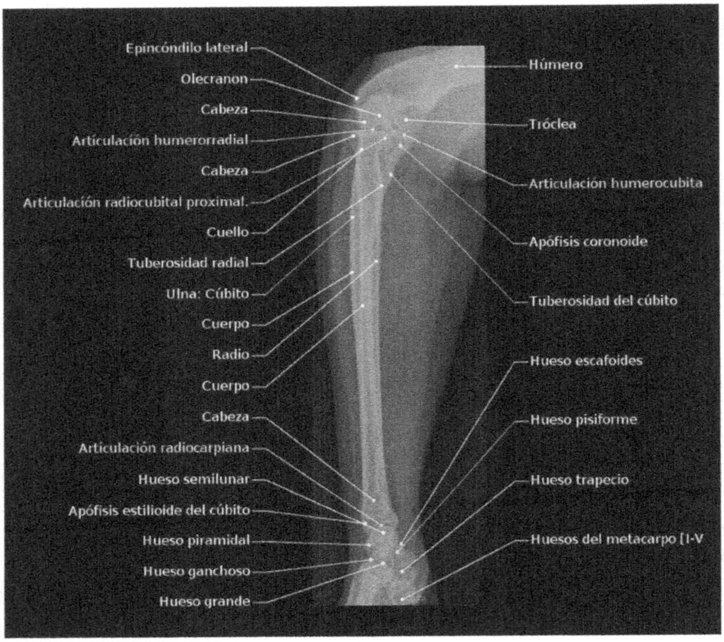

1.3. Antebrazo

Está formado por dos huesos como son el cúbito y el radio.

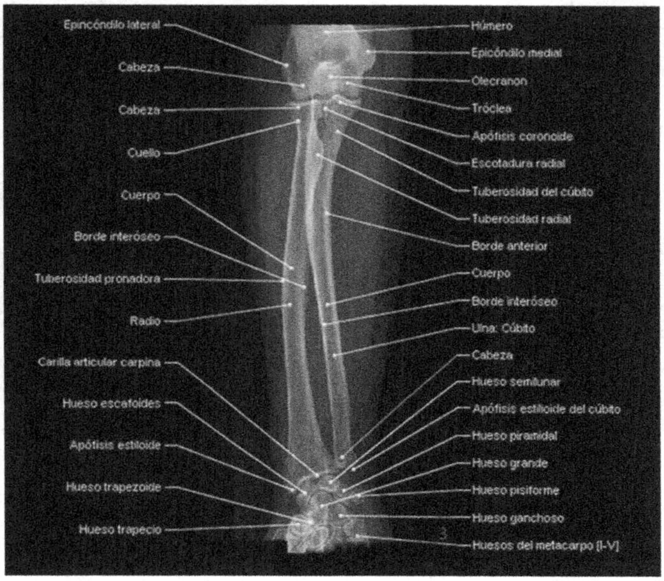

1.4. Articulación del codo

Une el brazo con el antebrazo, o sea el húmero con el cúbito y el radio.

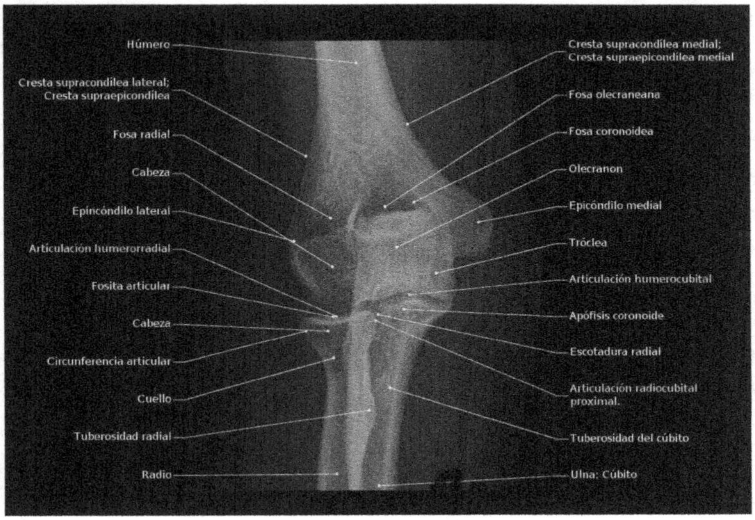

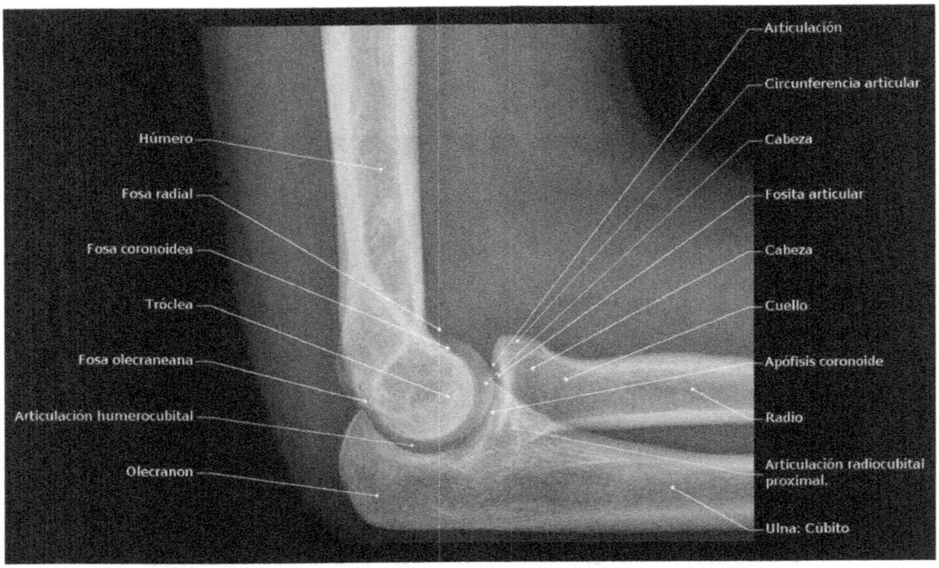

1.5. Carpo

Nos encontramos aquí con 8 huesos distribuidos en dos fila.

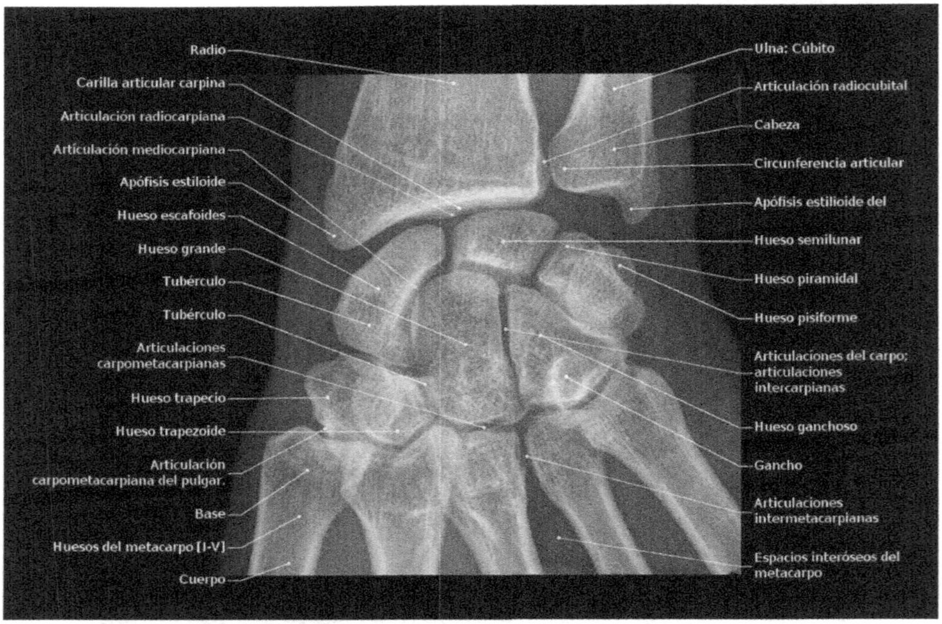

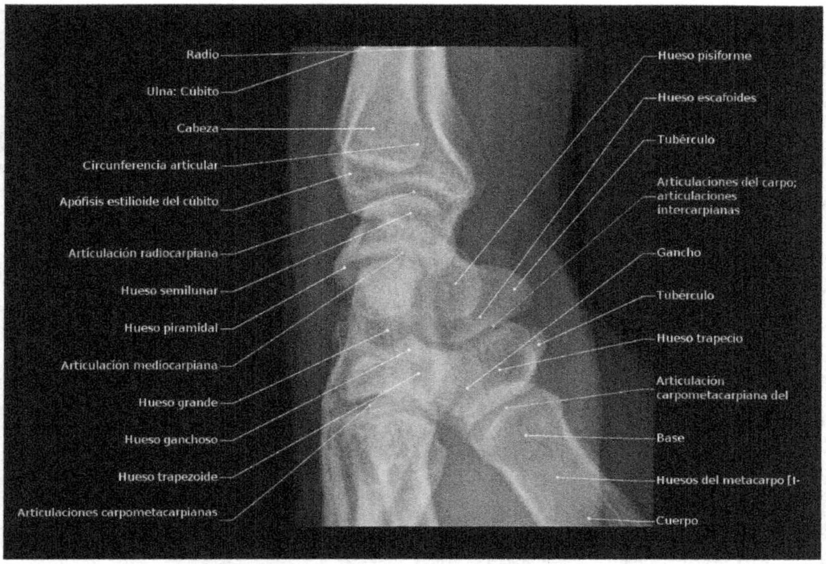

1.6. Mano y dedos

Los huesos de la mano son los metacarpianos, son 5 huesos largos. Los huesos de los dedos son las falanges, todos los dedos tienen 3 falanges (proximal, media y distal), excepto el primer dedo que solo tiene dos (proximal y distal)

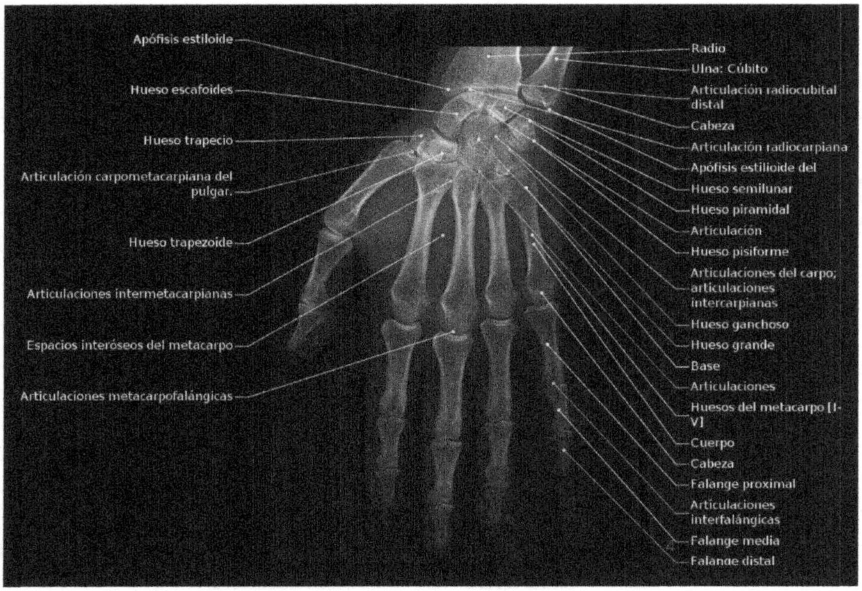

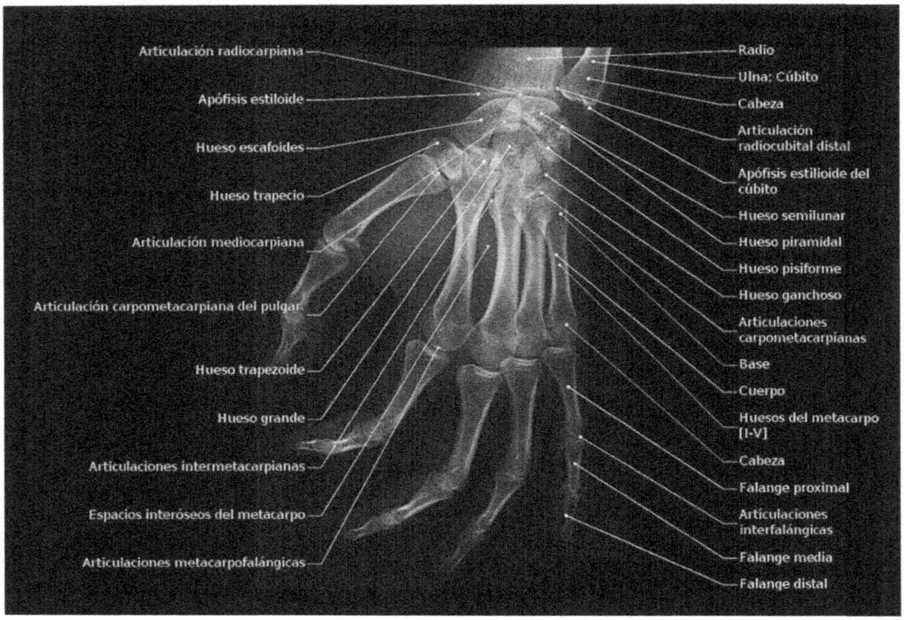

2. PROYECCIONES MAS COMUNES

2.1. Clavícula

2.1.1. Posteroanterior PA

El paciente se coloca en posición prono o erecta, al menos que por una factura el paciente solo se pueda colocar en AP para evitar desplazamientos de los fragmentos de la rotura.

Los brazos se colocan a lo largo del cuerpo, el mentón se apoya en el chasis y se hace la placa en apnea.

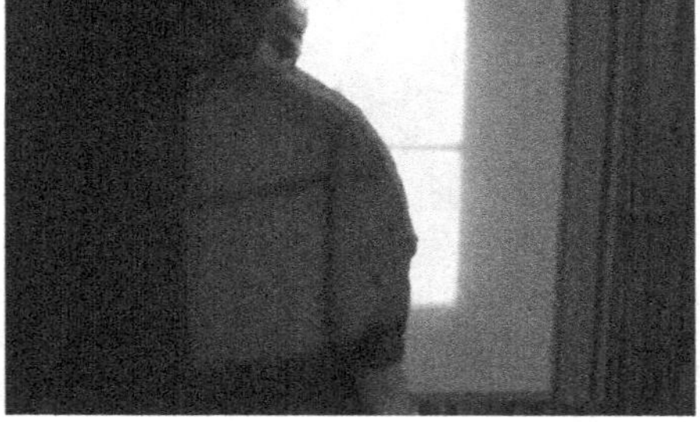

El rayo central se dirige perpendicular a la porción media de la diáfisis de la clavícula.

Se debe de visualizar la clavícula en toda su extensión y la extremidad de la misma aparecerá superpuesta con las primeras costillas.

2.1.2. Posteroanterior axial

El paciente se coloca o en decúbito prono o en bipedestación.

Se gira la cabeza hacia el lado contrario a explorar.

Los brazos se colocan a lo largo del cuerpo, y se hace la placa en apnea.

El rayo central lleva una angulación caudal de 35-30 grados hacia la fosa supraclavicular.

Se observa la clavícula en posición axial casi sin superposiciones.

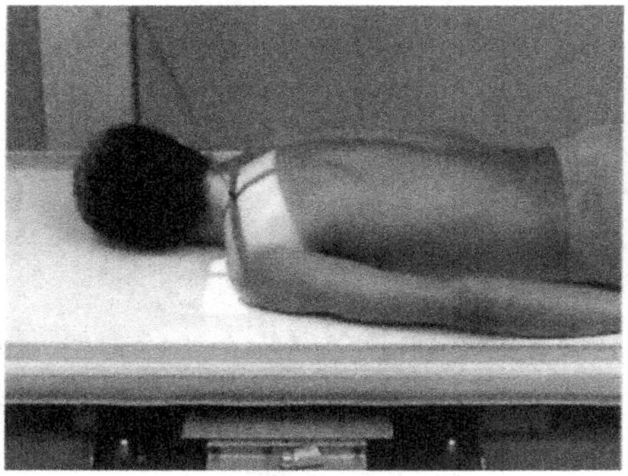

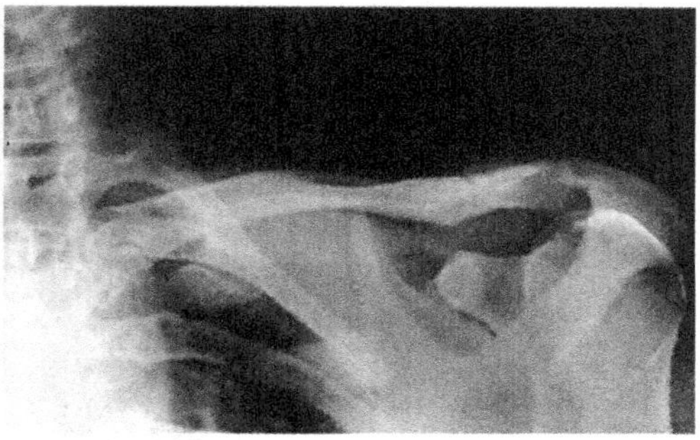

2.1.3. Anteroposterior axial

El paciente en bipedestación a unos 30 centímetros del chasis para poderse inclinarse hacia atrás en posición lordótica.

Se hace la proyección al final de la inspiración, para elevar aun mas la clavícula.

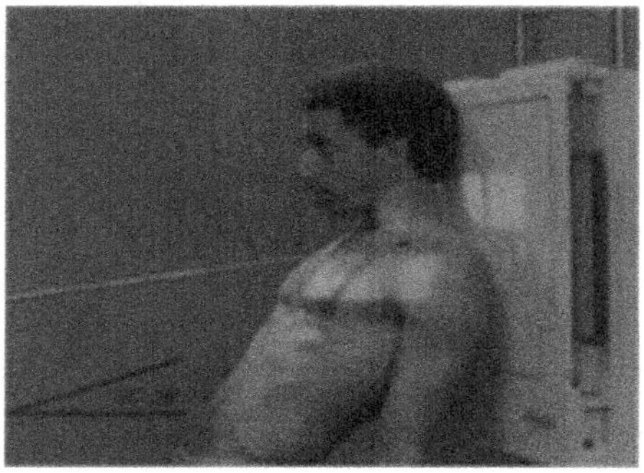

El rayo central lleva una angulación craneal entre 25-20 grados.

La mayor parte de la clavícula debe aparecer por encima de las costillas y la escapula.

2.2. Escápula

2.2.1. Anteroposterior AP

El paciente se coloca en decúbito supino o en bipedestación.

El brazo se abduce en angulo recto con el cuerpo para desplazar la escapula en dirección lateral y se flexiona el codo.

Se hace la proyección en plena respiración para para obliterar el detalle pulmonar.

El rayo central es perpendicular al punto medio de la escapula 5 cm por debajo de la apófisis coracoides.

Se observa la escapula AP, con la parte lateral de la misma libre de superposiciones.

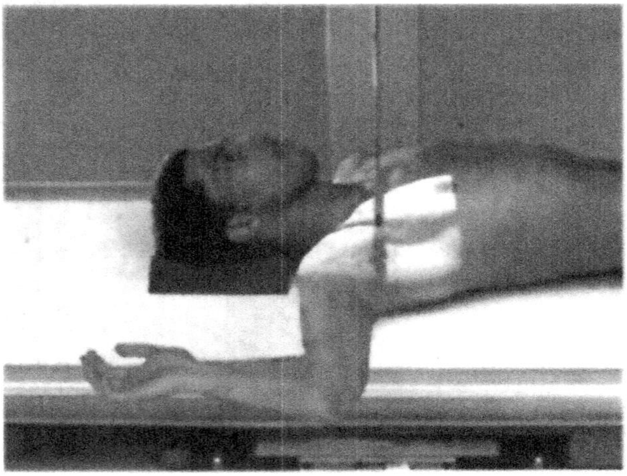

2.2.2. Lateral u oblicua anterior

Paciente en bipedestación y en posición oblicua de cara al tablero.

El brazo se coloca según con el área de la escapula que se quiera observar: con el brazo en la parte posterior del tórax de forma que el corso de la mano quede apoyado sobre la escapula, así como con el brazo a través de la parte supero anterior del tórax, si queremos observar el cuerpo de la escapula, o con el brazo extendido por encima de la cabeza, para ver mejor el acromion y la apófisis coracoides.

El rayo central es perpendicular al borde medial de la escapula.

Se obtiene una imagen lateral de la escapula y según la posición del brazo se determinara que región de la escapula se superpone con el humero.

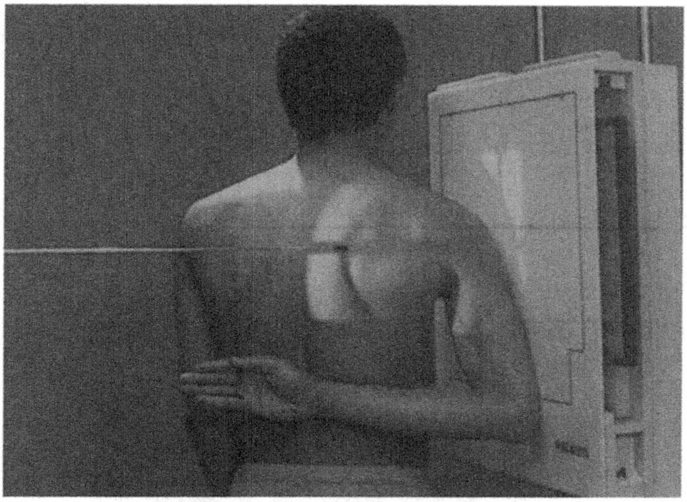

2.3. Hombro

2.3.1. Anteroposterior AP

Paciente en decúbito supino o bipedestación, de forma que la escapula quede paralela a la placa.

Para obtener una imagen AP verdadera el estudio se realiza en rotación externa, abduciendo ligeramente el brazo y obtenemos una imagen de perfil de la cabeza del húmero, y la articulación glenohumeral con una ligera superposición de la cabeza humeral, así como veremos de perfil el tubérculo mayor del húmero o troquinter.

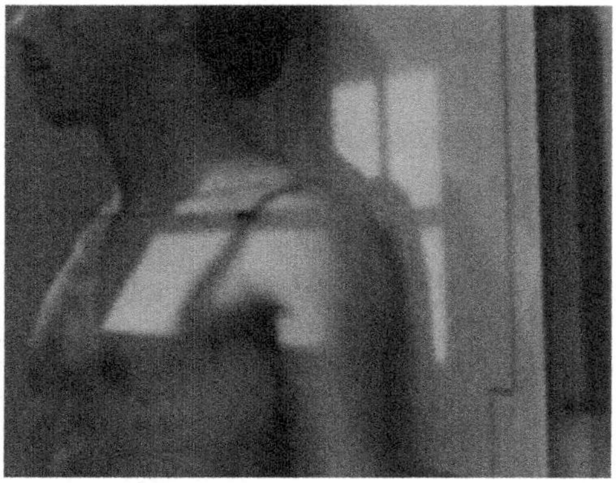

La posición neutra se obtiene apoyando la palma de la mano sobre el muslo, y se observa la cabeza del humero parcialmente de perfil, la cavidad glenoidea queda superpuesta y se estudia la parte superior del supraespinoso.

Para conseguir el hombro con el húmero en rotación interna apoyaremos la mano sobre la cadera, y la cabeza humeral se superpone a la cavidad glenoidea y se ve de perfil la zona de inserción del tendón subescapular.

El rayo central se dirige perpendicular sobre la apófisis coracoides.

2.3.2. Axial inferosuperior

El paciente se coloca en decúbito supino

El hombro se eleva 10 cm para evitar superposiciones y el brazo se abduce 90 grados y en rotación externa.

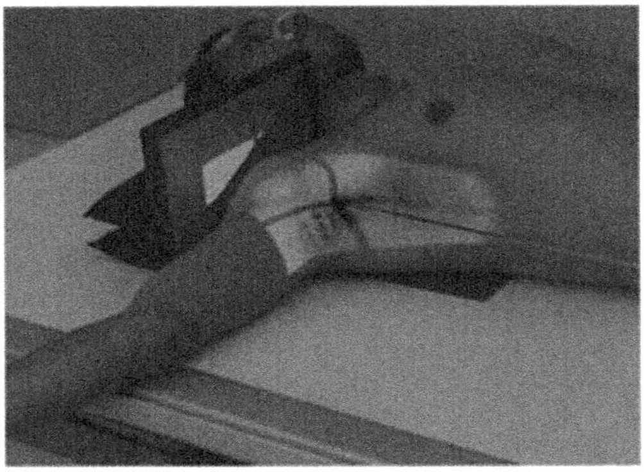

El chasis se coloca sobre el hombro apoyado en la mesa y sujeto con saquitos de arena.

El rayo central es perpendicular a la placa centrado en la axila hacia la articulación acromioclavicular.

Sirve para estudiar la articulación glenohumeral, la articulación acromioclavicular y la parte lateral de la apófisis coracoides.

2.4. Húmero

2.4.1. Anteroposterior AP

El paciente en bipedestación, con el brazo extendido y con la mano en supinación.

El rayo central es perpendicular al chasis y se dirige hacia la parte media de la diáfisis humeral.

Se deben de ver las articulaciones del hombro y del codo. Para ser una imagen AP verdadera el epicóndilo y la epitróclea no deben de aparecer rotados.

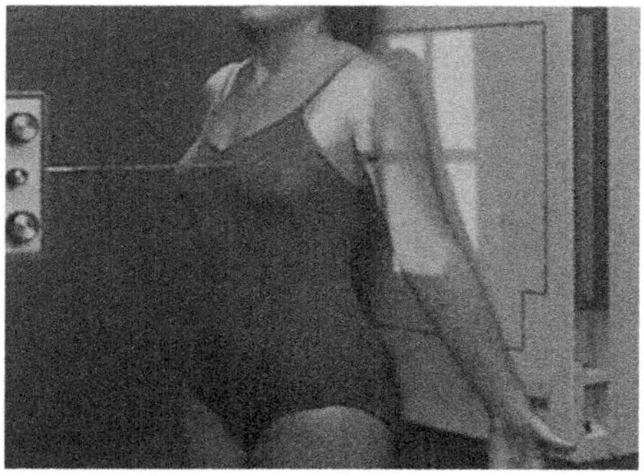

2.4.2. Lateral

El paciente en bipedestación, con el brazo extendido y la palma de la mano apoyada en la cadera

El rayo central es perpendicular al chasis y se dirige hacia la parte media de la diáfisis humeral.

Se deben de incluir las articulaciones adyacentes y el epicóndilo y la epitróclea aparecen superpuestos y el humero de perfil.

2.4.3. Trastorácica de humero

El paciente en bipedestación o en decúbito supino en posición lateral, con el hombro a examinar apoyado en el chasis.

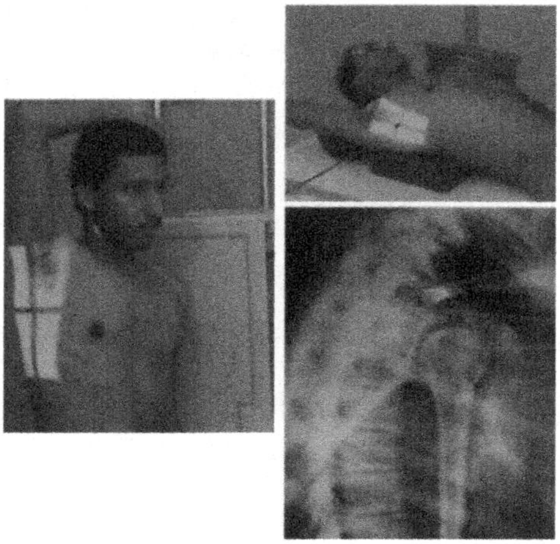

El otro brazo se eleva sobre la cabeza.

La proyección se hace en máxima inspiración para favorecer el contraste.

El rayo central se dirige perpendicular o con 10 grados de inclinación craneal si el paciente no levanta el brazo contralateral y se centra a nivel del cuello quirúrgico del humero, a través de la axila sana.

Se observa el hombro de perfil y la extremidad proximal del húmero proyectada a través del tórax.

2.5. Codo

2.5.1. Anteroposterior AP

El paciente sentado de forma que el hombro y el codo queden a la misma altura.

Se extiende el codo sobre el chasis, la mano rotada para que los huesos del antebrazo no aparezcan rotados

El rayo central es perpendicular a la articulación del codo.

Se obtiene una imagen AP de la extremidad distal del húmero y de la proximal del cubito y radio, así como de la articulación del codo.

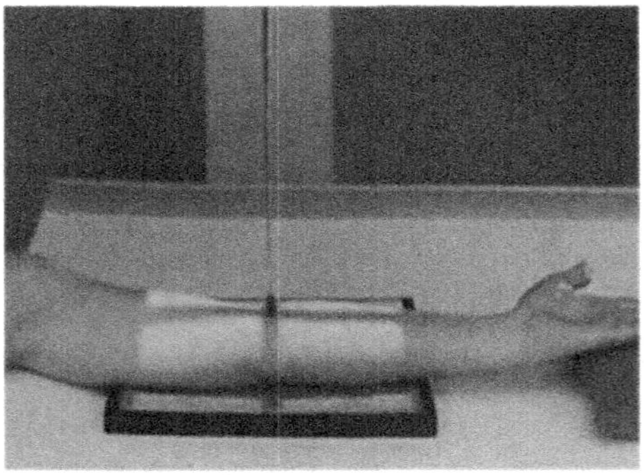

2.5.2. Lateral

El paciente sentado de forma que el hombro y el codo queden a la misma altura.

El codo se flexiona 90 grados y el pulgar de la mano hacia arriba en posición lateral

El rayo central es perpendicular a la articulación del codo.

Se obtiene una imagen lateral del codo, la extremidad distal del húmero y la proximal del antebrazo, visualizándose el olécranon de perfil. El epicóndilo y la epitróclea humerales aparecen superpuestos.

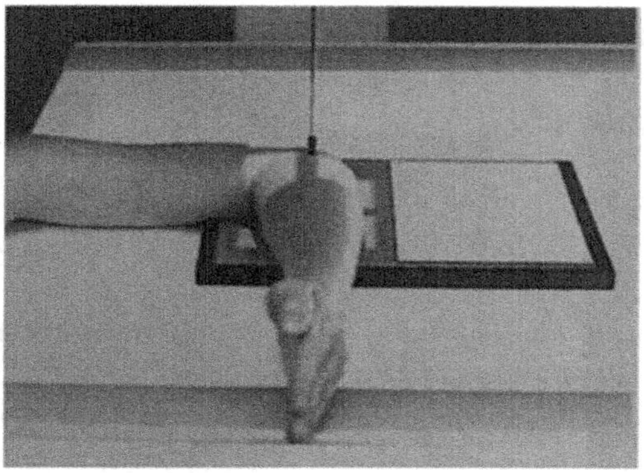

2.5.3. Axial del olécranon

El paciente esta sentado y apoyado sobre el chasis, el brazo debe formar un angulo de 45 grados con el antebrazo.

El rayo central se dirige perpendicular hacia el olécranon, aunque también se angula 20 grados de manera anterior.

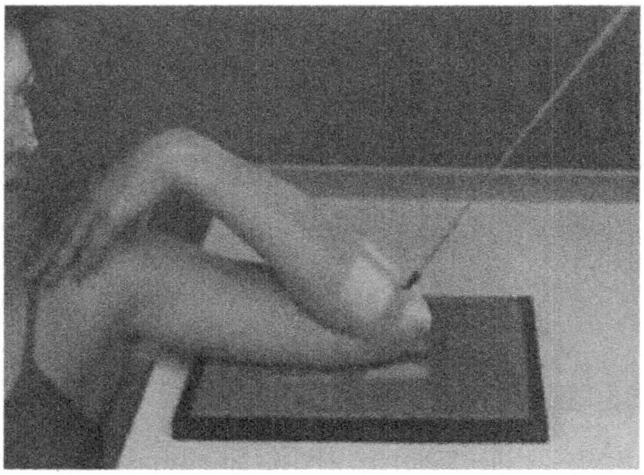

Si el rayo es perpendicular se observa mejor la parte dorsal del olécranon y si lleva 20 grados de inclinación se estudia mejor la parte curva del mismo.

Se debe de visualizar los epicóndilos, la tróclea, el surco cubital y la fosa olecraneana.

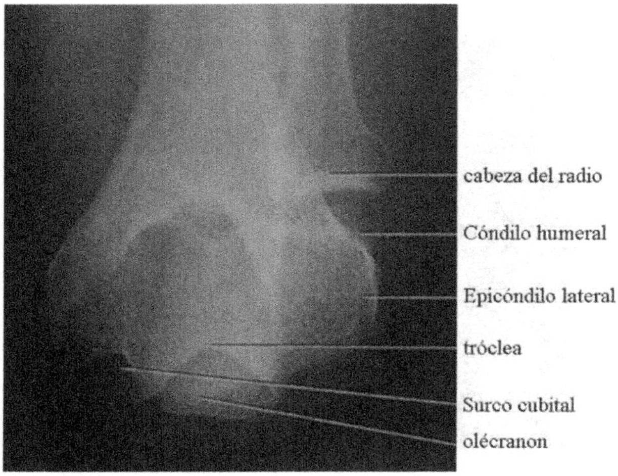

2.6. Antebrazo

2.6.1. Anteroposterior AP

El paciente sentado, se coloca a un mismo nivel el húmero y el antebrazo en la mesa.

El paciente debe de girar su cuerpo de forma que el antebrazo quede en perfecta posición AP, la mano ha de estar en supinación.

El rayo central es perpendicular y debe estar dirigido al punto medio del antebrazo.

Se deben de ver las articulaciones adyacentes y obtenemos una imagen AP del cúbito y del radio.

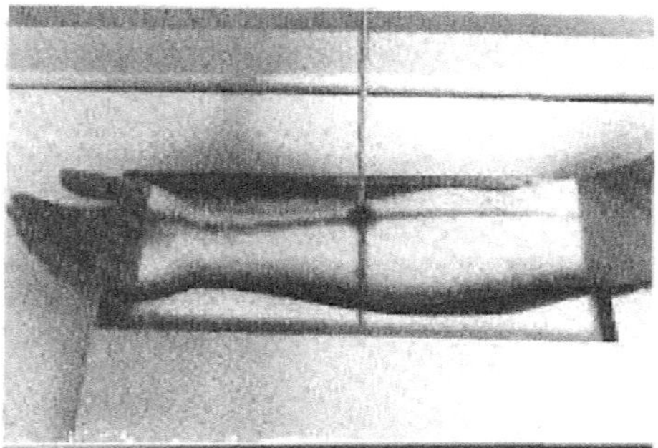

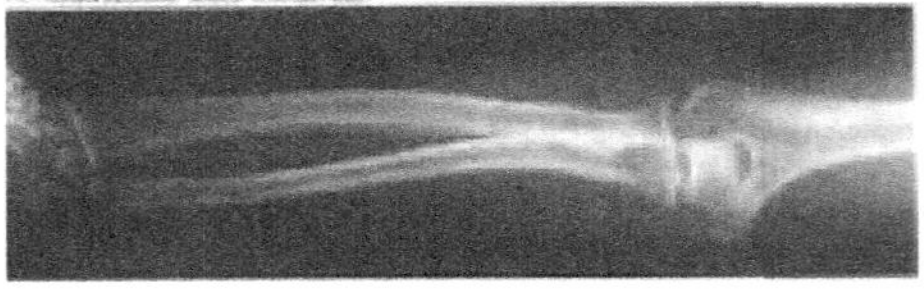

2.6.2. Lateral

El paciente sentado, se coloca a un mismo nivel el húmero y el antebrazo en la mesa.

El codo se flexiona 90 grados y el pulgar de la mano debe de estar hacia arriba.

El rayo central se dirige perpendicularmente hacia la parte media del antebrazo.

Se visualiza una imagen lateral del antebrazo incluyendo las articulaciones proximal y distal del mismo. El epicóndilo y la epitróclea se observan superpuestos, así como la cabeza del radio sobre la apófisis coronoides del cúbito.

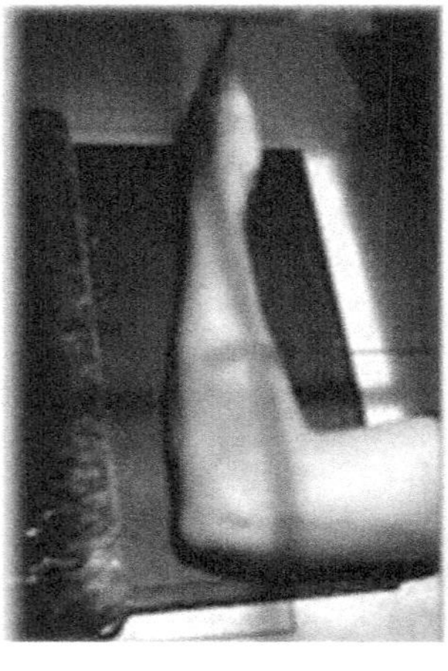

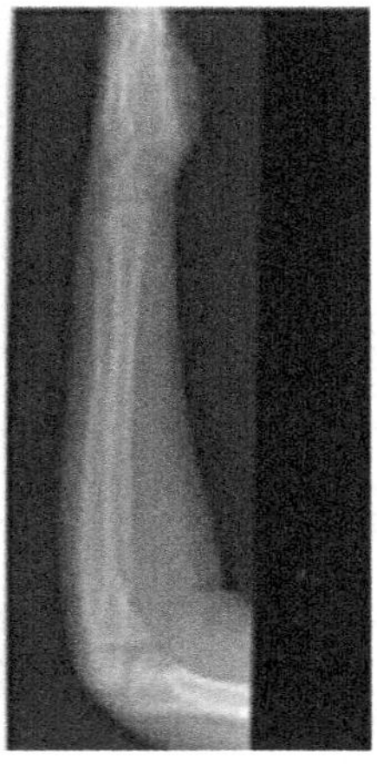

2.7. Carpo

2.7.1. Posteroanterior PA

El paciente esta sentado de forma que el antebrazo quede apoyado sobre la mesa a la misma altura que la muñeca. Se debe de hacer con el puño cerrado para que la muñeca haga mejor contacto con la placa.

El rayo central es perpendicular y se dirige a la parte media del carpo.

Se deben de visualizar los 8 huesos del carpo, así como la extremidad distal del cubito y radio y la parte proximal de los metacarpianos. El cúbito aparece ligeramente oblicuo.

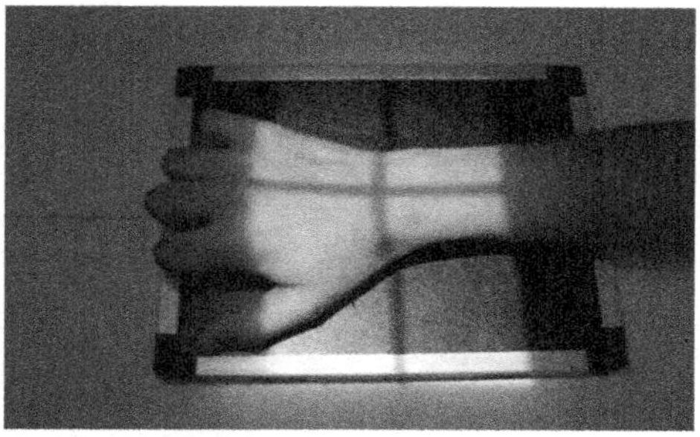

2.7.2. Lateral

El paciente sentado apoyando el antebrazo sobre la mesa con el codo flexionado 90 grados.

Se debe ajustar la posición de la mano y el antebrazo para que la muñeca quede en posición lateral y el pulgar separado.

El rayo central es perpendicular a la articulación de la muñeca.

Se visualiza la extremidad distal del cúbito y el radio superpuestos, igual que los metacarpianos de los últimos dedos.

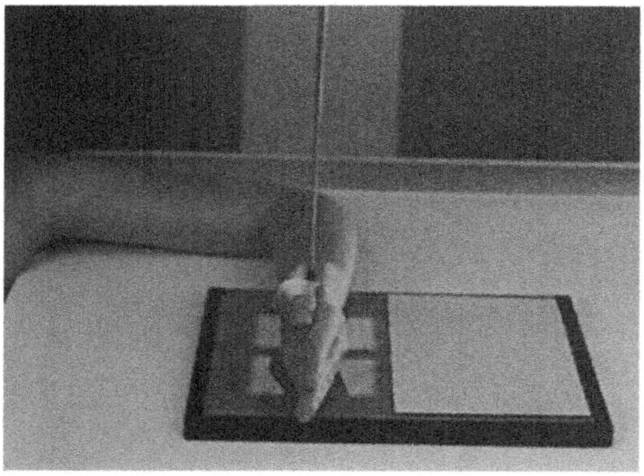

2.7.3. Proyecciones de escafoides

La muñeca del paciente se colocara en posición PA sobre el chasis inclinado 20 grados sobre una cuña, así el escafoides se ve en angulo recto sobre el rayo central.

Brigman sugiere colocar la muñeca en flexión cubital para evitar superposiciones.

Según Stecher existen dos métodos de realización, uno es colocando la placa y la muñeca horizontales y dirigiendo el rayo central 20 grados hacia el codo, y el otro es cerrando el puño del paciente con lo que se eleva el extremo distal del escafoides para que este quede paralelo al chasis ensanchando así la linea de fractura y sin angulación ninguna.

El rayo central es perpendicular dirigido al escafoides.

Se estudia el escafoides ya que se ve sin superposiciones.

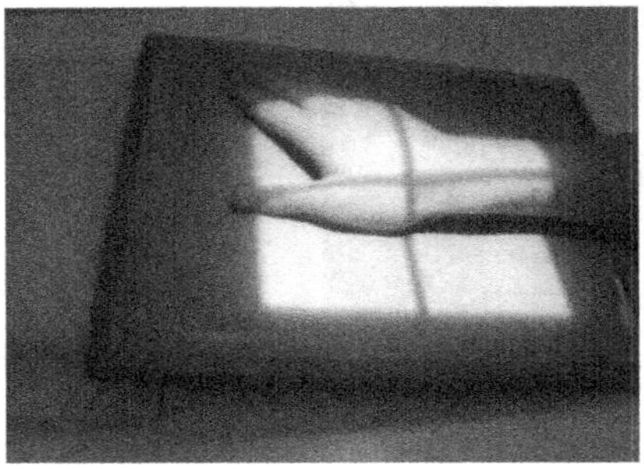

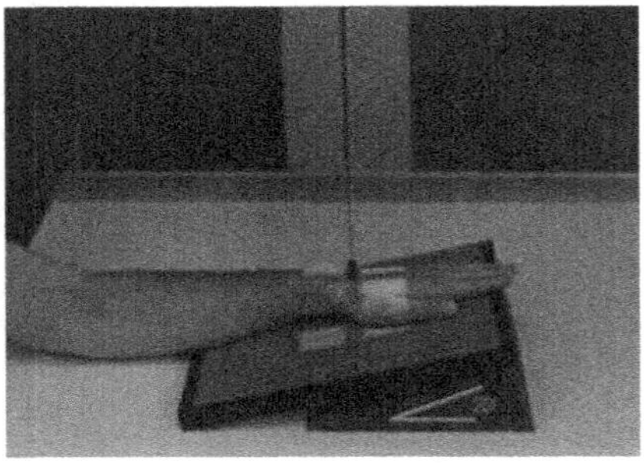

2.7.4. Proyección Tangencial del canal carpiano

El paciente coloca la mano sobre la placa con la palma de la mano hacia arriba y formando un angulo recto con el antebrazo.

El rayo central se dirige unos 4 cm proximales a la muñeca y con una inclinación caudal de 45 grados.

Se estudia tangencialmente el carpo, especialmente las fracturas de escafoides, calcificaciones del dorso de la muñeca y luxaciones del semilunar.

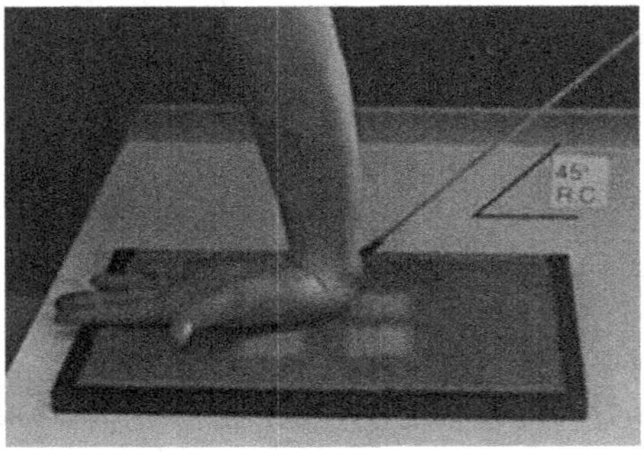

2.8. Mano

2.8.1. Posteroanterior PA

El paciente coloca el antebrazo sobre la mesa de forma que la palma de la mano se apoye sobre el chasis, los dedos se separan ligeramente.

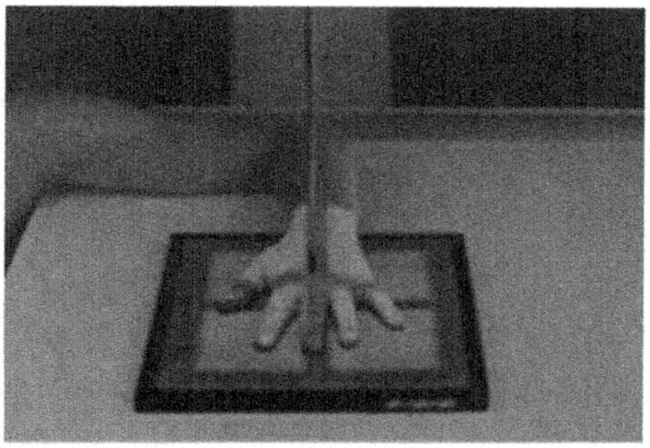

El rayo central se dirige perpendicularmente hacia la tercera articulación metacarpofalángica.

Se visualizan los huesos carpianos, los metacarpianos y las falanges de los dedos en posición PA, con excepción del primer dedo que se ve en posición oblicua.

2.8.2. Oblicua PA

El paciente apoya el antebrazo sobre la mesa con la mano en posición lateral sobre la superficie cubital y entonces se gira la mano internamente hasta que las puntas de los dedos toquen el chasis, o con la ayuda de unas almohadillas radiotransparente, que colocan los dedos escalonadamente.

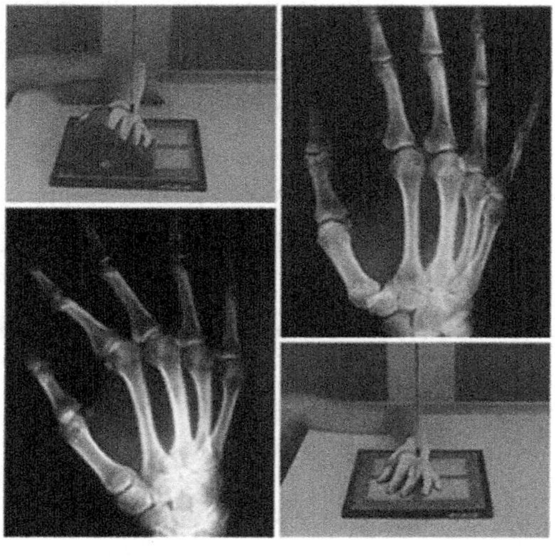

El rayo central se dirige perpendicularmente hacia la tercera articulación metacarpofalángica.

En esta proyección se muestra una posición oblicua de los huesos y tejidos blandos de la mano, se utiliza para estudiar fracturas y otros procesos patológicos.

2.8.3. Lateral

El paciente coloca el antebrazo sobre la mesa, apoyando la superficie radial o cubital sobre la mesa, ya que se puede hacer de ambas formas.

Se le extienden al paciente los dedos por completo, con el primer dedo en angulo recto con la palma de la mano.

El rayo central se dirige perpendicularmente a las articulaciones metacarpofalángicas.

Se muestra la mano lateralmente en extensión, y aparecen superpuestas las falanges de los dedos, al igual que los últimos 4 metacarpianos, sirve para localizar cuerpos extraños o visualizar desplazamientos de fracturas.

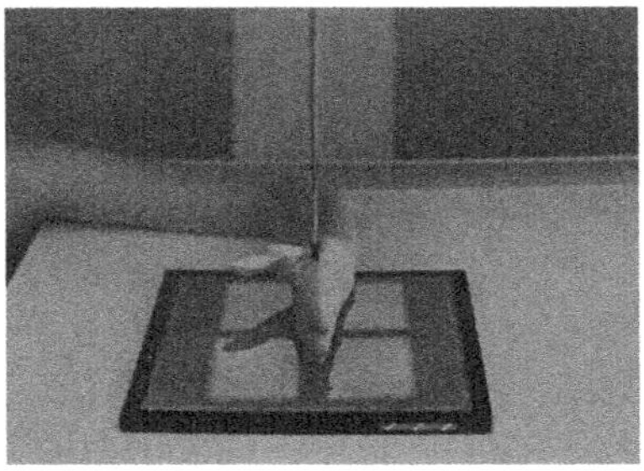

2.8.4. PA, lateral y oblicua del primer dedo de la mano

Para la posición **PA** se coloca la mano del paciente como para una proyección lateral de la mano, de forma que el dedo pulgar quede paralelo a la placa.

Para la proyección **lateral** se coloca la mano con la cara palmar sobre el chasis de forma que al arquearla quede el primer dedo en posición lateral.

Para la proyección **oblicua** la superficie palmar de la mano se pone en contacto con el chasis y así el pulgar queda en posición oblicua.

El rayo central se dirige perpendicularmente hacia la articulación metacarpofalángica.

Se obtiene una imagen PA, lateral y oblicua del primer dedo y debe de incluirse en la proyección la articulación carpo-metacarpiana.

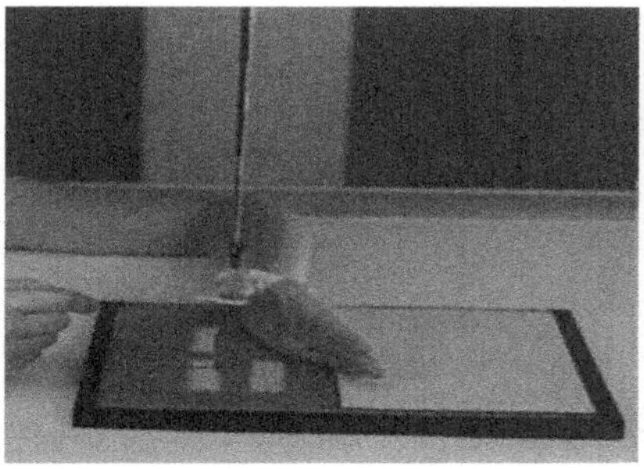

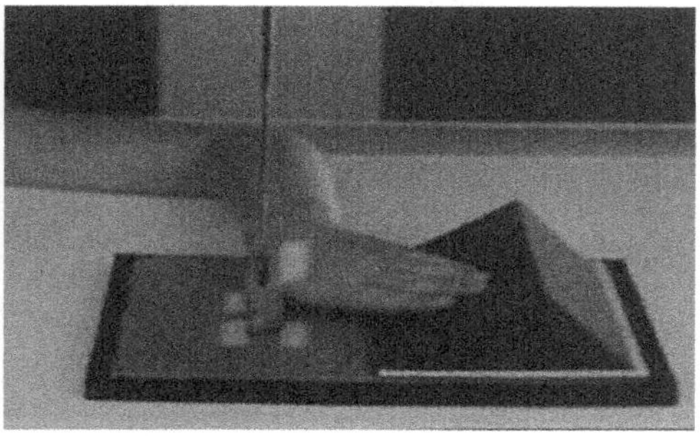

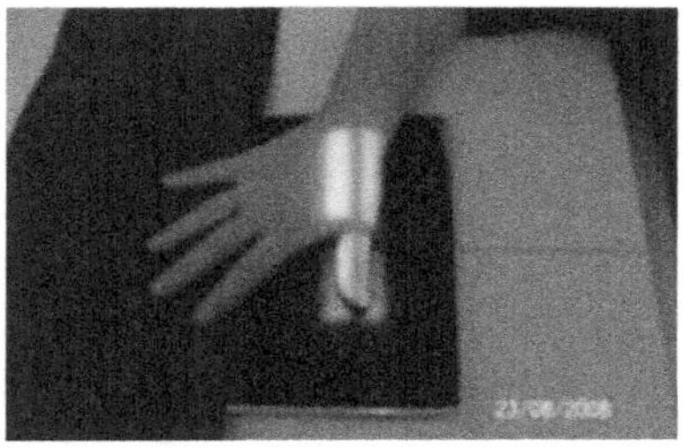

Tema 32

Anatomía radiológica de la extremidad inferior. Exploración radiológica. Técnica radiográfica simple. Proyecciones más comunes

eRodio ediciones

Índice esquemático

1. ANATOMÍA RADIOLÓGICA DE LA EXTREMIDAD INFERIOR

El estudio radiológico de la extremidad inferior esta dirigido al estudio de las **estructuras óseas**:

a) Fémur en el muslo.
b) Rótula, tibia y peroné en la pierna.
c) Astrágalo, Calcáneo, escafoides, cuboides, cuneiforme, metatarsianos, y falanges en el pie.

Y por otro lado de sus **articulaciones:**

a) Cadera o coxofemoral.
b) Femoro-rotuliana y tibio-femoral en la rodilla.
c) Tibio-astragalina en el tobillo.
d) Interfalángicas, metatarsofalángicas, tarso-metatarsianas, intertarsianas, subastragalina (astrágalo y Calcáneo) en el pie.

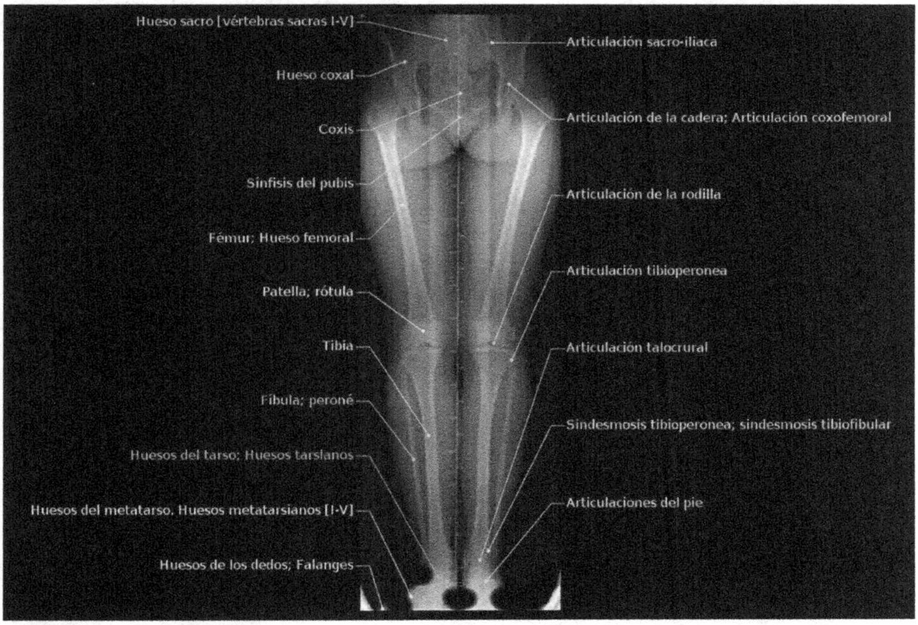

1.1. Fémur

Es un hueso largo, que presenta un cuerpo y dos extremidades, superior e inferior. La diáfisis tiene forma cilíndrica, ligeramente convexa hacia delante, con inclinaciones oblicua hacia abajo y hacia la linea media.

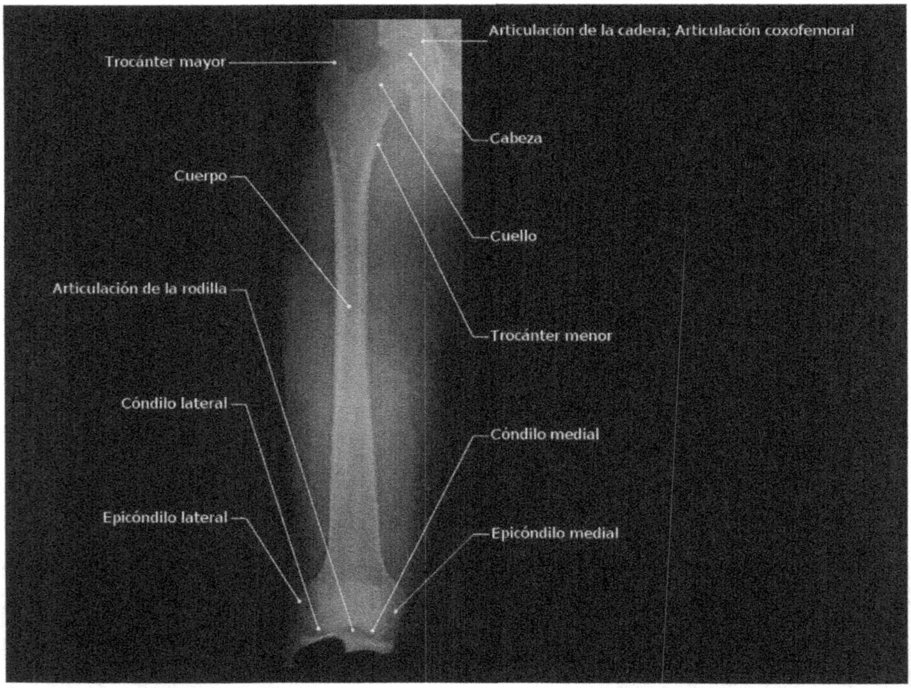
Articulación de la cadera; Articulación coxofemoral
Trocánter mayor
Cabeza
Cuerpo
Cuello
Articulación de la rodilla
Trocánter menor
Cóndilo lateral
Cóndilo medial
Epicóndilo lateral
Epicóndilo medial

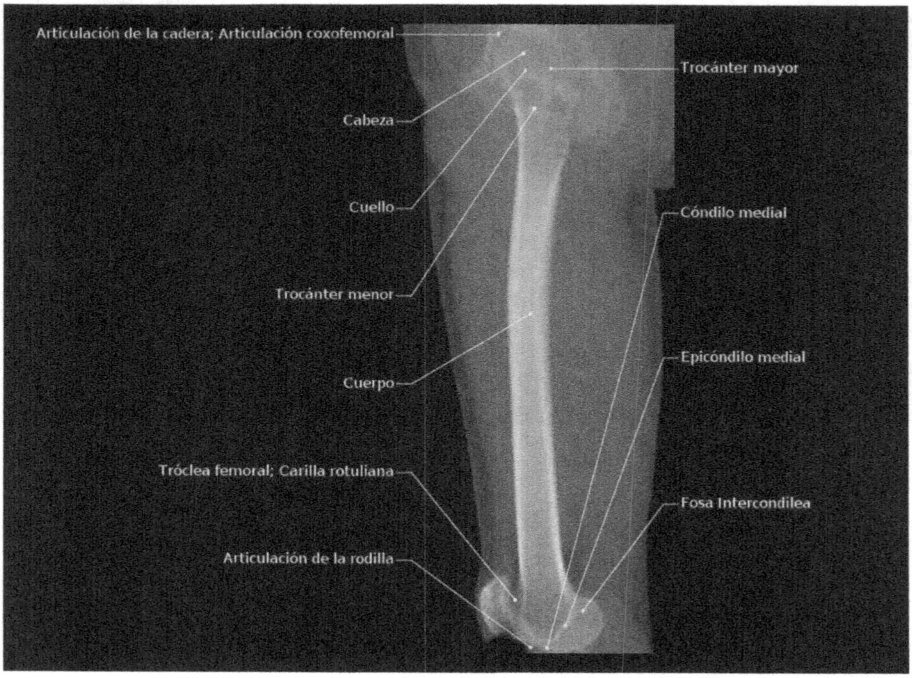
Articulación de la cadera; Articulación coxofemoral
Trocánter mayor
Cabeza
Cuello
Cóndilo medial
Trocánter menor
Cuerpo
Epicóndilo medial
Tróclea femoral; Carilla rotuliana
Fosa Intercondílea
Articulación de la rodilla

1.2. Rodilla

Articulación compuesta por el fémur, tibia y peroné y en la cual está la rótula que es el hueso sesamoideo más grande y constante del cuerpo humano.

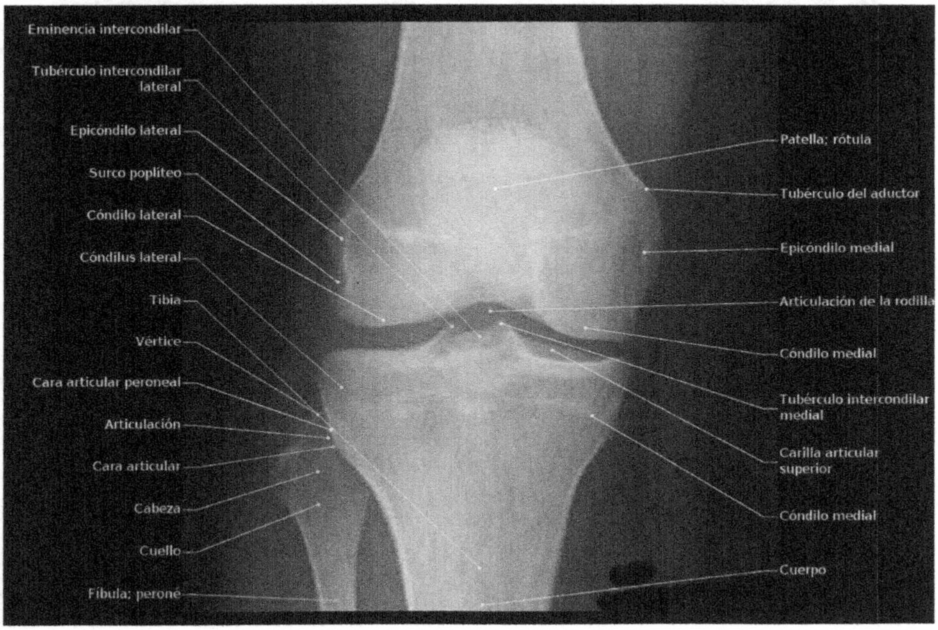

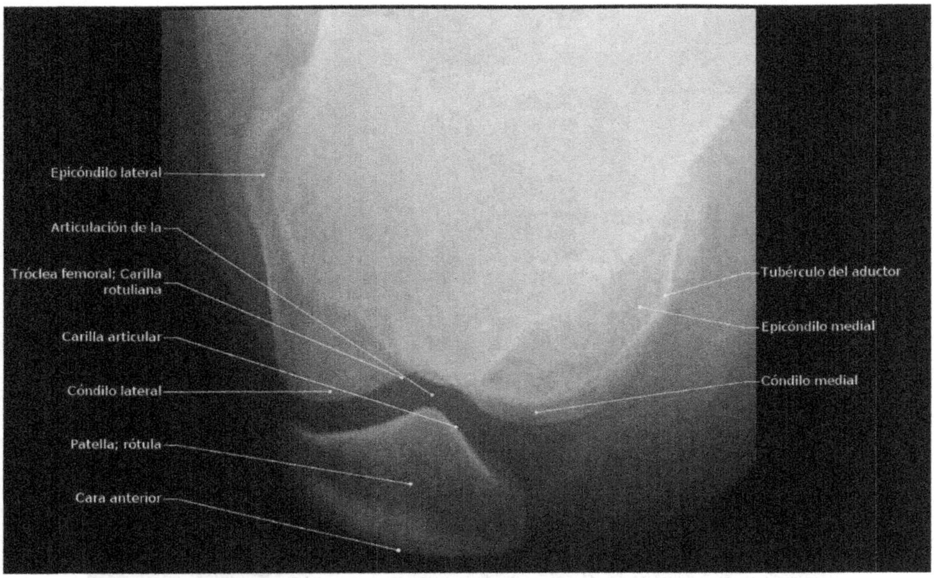

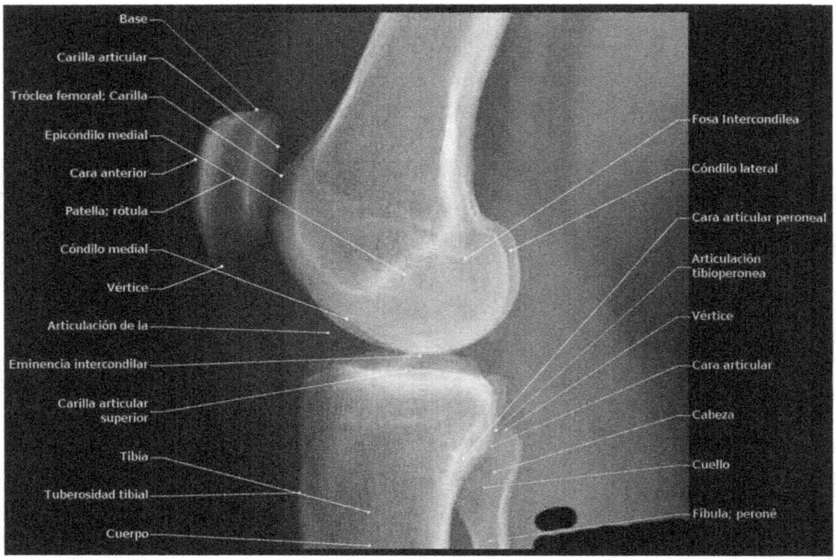

1.3. Tibia y peroné

La **tibia** es un hueso largo, voluminoso, situado por dentro del peroné, por abajo del fémur que se aplica sobre él, situado en la parte anterior e interna de la pierna extendiéndose verticalmente desde la rodilla al tarso, el cual transmite al pie el peso del cuerpo.

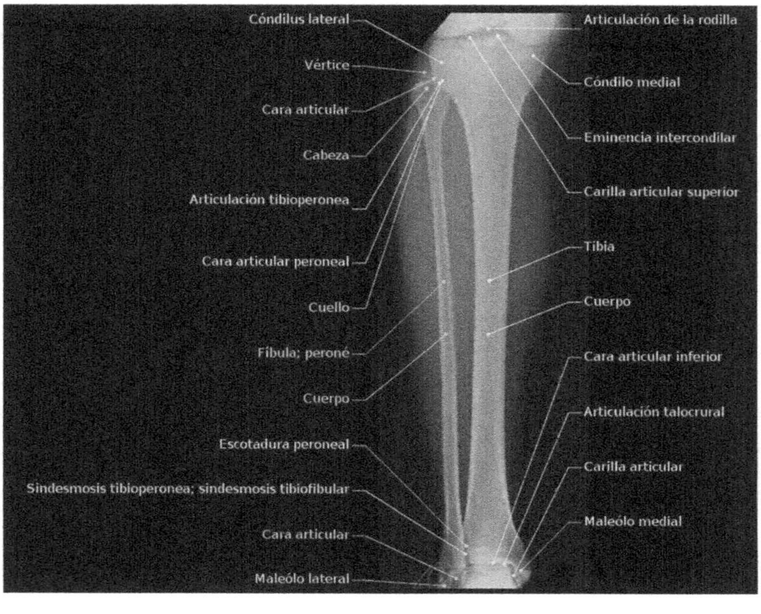

El **peroné** es el hueso externo de la pierna, situado por fuera de la tibia, se articula con la tibia en sus dos extremidades la superior en la rodilla y por abajo en la articulación tibiotarsiana.

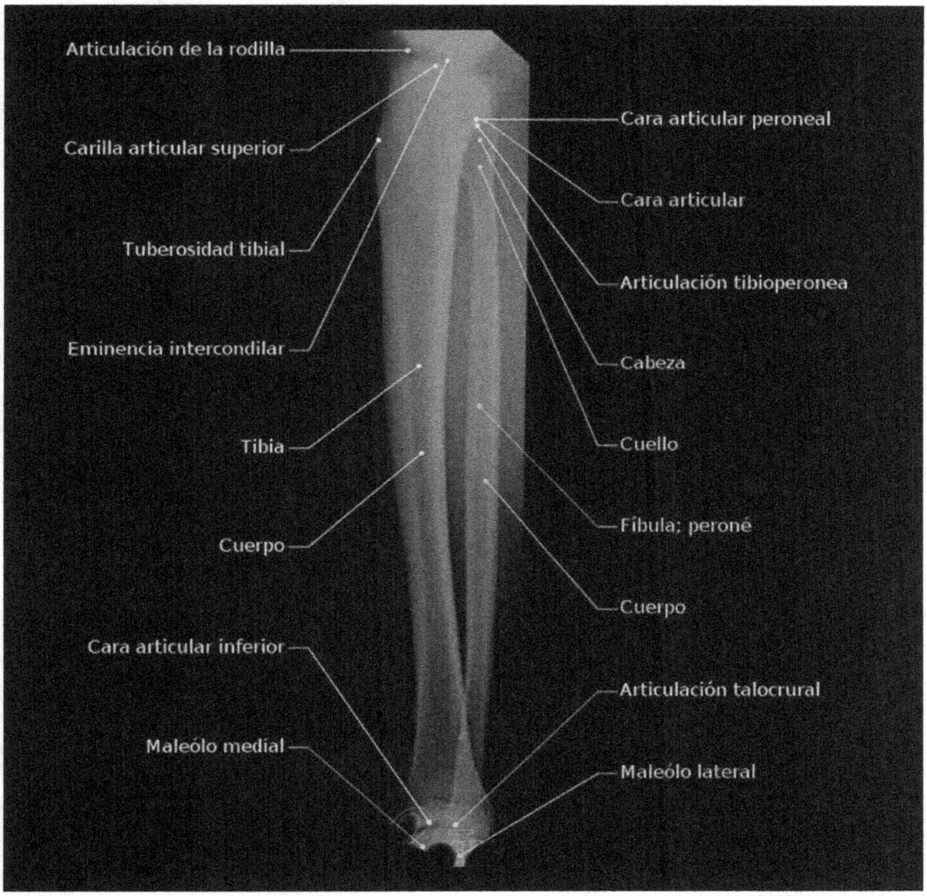

1.4. Tobillo

El tobillo es la articulación donde se unen el pie y la pierna. Está constituido por tres huesos que son el peroné, la tibia y el astrágalo que forma parte del pie.

La tibia y el peroné forman conjuntamente una mortaja articular o cúpula sobre la que encaja la trocla o polea del astrágalo.

El maléolo lateral va a ser más luminoso que el medial desciende más y se posterioriza más, se oblicua 20 grados.

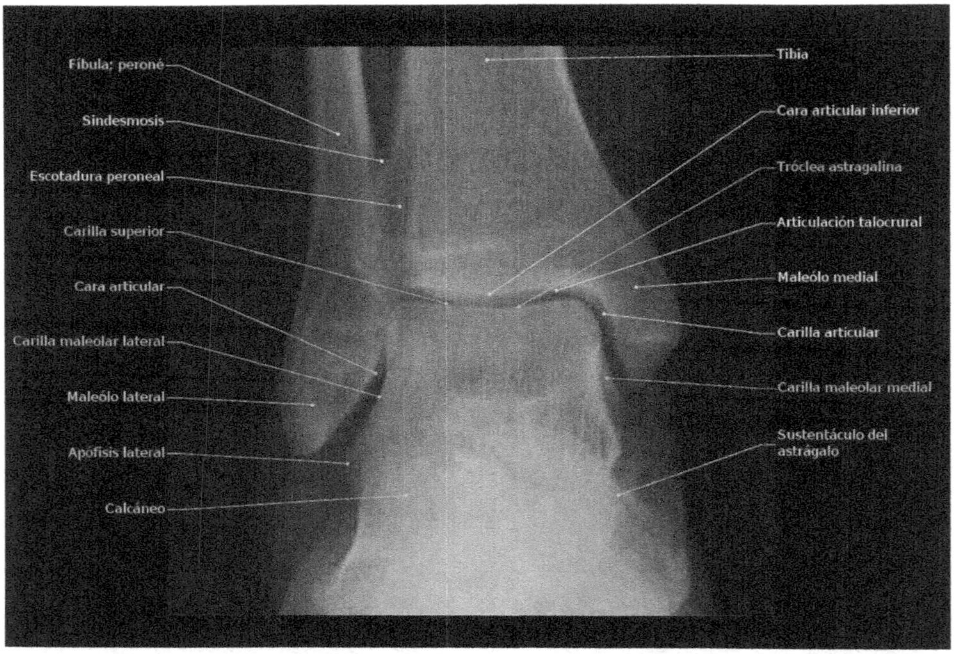
Fíbula; peroné
Sindesmosis
Escotadura peroneal
Carilla superior
Cara articular
Carilla maleolar lateral
Maleólo lateral
Apófisis lateral
Calcáneo
Tibia
Cara articular inferior
Tróclea astragalina
Articulación talocrural
Maleólo medial
Carilla articular
Carilla maleolar medial
Sustentáculo del astrágalo

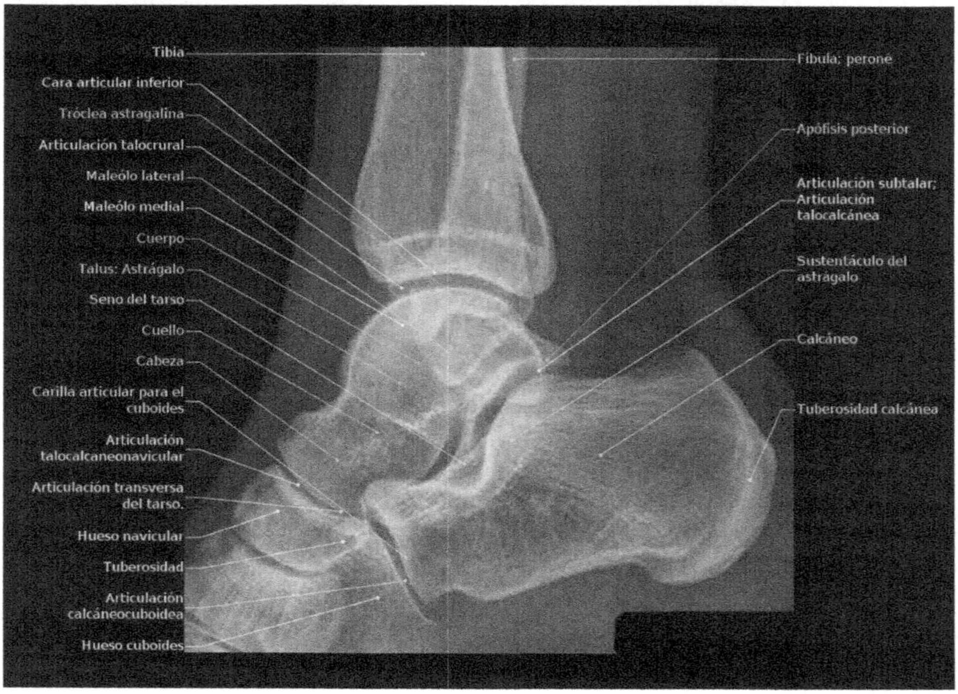
Tibia
Cara articular inferior
Tróclea astragalina
Articulación talocrural
Maleólo lateral
Maleólo medial
Cuerpo
Talus; Astrágalo
Seno del tarso
Cuello
Cabeza
Carilla articular para el cuboides
Articulación talocalcaneonavicular
Articulación transversa del tarso.
Hueso navicular
Tuberosidad
Articulación calcáneocuboidea
Hueso cuboides
Fíbula; peroné
Apófisis posterior
Articulación subtalar; Articulación talocalcánea
Sustentáculo del astrágalo
Calcáneo
Tuberosidad calcánea

1.5. Huesos del pie: tarso, metatarso y dedos

Son 26 los huesos del pie, repartidos en tres grupos, que yendo de atrás hacia adelante son:

a) Los huesos del **tarso**: son 7 y están dispuestos en dos filas, la fila posterior con el astrágalo y el calcáneo y la fila anterior con el cuboides, el escafoides y los cuneiformes primero, segundo y tercero, o medial, intermedio y lateral.

b Los huesos del **metatarso** que son 5 contados desde dentro a fuera y que constituyen el esqueleto del antepié, entre el tarso y los dedos.

c) Huesos de los **dedos** con disposición parecida a los huesos de las manos. Cada dedo del pie posee tres falanges falange proximal, falange media y falange distal o también conocidas como falange, falangina y falangeta. Sin embargo el primer dedo solo tiene dos falanges, al igual que el de la mano. En la falange proximal del primer dedo se encuentran dos huesos llamados sesamoideos, uno interno y otro externo próximos a su cara plantar.

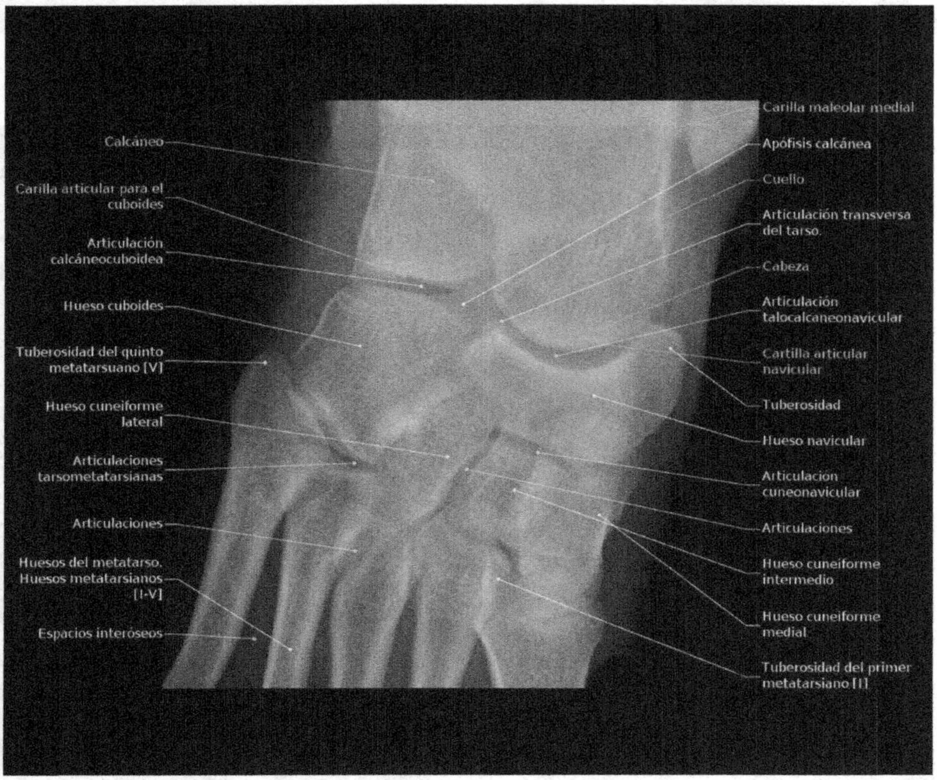

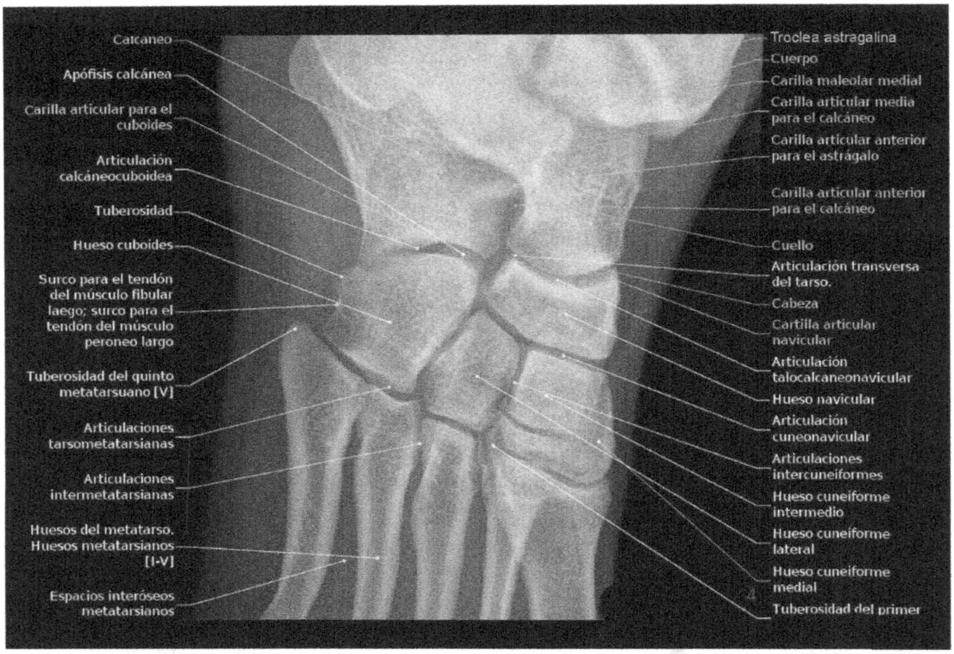
Calcaneo
Apófisis calcánea
Carilla articular para el cuboides
Articulación calcáneocuboidea
Tuberosidad
Hueso cuboides
Surco para el tendón del músculo fibular laego; surco para el tendón del músculo peroneo largo
Tuberosidad del quinto metatarsuano [V]
Articulaciones tarsometatarsianas
Articulaciones intermetatarsianas
Huesos del metatarso. Huesos metatarsianos [I-V]
Espacios interóseos metatarsianos
Troclea astragalina
Cuerpo
Carilla maleolar medial
Carilla articular media para el calcáneo
Carilla articular anterior para el astrágalo
Carilla articular anterior para el calcáneo
Cuello
Articulación transversa del tarso.
Cabeza
Cartilla articular navicular
Articulación talocalcaneonavicular
Hueso navicular
Articulación cuneonavicular
Articulaciones intercuneiformes
Hueso cuneiforme intermedio
Hueso cuneiforme lateral
Hueso cuneiforme medial
Tuberosidad del primer

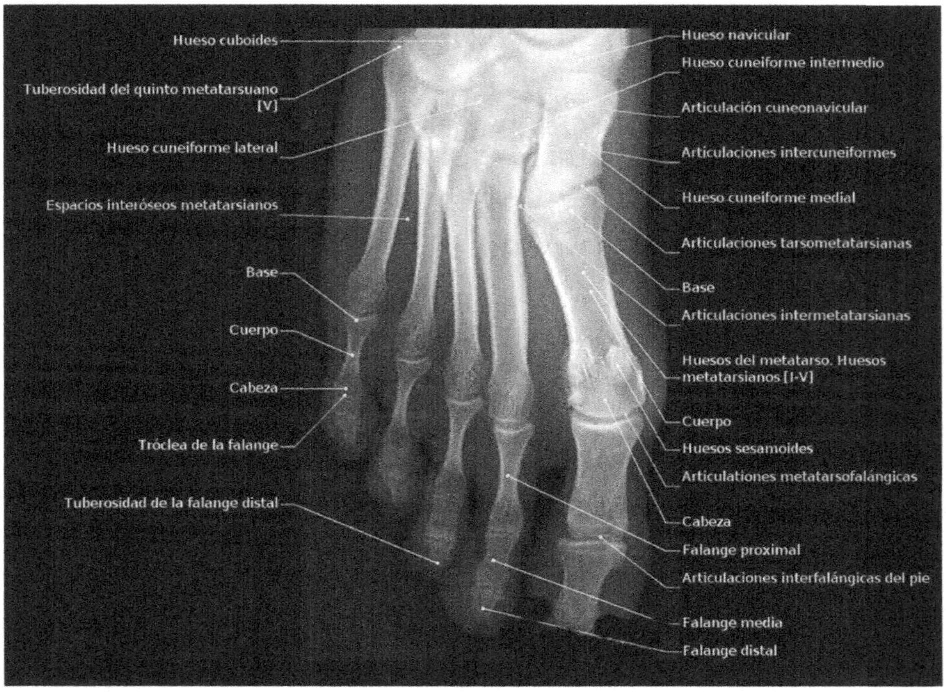
Hueso cuboides
Tuberosidad del quinto metatarsuano [V]
Hueso cuneiforme lateral
Espacios interóseos metatarsianos
Base
Cuerpo
Cabeza
Tróclea de la falange
Tuberosidad de la falange distal
Hueso navicular
Hueso cuneiforme intermedio
Articulación cuneonavicular
Articulaciones intercuneiformes
Hueso cuneiforme medial
Articulaciones tarsometatarsianas
Base
Articulaciones intermetatarsianas
Huesos del metatarso. Huesos metatarsianos [I-V]
Cuerpo
Huesos sesamoides
Articulationes metatarsofalángicas
Cabeza
Falange proximal
Articulaciones interfalángicas del pie
Falange media
Falange distal

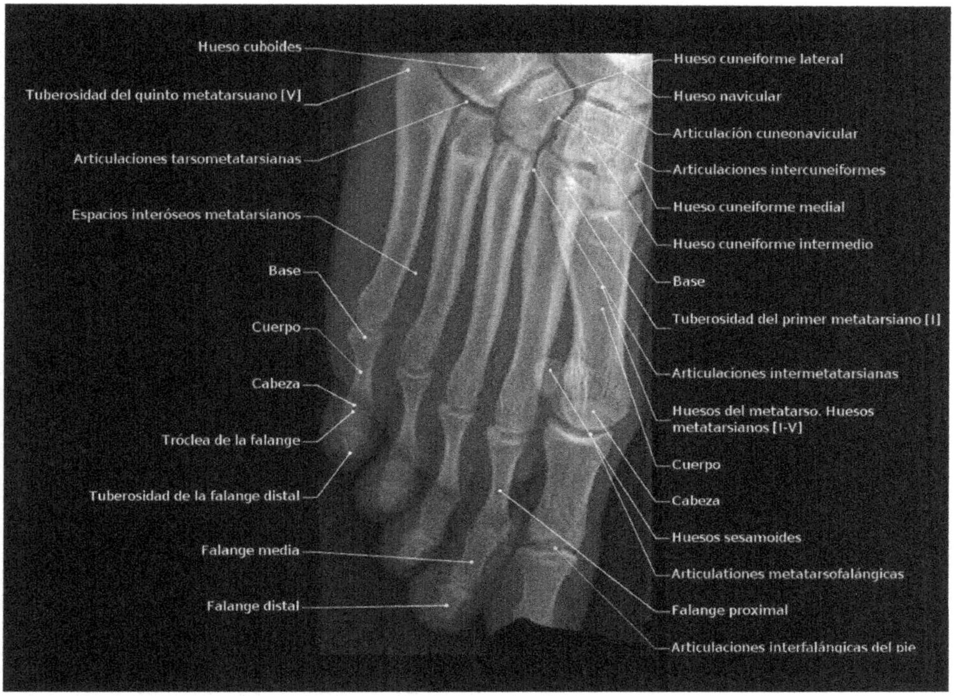

2. PROYECCIONES MÁS COMUNES

2.1. Fémur

2.1.1. Anteroposterior de fémur

El paciente se coloca en decúbito supino sobre la mesa, la zona a explorar centrada sobre la línea media de la mesa.

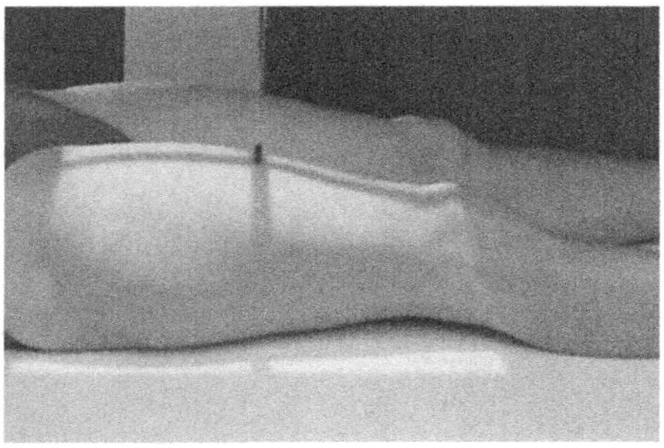

Los dedos de los pies rotados 15 grados internamente para compensar a la anteversión del cuello femoral.

Se deben de incluir las dos articulaciones adyacentes, así, y debido a la gran longitud del fémur puede ser necesario la realización de los exposiciones, una incluyendo la cadera y otra en la que se incluya la rodilla.

No se debe ver el trocánter menor por fuera del borde interno del fémur.

Se debe de incluir completo cualquier dispositivo ortopédico.

2.1.2. Lateral de fémur

Se debe pedir al paciente que se gire hacia el lado afectado , de forma que el fémur quede centrado en el chasis.

Si queremos incluir la articulación de la cadera , el muslo mas alejado de la placa se desplaza hacia atrás, girando también la pelvis 15 grados para que el fémur afecto quede en posición lateral.

Si queremos incluir rodilla, se desplazará el miembro más alejado del chasis hacia delante, de forma que apoye su parte interna sobre la mesa. En este caso, la pelvis queda totalmente lateral y la rodilla del lado a examinar se flexiona unos 30 grados.

Por lo general, se deben usar dos exposiciones para demostrar toda la longitud del hueso.

Se debe de incluir completo cualquier dispositivo ortopédico.

Se deben superponer las superficies anteriores de los cóndilos femorales.

La rótula debe de verse de perfil y debe de aparecer abierto el espacio rotuliano.

No deben de estar superpuestos las superficies inferiores de los cóndilos femorales.

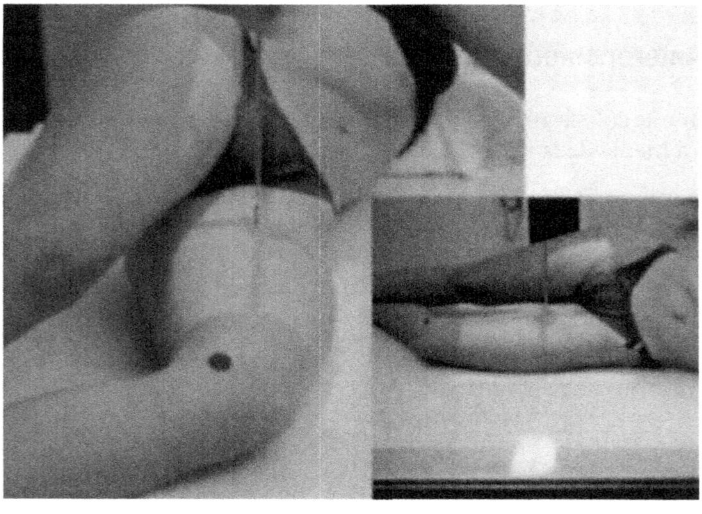

2.2. Rodilla

2.2.1. Anteroposterior de rodilla

El paciente se coloca en decúbito supino, de forma que la rodilla quede centrada en el chasis.

El rayo central se dirige hacia un punto situado 1,5 cm por debajo del ápex de la rótula, con una angulación craneal de 5 grados.

Obtenemos una imagen de la articulación femorotibial abierta, la rótula aparece superpuesta al fémur, y la cabeza del peroné se superpone ligeramente con la tibia.

No se debe rotar ni el fémur ni la tibia.

Es normal una ligera superposición de la cabeza del peroné y de la tibia.

Se debe de ver el tejido blando alrededor de la articulación de la rodilla.

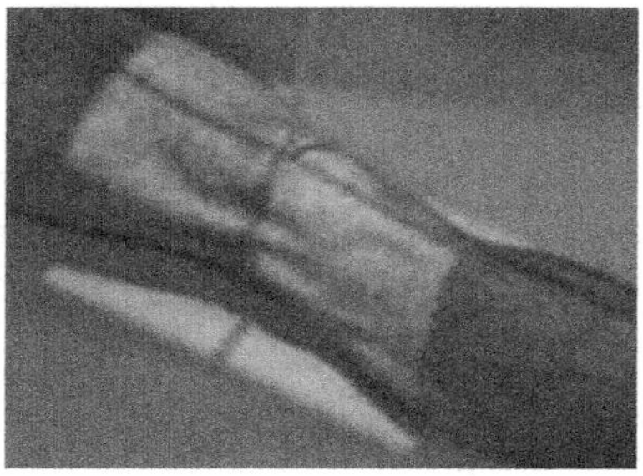

2.2.2. Posteroanterior de rodilla

El paciente en decúbito prono, de forma que la rodilla quede centrada en el chasis, los dedos de los pies se apoyan sobre la mesa.

El rayo central es perpendicular y se dirige hacia un punto situado a 1,5 cm por debajo del ápex de la rótula.

La imagen obtenida es similar a la proyección AP, se visualiza bien el espacio articular abierto.

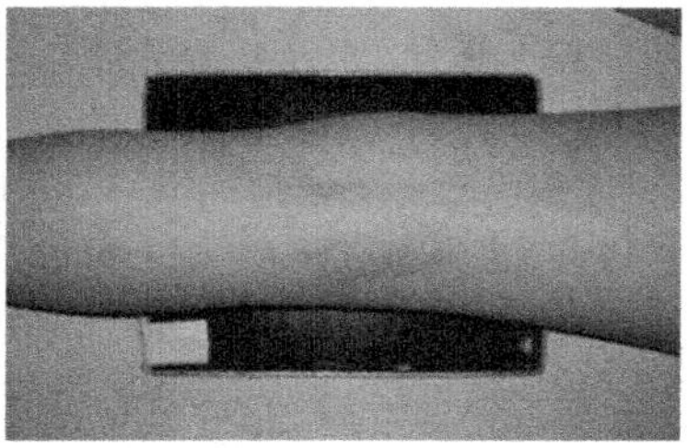

2.2.3. Lateral de rodilla

El paciente se coloca sobre la mesa de forma que la cara externa de la rodilla a explorar, quede en contacto con ella.

La rodilla se flexiona entre 20 y 30 grados.

El rayo central se dirige 5 grados de angulación craneal hacia un punto situado a 1,5 cm del epicóndilo interno.

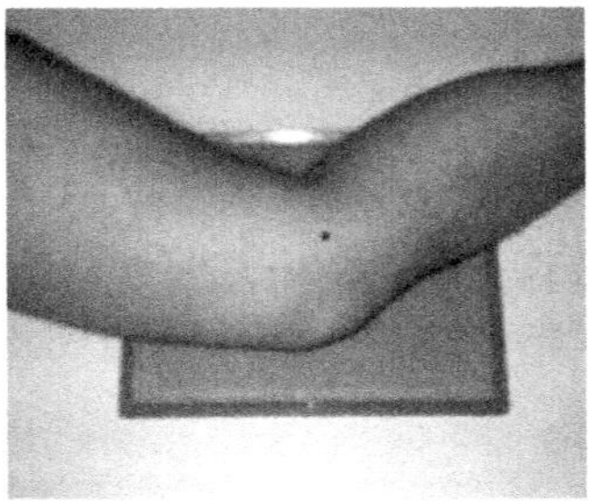

Con la angulación del haz de rayos x evitamos que la sombra ampliada del cóndilo femoral interno oscurezca el espacio articular, apareciendo abierta tanto la articulación femorotibial como la femoro-rotuliana.

Los cóndilos femorales deben estar superpuestos.

2.2.4. Rodillas en carga AP

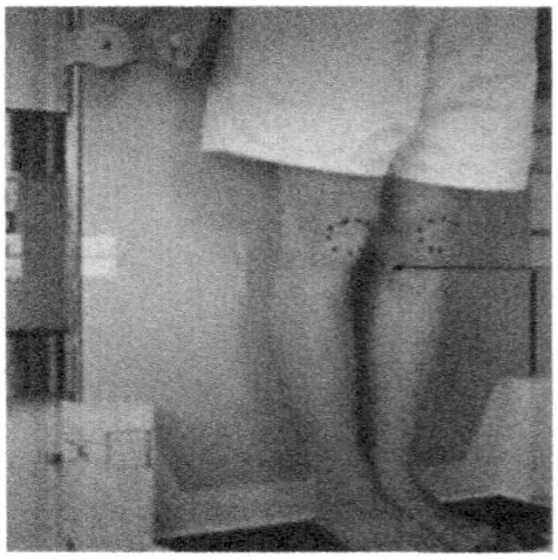

El paciente se sitúa de pie sobre un taburete o cajón o en el suelo descalzo delante del bucky mural, con las rodillas totalmente extendidas.

El rayo es horizontal y se dirige hacia un punto medio entre ambas rodillas y si es una sola rodilla hacia los ápices rotulianos.

Esta proyección sirve para valorar estrechamientos de alguna parte del espacio articular, ver si hay alineación ósea.

2.2.5. Oblicua externa 45 grados de rodilla

El paciente esta en decúbito supino sobre la mesa de forma que la rodilla quede centrada con el chasis. Se gira hacia afuera la pierna hasta que la rodilla presente una rotación de 45 grados.

El rayo central se dirige con una angulación craneal de 5 grados al nivel del ápex de la rótula.

Se visualiza la meseta tibial estudiándose bien los cóndilos internos de la tibia y el fémur.

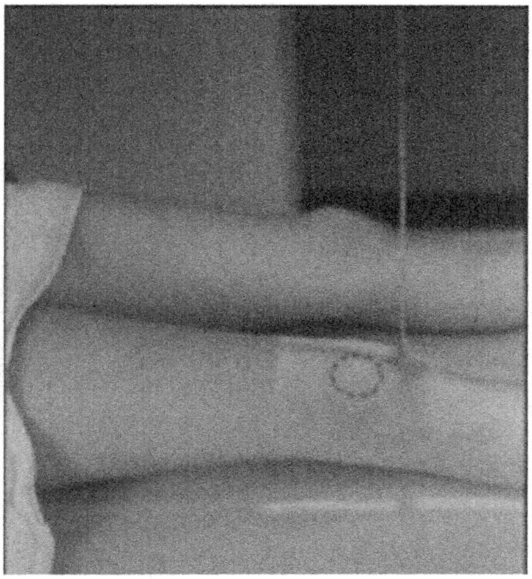

2.2.6. Oblicua interna 45 grados de rodilla

El paciente se coloca en decúbito supino sobre la mesa y se rota internamente el miembro hasta que este a 45 grados, para lo que elevaremos la cadera y pondremos el pie en inversión.

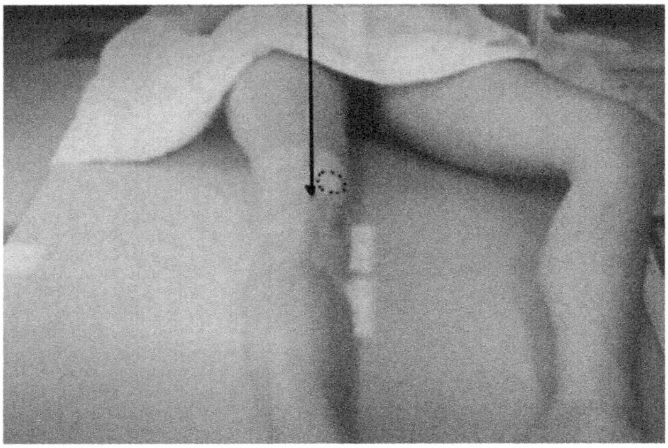

El rayo central llevara una angulación craneal de 5 grados, dirigiéndose sobre la parte media de la rodilla a la altura del ápex de la rótula.

Se observaran bien los cóndilos externos del fémur y la tibia, así como ambas mesetas tibiales. Se observa la articulación tibioperoneal abierta.

2.2.7. Axial de rótula

El paciente puede estar en decúbito **supino** o **prono** sobre la mesa. En el caso de la posición **prona**, el paciente flexiona la rodilla hasta que la rótula quede lo más perpendicular a la placa posible. La posición se mantiene pasando una venda o sabana por el tobillo y sujetando el paciente los extremos sobre el hombro. Cuando utilizamos la posición **supina**, se flexionará la rodilla, quedándose apoyada la planta del pie sobre la mesa, el paciente sujeta el chasis con sus manos contra el fémur.

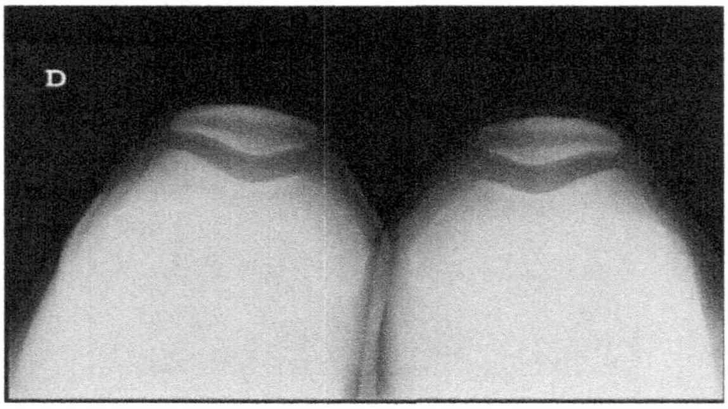

El rayo central es perpendicular al espacio articular entre la rótula y los cóndilos femorales.

Se demuestra la subluxación y las fracturas patelares, permitiendo la evaluación de los cóndilos y la tróclea del fémur.

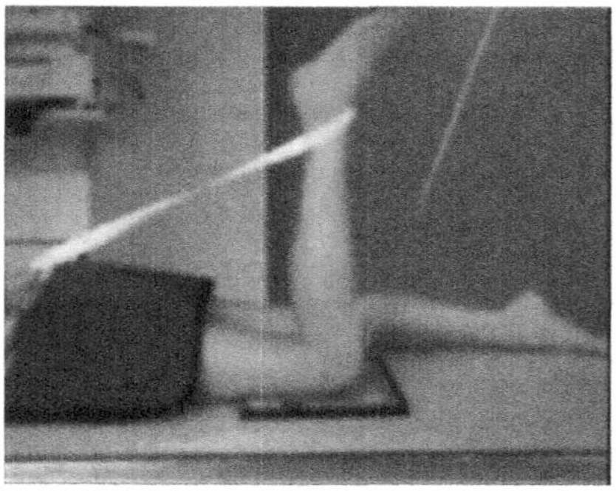

2.2.8. Axiales de rótula a 30-60-90 grados

El paciente se encuentra sentado sobre la mesa, con las rodillas flexionadas y apoyando las plantas de los pies en la misma. Los ángulos a los que hace referencias las proyecciones (30-60-90 grados) son los formados por el eje de la tibia con la prolongación del eje longitudinal del fémur.

La placa se coloca sobre la extremidad distal del fémur y queda sujetada por las manos del paciente.

El rayo central de rayos x se dirige paralelo al eje de la tibia, hacia el punto medio entre ambas rótulas si es bilateral la proyección y al espacio articular entre la rótula y los cóndilos femorales si es unilateral.

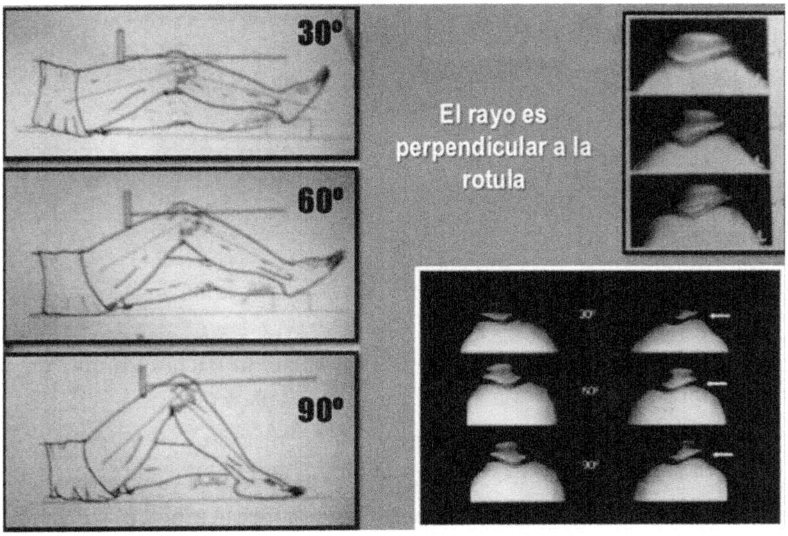

2.3. Pierna

2.3.1. Anteroposterior de pierna

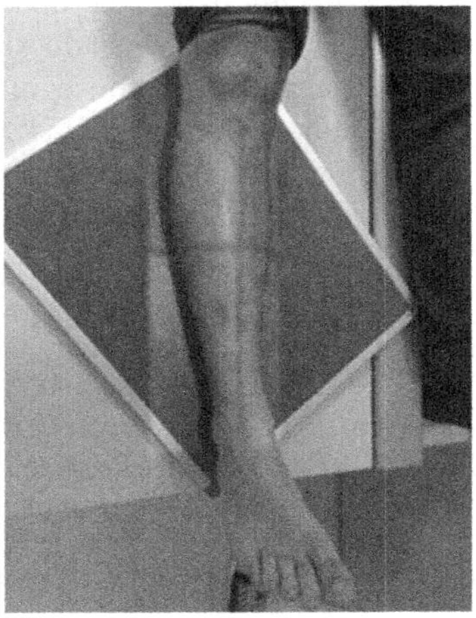

El paciente se posiciona en decúbito supino con la pierna extendida y centrada sobre el chasis. El pie se coloca con una ligera inversión.

El rayo central de rayos x es perpendicular y se dirige al punto medio de la diáfisis tibial.

Se debe de observar la tibia y el peroné y las articulaciones de la rodilla y el tobillo, si esto no fuera posible se harán dos proyecciones, al igual que el fémur.

La articulación proximal y distal de la tibia y el peroné deben de mostrar ligera superposición.

La densidad debe proporcionar visualización del detalle trabecular y los tejidos blandos en toda la pierna.

2.3.2. Lateral de pierna

El paciente se encuentra en decúbito supino y se gira hacia el lado a estudiar de forma que sobre el chasis quede apoyado al lado externo de la pierna objeto del examen.

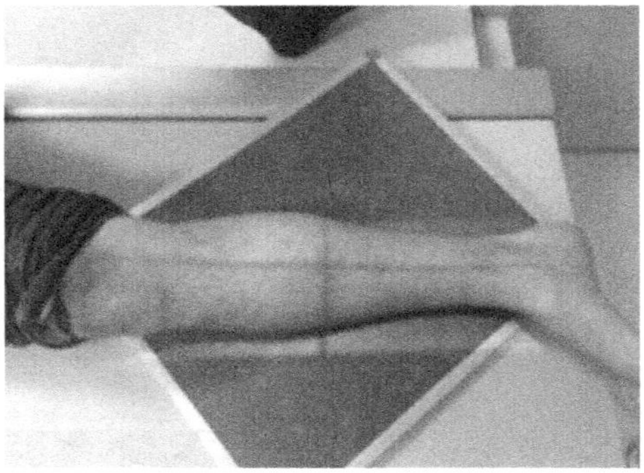

El rayo central es perpendicular al chasis y dirigido hacia el punto medio de la diáfisis de la tibia.

Se debe de observar la tibia y el peroné y las articulaciones de la rodilla y el tobillo, si esto no fuera posible se harán dos proyecciones , al igual que el fémur.

La porción distal del peroné debe superponerse sobre la mitad posterior de la tibia.

La articulación del tobillo y la rodilla no deben de estar rotadas.

2.4. Tobillo

2.4.1. Anteroposterior de tobillo

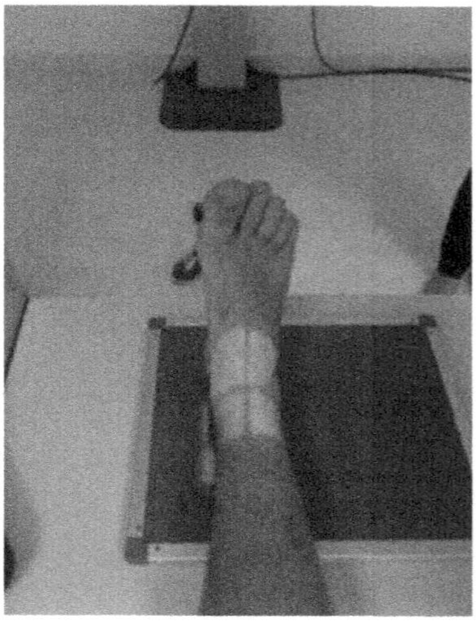

El paciente debe de estar en decúbito supino, con el tobillo centrado sobre el chasis, se flexiona el pie hasta conseguir que el eje largo del mismo quede vertical. Si se hace una ligera rotación interna de 10 grados se visualiza mejor la articulación tibio-astragalina.

El raro central es perpendicular al punto medio entre ambos maléolos.

Se visualiza el espacio articular tibio-astragalino. La articulación astragalomaleolar interna aparece libre de superposiciones. No se estudia bien la articulación tibioperoneal inferior.

Se deben de visualizar los maléolos interno y externo.

2.4.2. Lateral de tobillo

El paciente parte de la posición supina y se gira hacia el lado a examinar, de forma que la superficie externa del tobillo quede sobre el chasis y en posicion lateral verdadera.

El rayo central es perpendicular hacia el maléolo interno.

Se observa lateral la articulación del tobillo, los tarsianos y el tercio distal de tibia y peroné. Se observa bien la articulación tibio-astragalina.

El peroné debe de estar sobre la mitad posterior de la tibia.

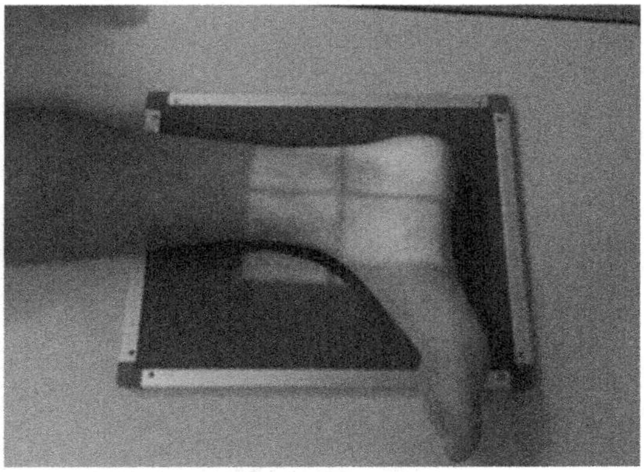

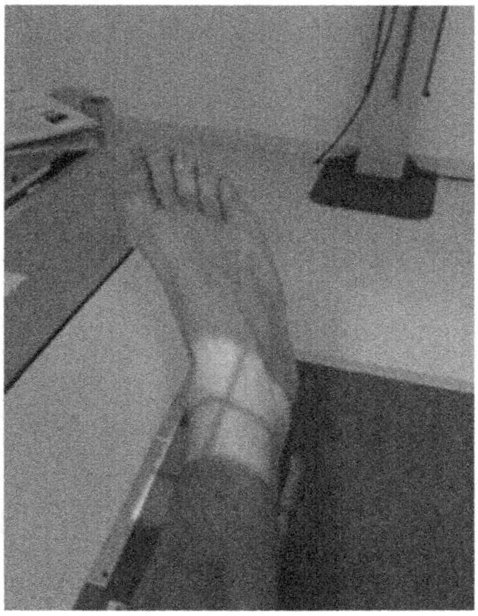

2.4.3. Oblicua interna 45 grados de tobillo

Partiendo de la posición supina y en anteroposterior, se gira el tobillo hasta que alcance los 45 grados.

El rayo central es perpendicular y dirigido a un punto medio entre ambos maléolos.

Se estudia muy bien el maléolo del peroné.

2.4.4. Oblicua externa 45 grados de tobillo

Partiendo de la posición supina y en anteroposterior, se gira el tobillo externamente hasta que alcance los 45 grados.

El rayo central es perpendicular y dirigido a un punto medio entre ambos maléolos.

Se puede visualizar claramente el maléolo tibial y la cara superior del calcáneo.

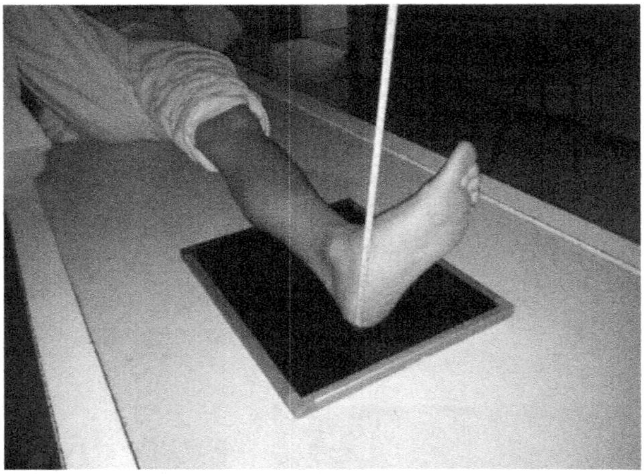

2.5. Calcáneo

2.5.1. Lateral de calcáneo

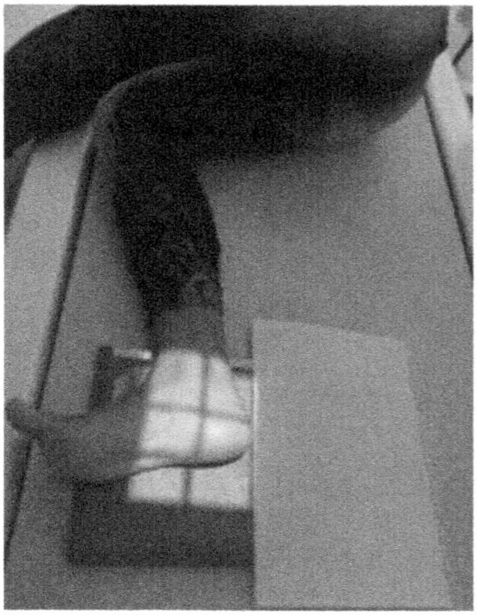

Se coloca al paciente en decúbito lateral sobre el lado a explorar y rotando la extremidad hasta que los maléolos interno y externo coincidan en el sentido vertical.

El rayo central es perpendicular al chasis y dirigido a un punto inmediatamente distal al maléolo interno.

Se debe de ver el calcáneo perfectamente lateral, y deben de incluirse las articulaciones adyacentes con el astrágalo y el cuboide.

2.5.2. Axial de calcáneos

El paciente se coloca en supino, con los miembros extendidos y los pulgares en contacto entre sí, si es bilateral , los talones se separan mediante una almohadilla no radiopaca.

Los tobillos o el tobillo se mantiene en flexión dorsal con la ayuda de una banda o sabana doblada de tela colocada alrededor del antepié y sujeta por el propio paciente.

La placa se coloca de manera que se incluyan los dos talones si la proyección es bilateral o del calcáneo a estudiar si en de un solo pie.

El rayo central incide sobre la cara plantar del talón o bien entre los dos talones si es bilateral, a nivel del tubérculo del quinto metatarsiano. El rayo se dirige 45 grados craneal con la planta del pie.

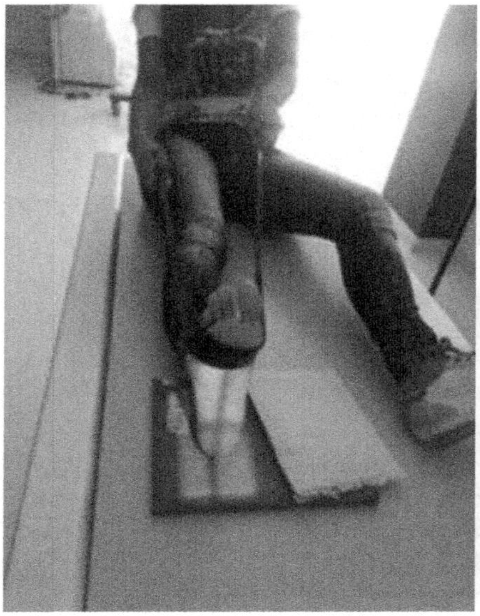

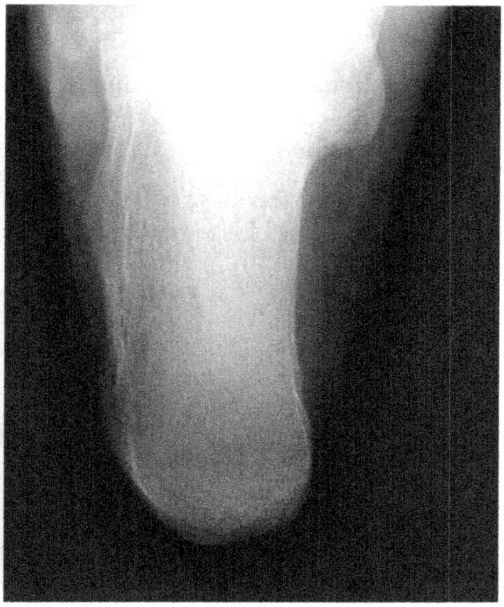

2.6. Pie

2.6.1. Dorsoplantar de pie

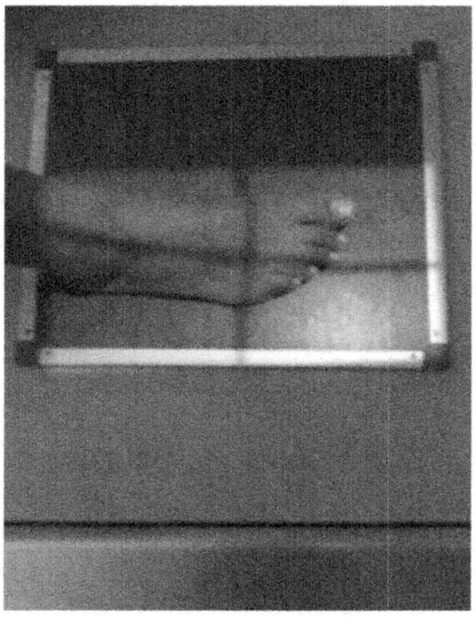

El paciente se sienta sobre la mesa y con la rodilla flexionada, para apoyar la planta del pie sobre la placa.

El rayo central es perpendicular sobre la base del tercer metatarsiano, con una inclinación de 10 grados en sentido craneal, ya que se estudian mejor los huesos del tarso.

Obtenemos una imagen dorsoplantar de las falanges, los metatarsianos y los tarsianos.

El pie debe aparecer sin rotación, la misma cantidad de espacio entre las porciones medias de los metatarsianos segundo a cuarto.

2.6.2. Oblicua interna y externa de pie

Se parte de la posición dorsoplantar y se gira la pierna y pie interna o externamente, según convenga. En ambas proyecciones el pie forma 30 grados con el chasis.

El rayo central es perpendicular sobre la base del tercer metatarsiano.

En la **oblicua interna** se demuestran los interespacios entre el cuboides y el calcáneo, entre el cuboides y los metatarsianos cuarto y quinto, entre el astrágalo y el navicular y también se observa el seno del tarso.

En la **oblicua externa** se observan los interespacios entre los metatarsianos primero y segundo, y entre los cuneiformes interno e intermedio.

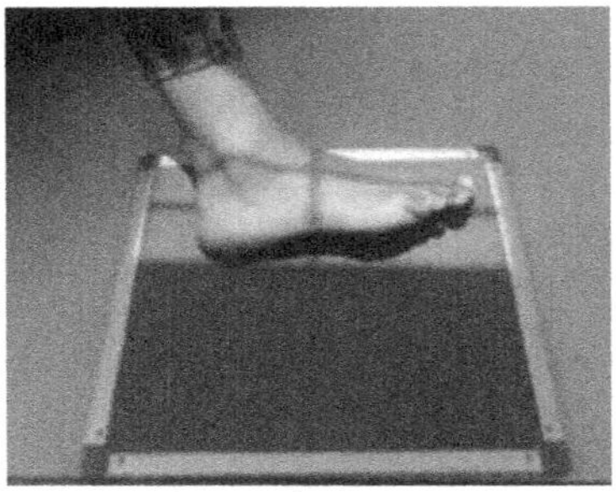

2.6.3. Lateral de pie

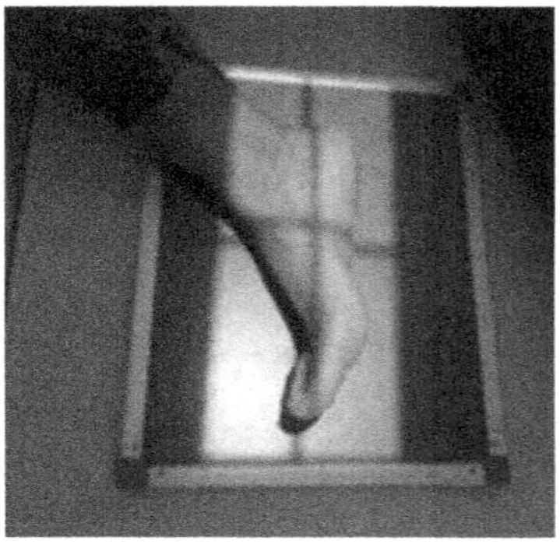

El paciente se coloca en decúbito lateral sobre el chasis el lado externo del pie que es el mas recomendable para esta proyección , por ser mas cómodo para el paciente.

El rayo central es perpendicular y se dirige a la base del tercer metatarsiano.

Los metatarsianos aparecen prácticamente superpuestos, se visualiza la articulación tibio-astragalina, así como el calcáneo lateral.

2.7. Pies en carga

2.7.1. Anteroposterior de pies en carga

Se coloca el paciente de pie sobre el chasis, con el peso del cuerpo distribuido por igual entre los dos pies. La placa se coloca de manera que queden incluidos todos los metatarsianos y las falanges. El paciente debe de estar agarrado con las manos sobre algún soporte vertical para ayudarse a permanecer inmóvil.

El rayo central tiene una inclinación de 15 grados en dirección caudal e incide entre ambos pies hacia la base de los metatarsianos.

Se pone de manifiesto la alineación de los metatarsianos y las falanges, para demostrar el hallux valgus, que es el conocido "juanete", que es una compleja deformidad que afecta al primer segmento metatarso-digital del pie.

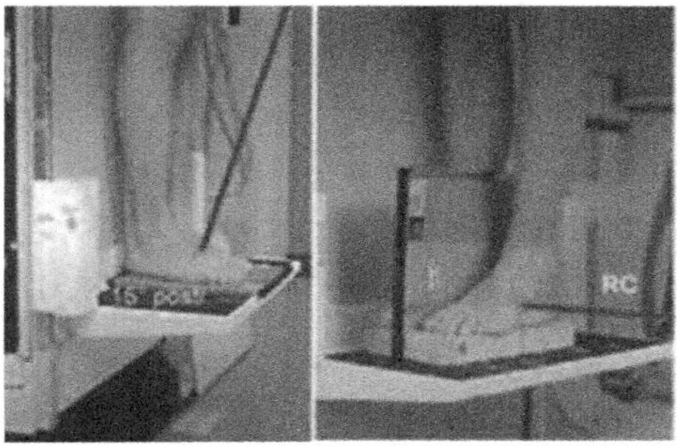

2.7.2. Lateral de pies en carga

El paciente se coloca de pie sobre una plataforma o cajón preparado, con la placa colocada verticalmente entre ambos pies y de modo que se incluya en ella la totalidad del pie. Ambos pies se mantienen juntos y se procura que el peso del cuerpo recaiga por igual entre los dos pies.

El rayo central es horizontal y dirigido sobre el tubérculo del quinto metatarsiano.

Se pone de manifiesto el estado de los arcos longitudinales del pie, como pudiera ser en los pies planos.

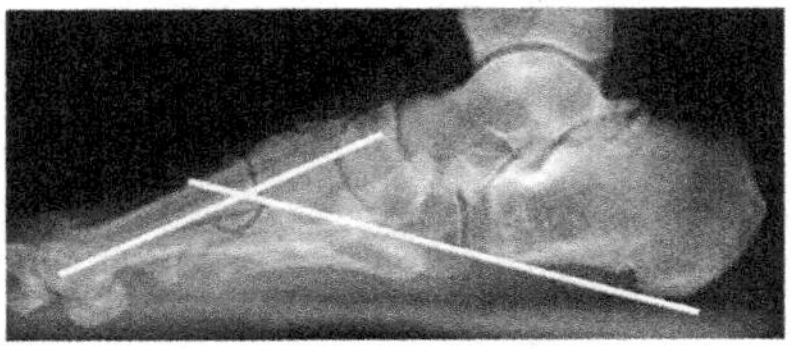

2.8. Dedos de los pies

2.8.1. Anteroposterior de los dedos de los pies

Se coloca la planta del pie sobre el chasis con el paciente sentado sobre la mesa.

El haz central de rayos se dirige hacia la tercera articulación metatarsofalángica, cuando se trate de visualizar todos los dedos, o bien sobre la articulación de un dedo determinado, con una angulación de 15 grados en dirección craneal.

Se estudian los espacios articulares.

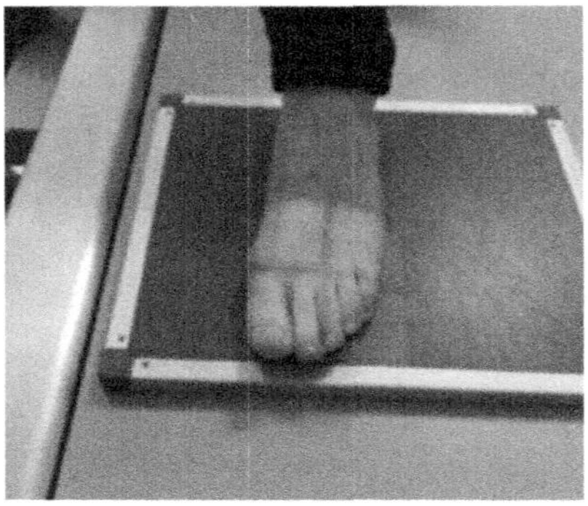

2.8.2. Oblicua de los dedos de los pies

El paciente se coloca en decúbito supino sobre la mesa, el pie se apoya sobre su cara interna, formando un angulo de 30-45 grados.

El rayo central es perpendicular y se dirige hacia la tercera articulación metatarsofalángica.

Se visualizan todas las falanges con sus espacios articulares abiertos.

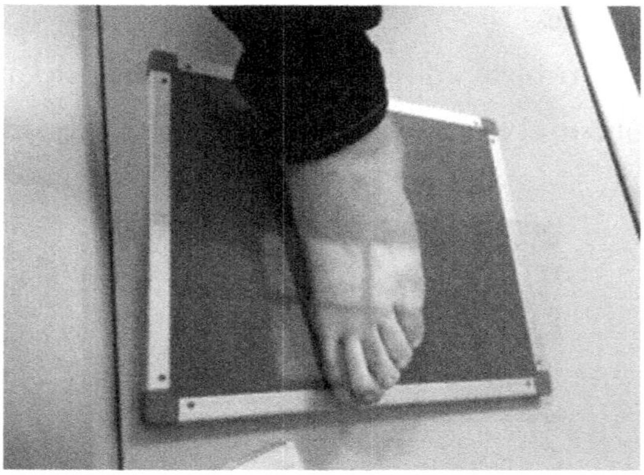

2.8.3. Lateral de los dedos de los pies

Para explorar el primero segundo o tercer dedo, el paciente yace sobre el lado opuesto al que se va a examinar.

Si se dispone de una almohadilla esta se coloca bajo el talón para provocar una rotación interna del pie para que los dedos queden separados y así se puedan examinar por separado y verticalmente lateralizados.

El rayo central es perpendicular al chasis e incide en la articulación metatarsofalángica del dedo a explorar

Obtenemos una imagen lateral de los dedos por separado.

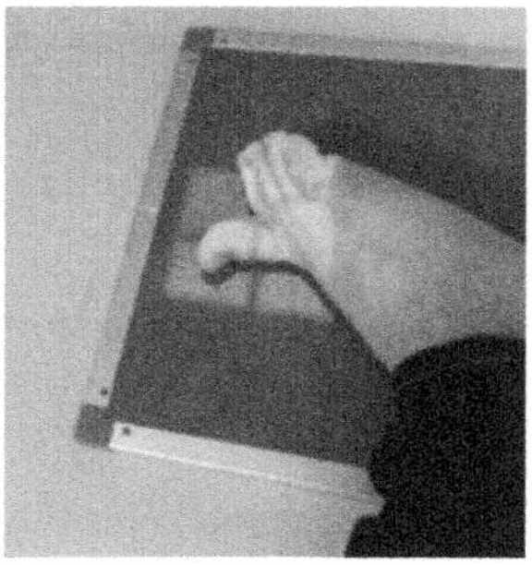

2.8.4. Sesamoideos metatarsofalángicos

El paciente se encuentra de rodillas en la mesa, pisando sobre los dedos y echando el cuerpo hacia delante.

El rayo central es perpendicular sobre la segunda articulación metatarsofalángica.

Observamos las cabezas de los metatarsianos y los huesos sesamoideos.

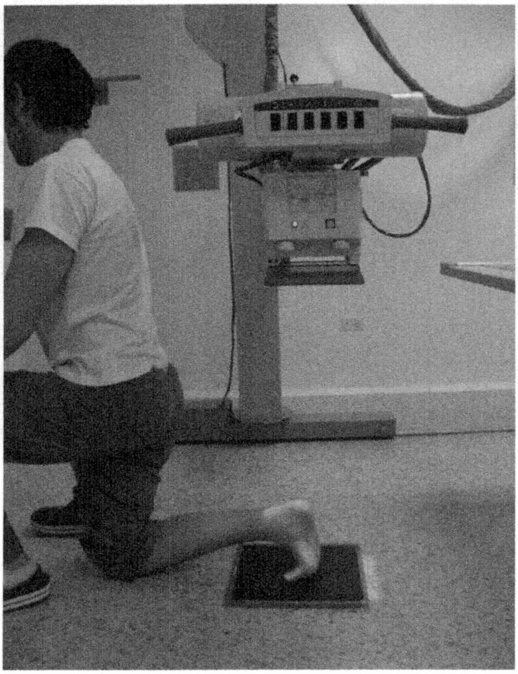

2.9. Medición de huesos de la extremidad inferior

En esta radiografía se examinan las dos extremidades inferiores a la vez, y se miden las longitudes de los huesos largos para determinar posibles diferencias.

Generalmente estos estudios se realizan en niños, por lo que debemos de extremar las medidas de protección en gónadas.

El paciente se coloca en bipedestación y las espinas ilíacas anterosuperiores deben de coincidir con el eje longitudinal medio de ésta.

Las dos extremidades han de guardar una relación similar con la pelvis, con los pies separados de modo que la distancia entre los dos tobillos sea igual a la que hay entre las dos articulaciones de las caderas.

La placa debe incluir desde las caderas hasta los tobillos.

Se visualizaran por completo las dos extremidades inferiores, desde las caderas hasta los tobillos.

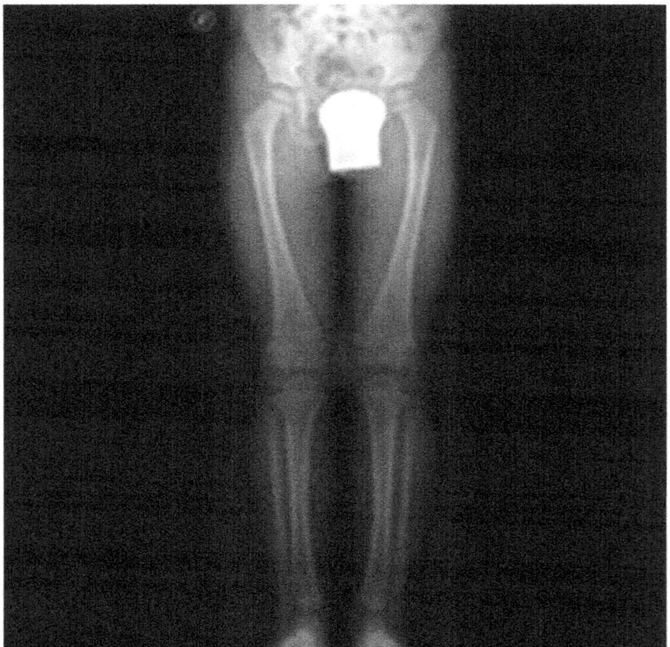

Tema 33

Radiológica Pediátrica. Exploraciones más comunes. Manejo e inmovilización de los usuarios pediátricos

eRodio ediciones

Índice esquemático

1. INTRODUCCIÓN

La radiología pediátrica aplica todas las técnicas de imagen al diagnóstico de las enfermedades de los niños. Los métodos de imagen han adquirido un gran desarrollo en los últimos años, y desempeñan un papel crucial en el proceso clínico: diagnóstico, evaluación, seguimiento e incluso tratamiento. Este hecho es aplicable obviamente a la pediatría.

Siempre se debe seleccionar activamente las pruebas diagnósticas que se le van a realizar a un niño, ya que deben valorarse los beneficios frente a los riesgos potenciales de manera mas acusada que en los pacientes adultos.

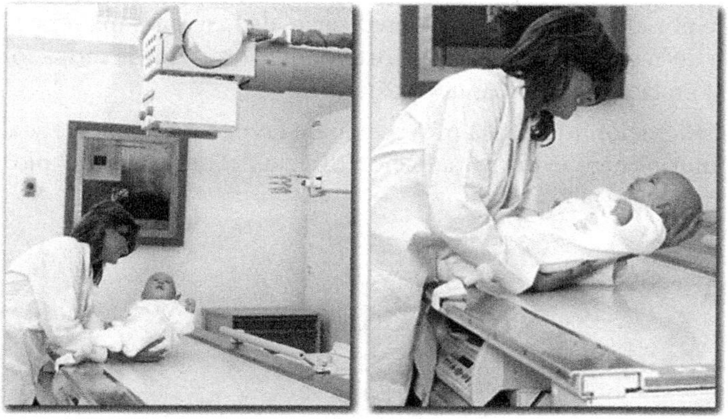

Existen particularidades en el trabajo habitual de la radiología pediátrica como son la protección radiológica, la inmovilización, la sedación o los aspectos psicológicos que deben de ser tenidos en cuenta a la hora de trabajar con niños, ya que hay unas diferencias claves entre un estudio a un adulto y a un niño:

a) Existen patologías específicas o con representación peculiar en la edad pediátrica.
b) Los niños son mas sensibles a las radiaciones ionizantes.
c) Con frecuencia no son colaboradores, por lo tanto se debe tener la suficiente paciencia y firmeza a la vez, para la realización del estudio, así como conocer los métodos de inmovilización y las posibilidades de sedación.
d) Se debe de comprender la angustia de los padres ante un hijo enfermo, por lo tanto se debe de canalizar y establecer una relación de colaboración mutua con ellos. La familia del niño, al ser estos menores de edad ,son los que tienen la última palabra para la realización, o no, del estudio radiológico.
e) Cuidar los aspectos psicológicos del paciente ya que es mucho más importante que en un adulto, hay que tratar de conseguir una empatía especial con el paciente y crear un ambiente distendido que ayuden a distraer al niño del siempre amenazante ambiente hospitalario. Es muy difícil o casi imposible tratar de hacer comprender al niño , la necesidad de la prueba a realizar.

2. RECOMENDACIONES GENERALES

La primera y más importante es la de reducir al máximo las radiaciones ionizantes al niño por el hecho de que los niños, en especial los más pequeños y bebés, son especialmente sensibles y ante una misma dosis de radiación, el riesgo de que un niño desarrolle un tumor relacionado con la radiación recibida es entre 10-15 veces superior a un adulto(mayor efecto estocástico).

Emplear siempre una colimación lo más ajustada posible en radiografía simple y en tac de la zona a estudiar.

Inmovilizar lo mejor posible al paciente para evitar repeticiones innecesarias.

En exploraciones de tórax, evitar siempre la proyección lateral que será indicada generalmente por el radiólogo en caso necesario, de la misma manera es conveniente la realización de la prueba en posición posteroanterior ya que la radiación de la mama es menor que en la proyección anteroposterior.

Igual consideración merece la proyección de cráneo que siempre se debe de realizar posteroanterior para evitar la radiación directa del cristalino del ojo.

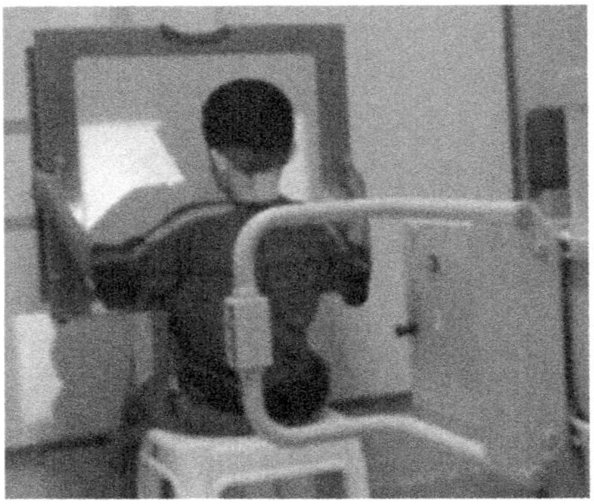

Modelos protectores gonodales

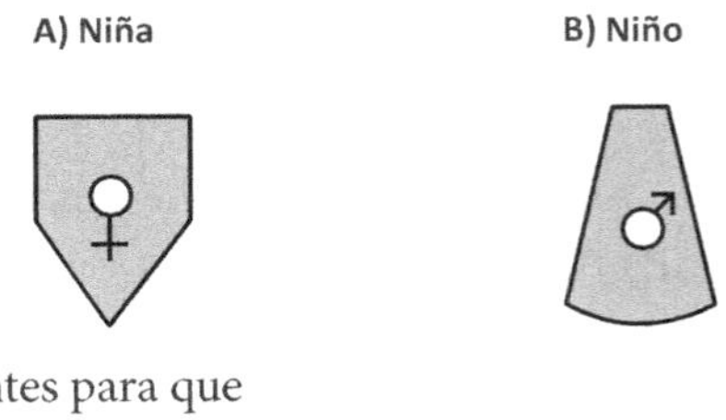

Utilizar siempre los protectores gonadales adecuados a cada edad y sexo del paciente, para que protejan testículos y ovarios y no tapen sin embargo zonas básicas de exploración en la proyección de caderas, sin embargo no se debe emplear protectores en proyecciones de abdomen.

Emplear generadores lo suficientemente potentes para que proporcionen tiempos muy cortos de exposición a la radiación (milisegundos).

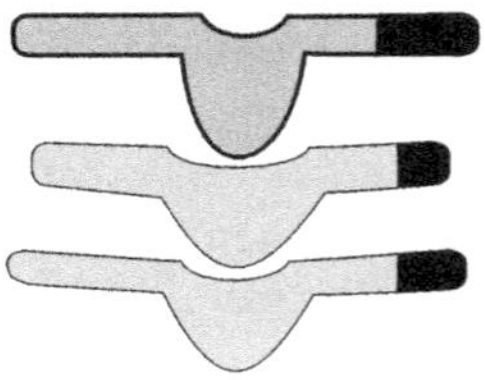

Hay que verificar con más frecuencias los aparatos empleados en la exploración radiográfica pediátrica.

Las técnicas fluoroscópicas tan empleadas en tiempos pasados deben de ser empleadas en contadas ocasiones.

En pediatría radiológica los dispositivos de control automático de exposición (AEC) deben de usarse con cautela.

Si se utiliza radiografías analógicas debe haber una combinación de películas y pantallas rápidas que reducen la dosis de radiación y el tiempo de exposición.

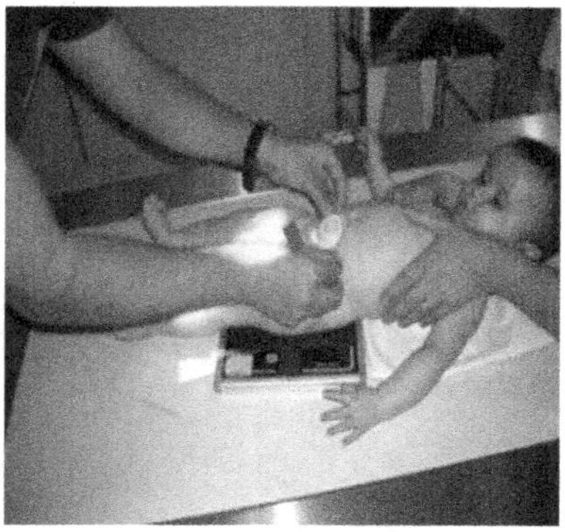

Puesto que la mayor causa de repetición de una radiografía pediátrica es el movimiento, las salas destinadas a ello deberían de tener aparatos de inmovilización, no traumática, de la misma manera que cintas adhesivas, cuñas de esponja y bolsas de arena.

La repetición de una exploración radiológica en pediatría debe decidirse siempre por el radiólogo.

Debería de tenerse en cuenta a un personal técnico experto que pueda lograr la confianza y cooperación del niño en un ambiente seguro y amistoso, para así reducir la dosis de radiación pediátrica.

Las dosis de radiación en las diferentes exploraciones deben de estar en consonancia con el peso y tamaño del paciente, tan dispar en pediatría.

En los casos que los padres tengan que entrar en la sala de exploración para inmovilizar al paciente, estos deben de usar mandiles y guantes plomados(si las manos están cerca del campo de la radiación directa), aunque no se les debe de permitir que ayuden a las mujeres gestantes.

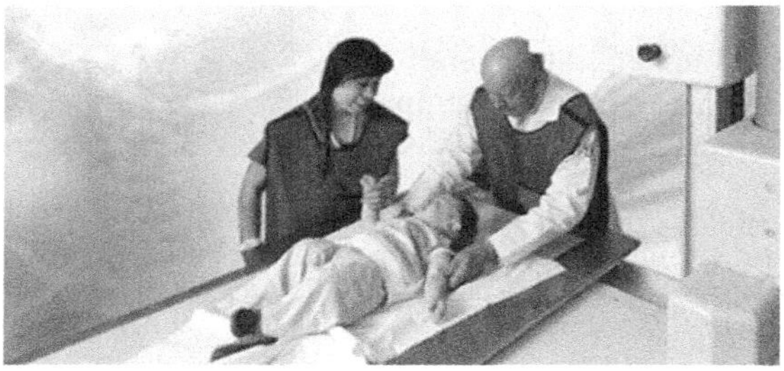

En ciertas indicaciones clínicas , un menor nivel de calidad de imagen que en adultos podría ser aceptable, para evitar siempre repeticiones innecesarias.

3. MANEJO E INMOVILIZACIÓN DE LOS USUARIOS PEDIÁTRICOS

Desde la llegada del paciente al área radiológica es necesario establecer una buena relación con el niño y su familia, las primeras impresiones son las más importantes.

Hay que explicar con las palabras adecuadas según la edad del niño, lo que vamos a hacerle, que va a hacer la "máquina" que lo va a explorar (tubo de rayos x, ecógrafo, tac, resonancia)

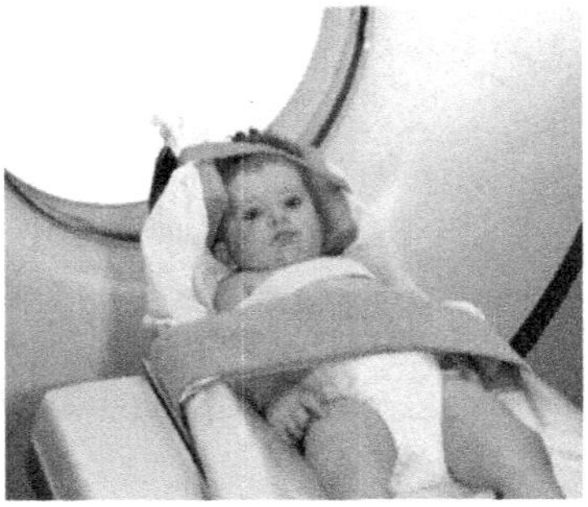

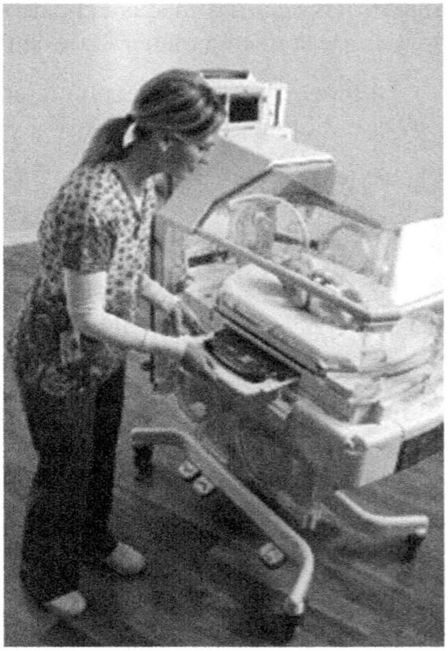

Decirle lo que necesitamos de él, fundamentalmente que no se mueva o que no respire, aunque esto no siempre es siempre posible y debemos de recurrir a inmovilizarlo con todo tipo de sujeciones físicas, de los padres y finalmente recurrir hasta la sedación, que va desde una sedación suave (calmar el nerviosismo) o una más profunda.

Hay que ser sensible al estado emocional del niño, si tiene temor, dolor, miedo a lo desconocido y tenerlo en cuenta.

Debemos de manejar al paciente con cuidado, especialmente si el niño es pequeño y proporcionarle el mayor confort posible.

Es importante mantener la temperatura del bebé, si este es neonato e intentar siempre que sea posible mantenerlo en la incubadora.

Tenemos que informar en todo momento de la exploración a los padres o familiares, llegando a tener que solicitarles por escrito el consentimiento informado en determinadas pruebas con contraste intravenoso, Cistografía o desinvaginaciones mediante enemas, etc.

A continuación haremos una serie de consideraciones especiales atendiendo a las diferentes etapas de infantiles:

3.1. Lactantes prematuros

La hipotermia es el mayor peligro para los pacientes prematuros ya que esta podría agravar cualquier enfermedad preexistente y podría resultar fatal. Normalmente se harán los exámenes en su servicio con aparatos portátiles, si se debe de hacer el examen en la sala de radiología, el niño debe de ser transportado por un profesional sanitario en una incubadora templada. Si el niño debe de salir de la incubadora sera por un tiempo corto e imprescindible. Rara vez se inmovilizara a estos pacientes.

3.2. Lactantes hasta los 6 meses de edad

Cuando están cómodos y bien alimentados pueden mostrarse o juguetones o somnolientos y no muestran problemas para realizarse una exploración. Sin embargo el dolor le estimula el movimiento corporal y el llanto fuerte, que cesa con alguna distracción. Si el llanto es prolongado lo mejor es pedir a los padres que salgan de la habitación y que o den agua , o leche o un biberón o de la madre el pecho al lactante.

3.3. Lactantes de 6 meses a los 3 años de edad

Pueden llegar con bastante estrés debido al dolor , separación de los padres o limitación de sus capacidades motoras. Suele calmarlos un chupete o biberón. El técnico debe siempre aproximarse sonriente y amistoso y hablarle con voz suave, o si es posible ofrecerle un simple juguete. Muchas veces es necesaria la inmovilización, por medio de los padres o familiares o a través de medios mecánicos si existen. No se debe dejar jamás un niño inmovilizado por medios mecánicos solo en la sala excepto en el momento justo de hacer la exposición.

3.4. Niños de 3 a 5 años preescolares

A esta edad los niños deben de comprender las explicaciones que les demos, hablarles de que le vamos a hacer una foto especial, con una cámara especial de su cuerpo y que no le va a doler. Y se le debe alabar su colaboración, pues eso reduce su ansiedad y lo hace más obediente. La inmovilización puede ser necesaria muchas veces ya que ellos no comprenden la necesidad de estarse inmóvil en una posición fija.

3.5. Niños en edad escolar

Todo lo dicho para los preescolares es válido para los niños de edad escolar, pero el técnico para ganarse su confianza debe dar unas explicaciones más completas. Estos niños aceptan mejor el medio ambulatorio u hospitalario ya que están más socializados en la escuela. El niño ya tiene la capacidad de elegir si quiere que entren sus padres o no y se les debe hablar continuamente para que no sienten sentimiento de desamparo. Hay que tener en cuenta que con 7 u 8 años suelen ser muy vergonzosos y no hay que ignorar nunca su pudor. Jamás, solo en casos extremos se les debe atar o forzar a un examen radiológico, y si el niño es reacio debe de sacarse de la sala y deben de encargarse los padres de tranquilizarle.

3.6. Adolescentes

Los adolescentes deben de haber desarrollado mecanismos para hacer frente al estrés que supone el medio ambulatorio u hospitalario, sin embargo si no están bien informados sobre su enfermedad o sobre los procedimientos radiológicos a utilizar, pueden presentar, estos, una respuesta inapropiada. Solo en caso de urgencia que ponga en peligro la vida y cuando hayan fracasado todos los argumentos y explicaciones, se forzara un examen radiológico a un adolescente. El cambio rápido de la imagen corporal durante el desarrollo del adolescente hará que se muestren más preocupados por su intimidad y pudor y el técnico siempre debe respetar esos sentimientos.

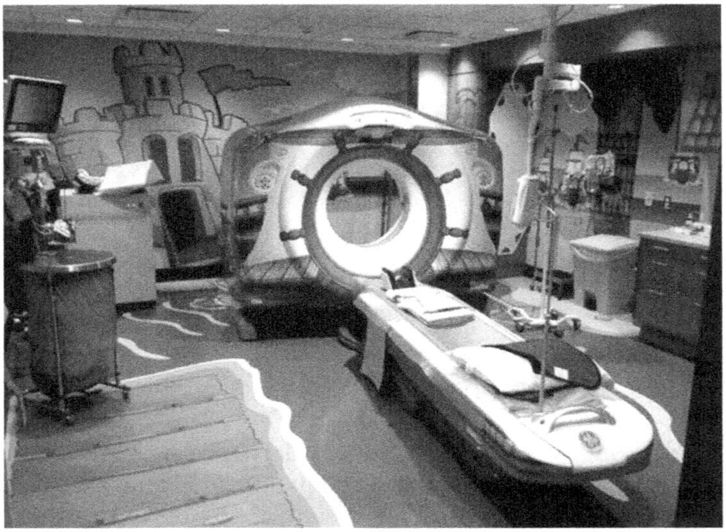

Aunque no siempre es posible, sería muy a tener en cuenta la adecuación de los servicios pediátricos de radiología, para hacer que se sintiera en un lugar lo menos hostil posible el paciente.

4. EXPLORACIONES MÁS COMUNES

Todas las exploraciones tratadas para los adultos, son susceptibles de ser utilizadas en niños, si bien nos detendremos en algunas peculiaridades y proyecciones particulares.

4.1. Estudios radiológicos del tórax

Los lactantes y los niños menores de 4 años se examinan mejor en decúbito supino, a menos que se use un dispositivo especial para mantenerlos erectos o con la ayuda de los padres.

Los brazos se mantienen próximos a las orejas y las piernas y pelvis deben de ser sujetadas para evitar movimientos.

Para la proyección AP el paciente se le coloca en decúbito supino sobre el chasis, se le aplica una banda de compresión en la pelvis. La cabeza no se debe girar hacia ningún lado ni incluso ligeramente, puesto que hace que se gire también el tórax.

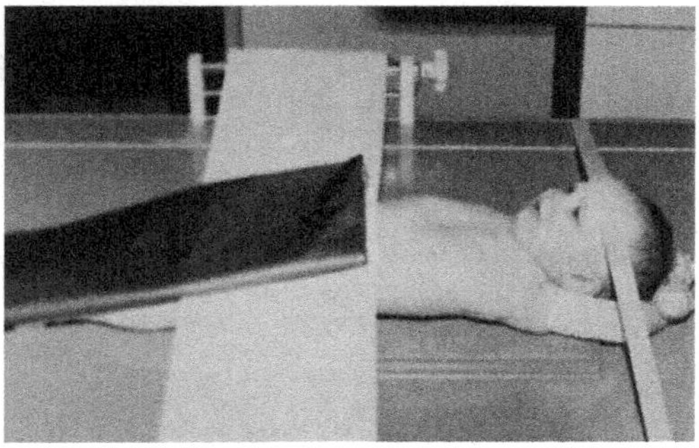

Las radiografías laterales se pueden obtener girando al niño sobre el costado izquierdo e inmovilizándolo de modo similar a la posición AP.

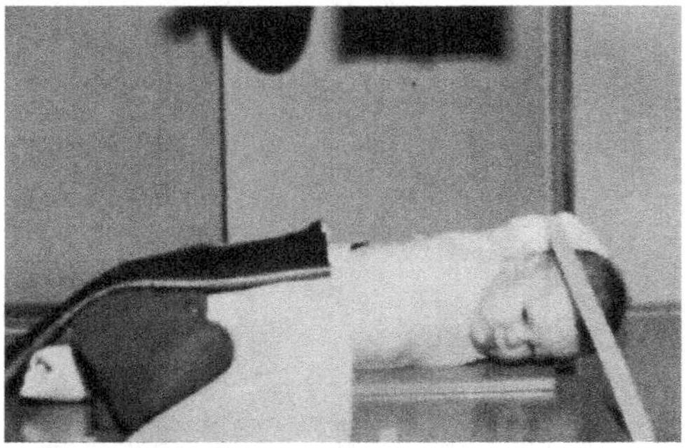

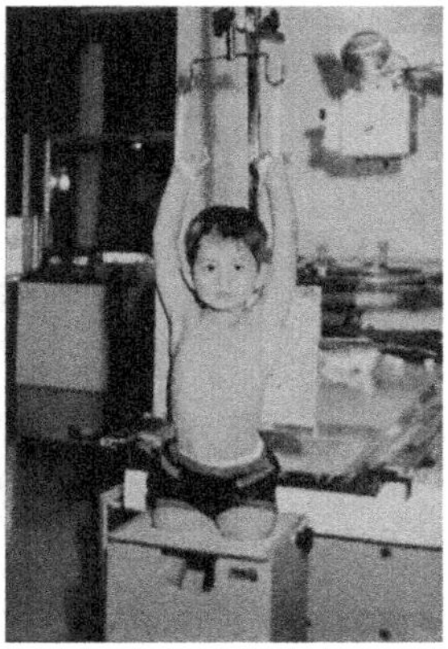

Los niños suficientemente mayores para mantenerse erguidos, sin girar, ni retroceder el cuerpo, deben ser explorados en posición AP con los brazos subidos por encima de la cabeza ayudados mecánicamente o sujetados por los padres.

Los niños mayores o los adolescentes pueden ser examinados en posición PA con las manos sobre la cintura y separando los codos hacia delante para separar las escapulas del parénquima pulmonar.

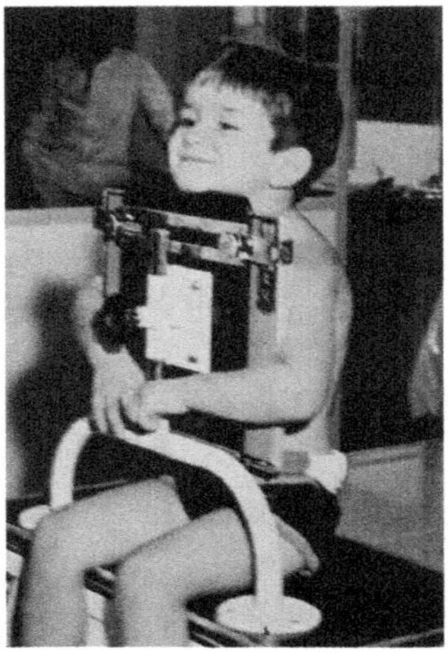

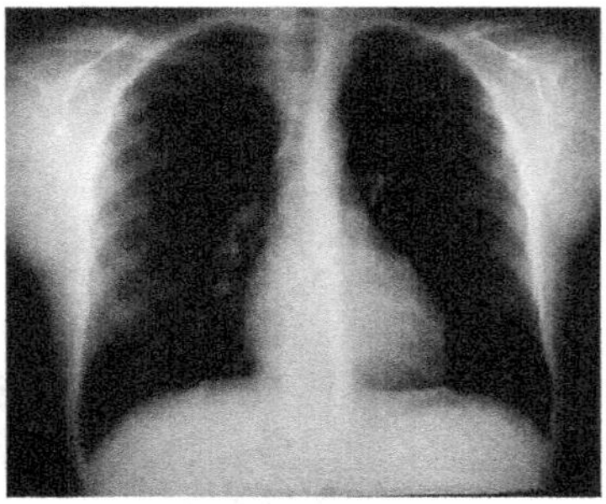

4.2. Estudios radiológicos del cráneo

Hasta que el el niño es suficientemente mayor para colaborar, resulta preferible realizar la radiografía de cráneo con el paciente en decúbito supino sobre la mesa de exploración.

Se utilizaran diversos métodos de inmovilización del paciente, dependiendo de los que dispongamos en la sala de Rx, o los propios padres cuando no hay ningún método de inmovilización mecánica.

Los métodos pueden variar y resulta relativamente simple colocar la cabeza correctamente y sostenerla con una mordaza cefálica:

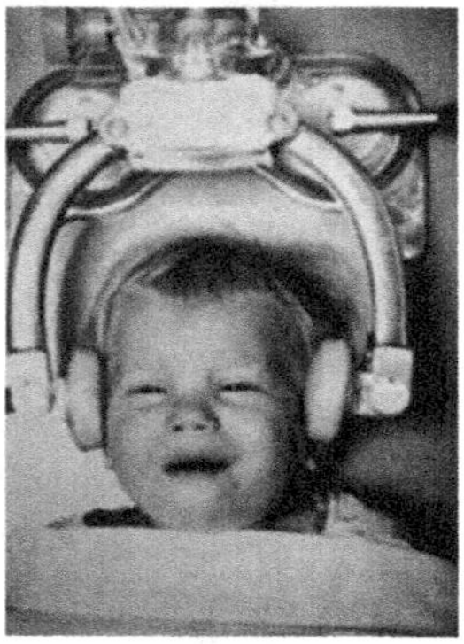

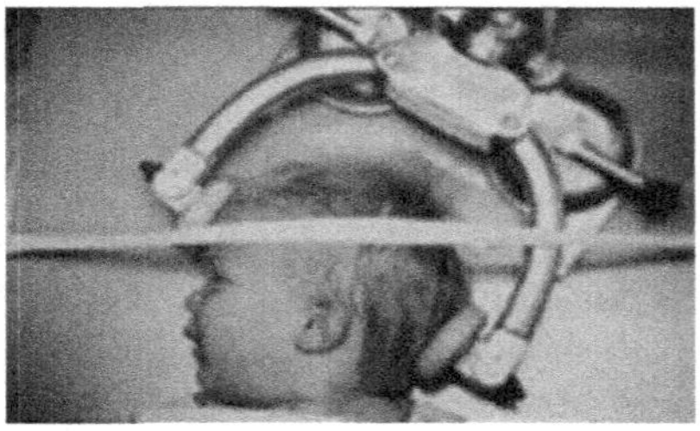

También se pueden utilizar cabeceros de esponja de varios tamaños o cuñas para poder fijar la cabeza del niño dentro de ellos.

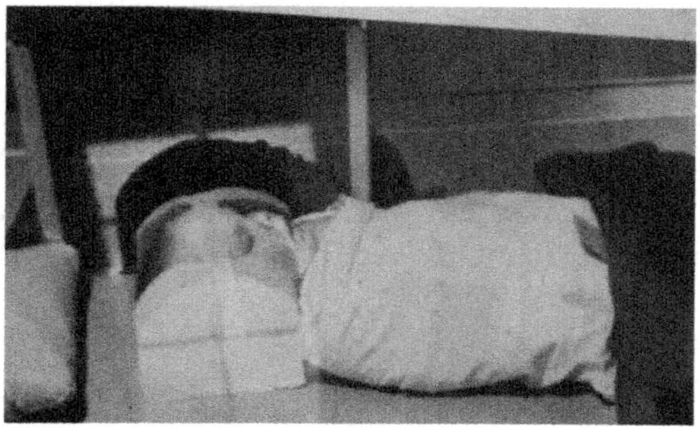

Utilizando el cabecero de esponja se puede realizar la radiografía AP y L sin mover al niño, tan solo mover el tubo y colocarlo con el rayo horizontal y hacer la lateral en directo.

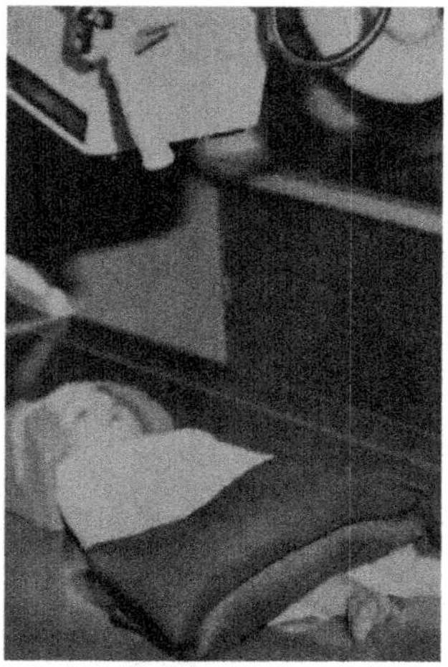

En relación con el tronco, el cráneo del niño es relativamente mas grande. En decúbito supino, el cuello se encuentra algo flexionado, y en consecuencia el tubo de rayos se debe inclinar de tal manera que el rayo central sea perpendicular a la linea orbitomeatal.

Tan pronto como el niño tenga una edad más avanzada, es importante cambiar la proyección AP, por la PA, ya sea de pie o sentado, apoyando frente y nariz sobre el chasis, para evitar así la radiación directa del haz de RX sobre el cristalino del ojo.

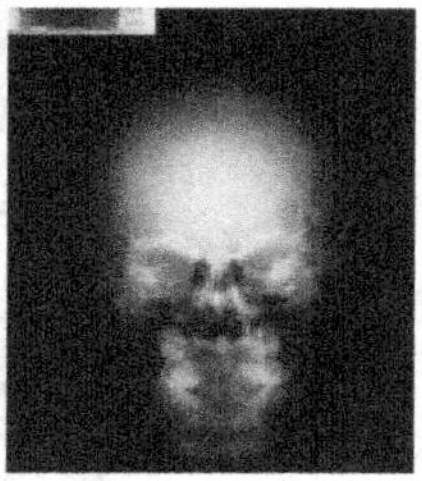

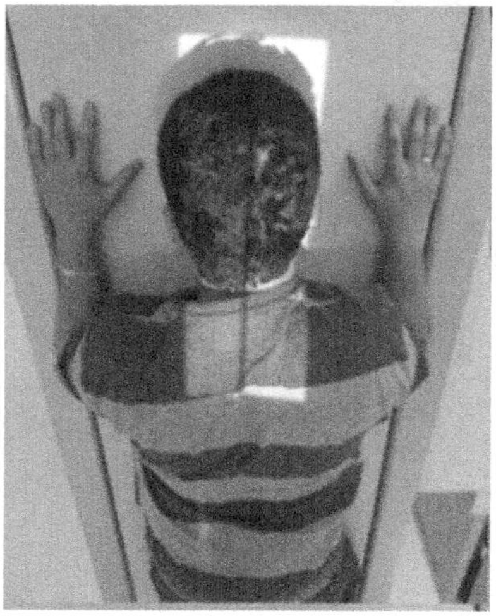

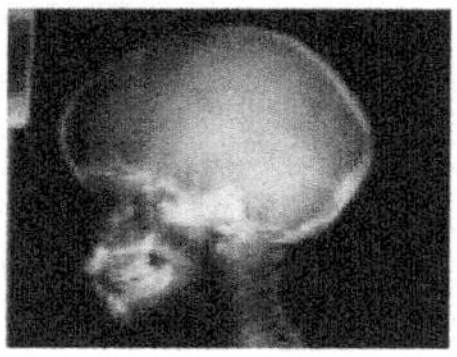

4.3. Estudios radiológicos de la columna vertebral

La columna vertebral forma el eje central del esqueleto y está situada en el plano sagital medio de la parte posterior del tronco.

Tiene numerosas funciones: rodea y protege la médula espinal, actúa como apoyo del tronco , soporta el cráneo en la parte superior y proporciona inserción a las costillas.

En los primeros años de vida, la columna vertebral suele estar compuesta por 33 pequeños huesos irregulares llamados vertebras.

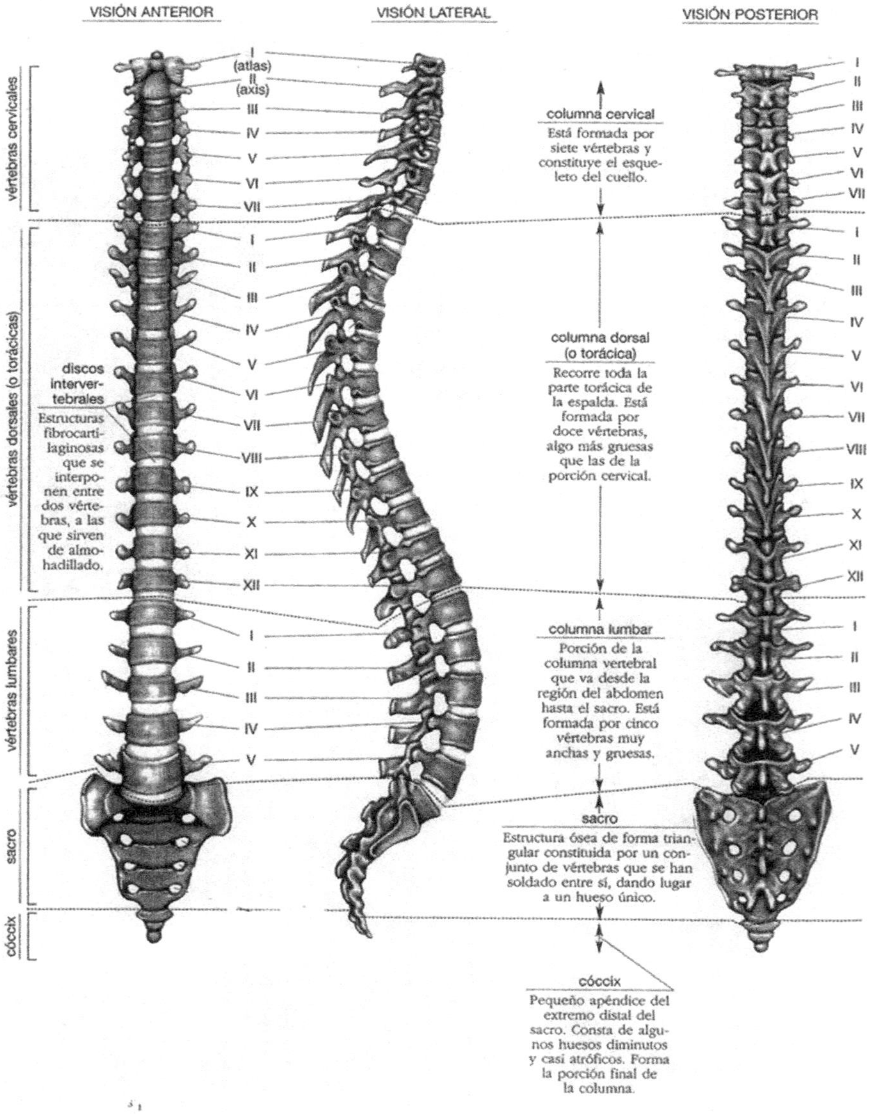

Las vertebras se dividen en 5 grupos y reciben nombres de acuerdo con las regiones que ocupan. Las 7 vertebras superiores se denominan cervicales, las 12 siguientes dorsales, las 5 siguientes lumbares, las 5 siguientes vertebras sacras, y las del grupo terminal, cuyo numero varia entre 3 y 5 se llaman vertebras coxígeas.

Las 24 vertebras de las tres regiones superiores permanecen igual a lo largo de la vida, mientras que las de las dos regiones inferiores suelen fundirse o fusionarse dando lugar al hueso sacro y al cóccix.

En un principio las proyecciones radiológicas son las mismas que para el adulto, aunque hay que tener en cuenta que en lactantes y niños pequeños se realizarán en decúbito supino inmovilizándolos para evitar rotaciones y falsas curvaturas.

También hay que tener en cuenta que las vertebras de los niños no se han formado en su totalidad, con lo que anatómicamente puede diferir de las vertebras de los adultos.

4.4. Estudios radiológicos de miembros superiores e inferiores

Los estudios radiológicos de los miembros superiores e inferiores se realizan igual que a los adultos.

Cuando el niño es demasiado pequeño para colaborar con nosotros, los miembros se pueden mantener en posición con una banda de plástico, con saquitos de arena y si no hubiera, con la colaboración de los padres.

Un examen para una posible fractura requiere un cuidado especial. La manipulación brusca puede aumentar el desplazamiento de los fragmentos óseos, causando daños de los vasos sanguíneos y otros tejidos blandos, quizás con la salida del hueso a través de la piel (fractura abierta).

Mientras el técnico posiciona el miembro, debe ser sensible a las respuestas del niño y no forzar nunca el miembro hasta la posición deseada. Si existe cualquier duda solo debe realizarse una sola exposición. A veces realizando la exploración con el rayo horizontal podemos suplir la falta de movilidad del niño.

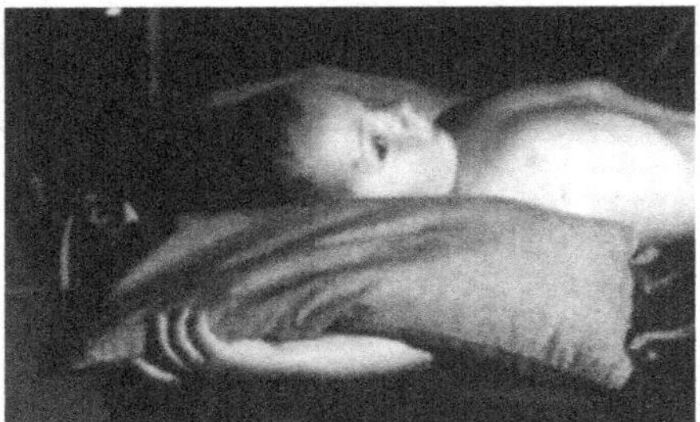

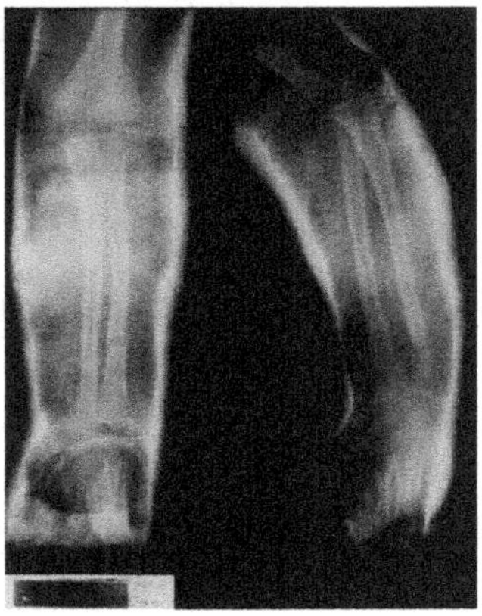

El miembro se debe siempre mover con lentitud y suavidad extrema a las posiciones deseadas, parando si el niño expresa algo más que un ligero dolor.

Las radiografías en niños son muy comunes y las suelen solicitar los pediatras en el "control de niño sano" para valorar posibles displasias congénitas.

Siempre se deben colocar protectores gonadales , tanto masculinos como femeninos , o en su defecto se suele colocar un trocito de plomo. Deberían de tenerse en sala de varios tamaños.

Las proyecciones más habituales son las de AP de caderas, en abducción llamada proyección de Barsoni o "posición de la rana". O posiciones en abducción con rotación interna o de Von Rossen.

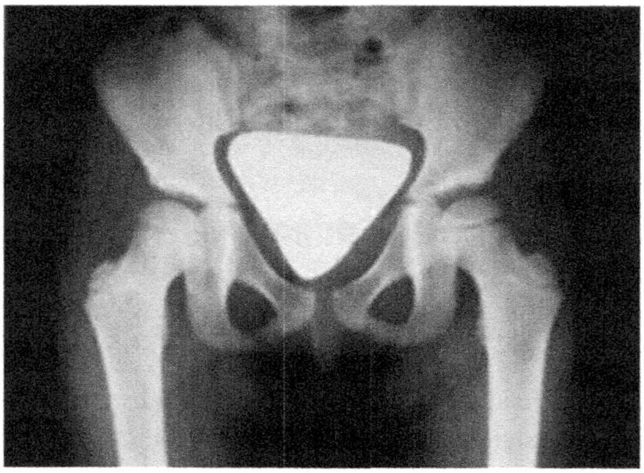

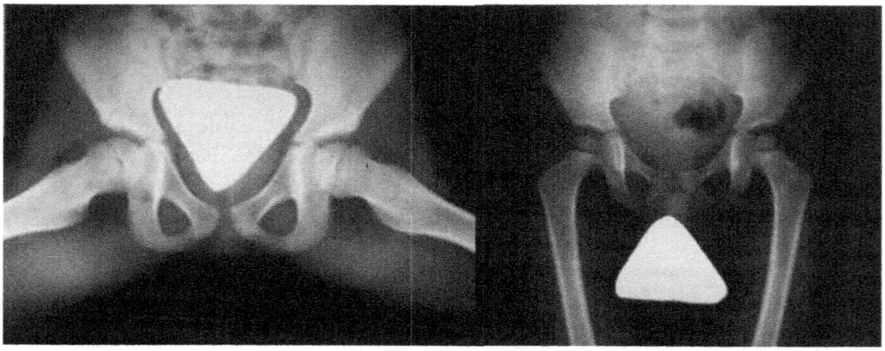

4.5. Estudios radiológicos del abdomen

El posicionamiento para una radiografía abdominal en decúbito supino es en gran parte el mismo que para una radiografía de tórax, en cuanto a postura y sujeción.

Es difícil obtener radiografías de niños pequeños y lactantes de pie o sostenidos erectos. Para ello se utilizan tejas de inmovilización.

La posición de decúbito lateral con el rayo horizontal proporciona una valiosa información como es el ver cantidades pequeñas de aire peritoneal libre.

Excepto cuando se examina a lactantes prematuros, todas las radiografías abdominales deben realizarse con rejilla bucky, ya que la radiación dispersa oscurece muchas veces detalles importantes en las radiografías de abdomen en directo.

Otro tema importante a estudiar en los niños es el tema de los cuerpos extraños aspirados o deglutidos los cuales se pueden observar mediante exploraciones en AP de tórax y abdomen.

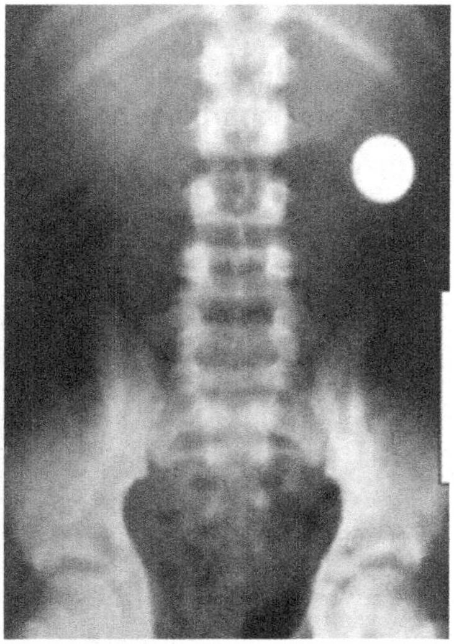

4.6. Edad ósea

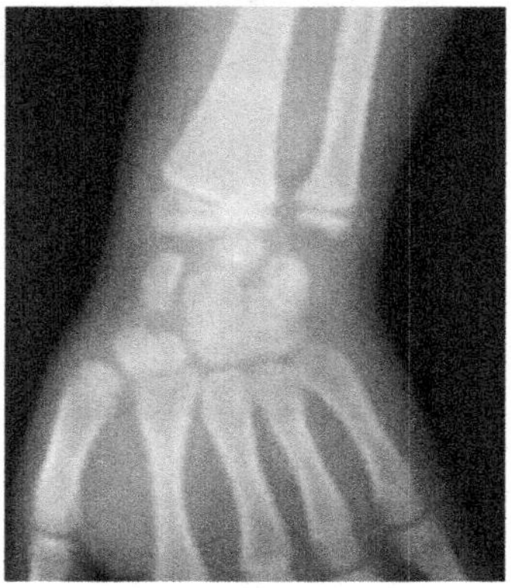

La mayoría de los niños son evaluados utilizando una radiografía PA de la muñeca y la mano izquierda.

La mano se coloca con la palma de la mano hacia abajo, los dedos ligeramente separados de forma que no se toquen, y el pulgar en angulo aproximado de 30 grados con respeto al segundo dedo. La distancia del tubo con respecto a la placa es de 1 metro y el rayo central se dirige a un punto situado en la cabeza del tercer metacarpiano (en el caso de la mano), y el punto medio de la muñeca en el caso de esta.

4.7. Proyección de Cavum

Es una proyección muy habitual en niños y por lo tanto entraña su realización, alguna dificultad.

Se le denomina Cavum al techo de la faringe situado en la nasofaringe, donde se encuentran las amígdalas faríngeas o adenoides.

Esta radiografía, muy habitual, se realiza normalmente para visualizar, obstrucciones, inflamaciones y posibles problemas de deglución.

El paciente de posiciona o sentado o de pie, con el plano sagital medio paralelo al plano de apoyo, similar al cráneo lateral.

Si el niño es lo suficientemente grande u obediente se le dice que expire el aire lentamente y mantenga la apnea y que no trague.

El rayo central es perpendicular al plano que se apoya incidiendo unos 4 cm por encima del Gónion.

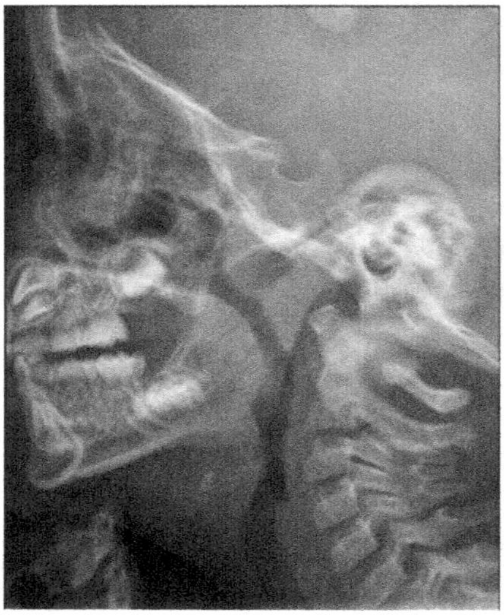

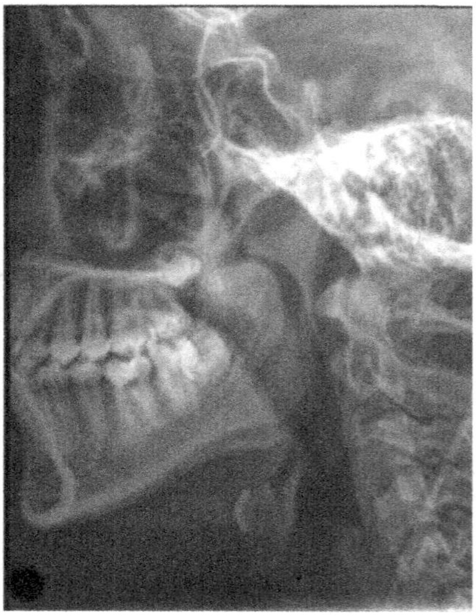

Tema 34

Anatomía radiológica del tórax. Exploración radiológica. Técnica radiográfica simple. Proyecciones más comunes

eRodio ediciones

Índice esquemático

1. ANATOMÍA RADIOLÓGICA DEL TÓRAX

El aparato respiratorio está formado por las vías respiratorias y los pulmones. Las vías respiratorias están constituidas por las fosas nasales, la faringe, la tráquea y los bronquios. Las vías respiratorias ponen en comunicación el exterior con los pulmones.

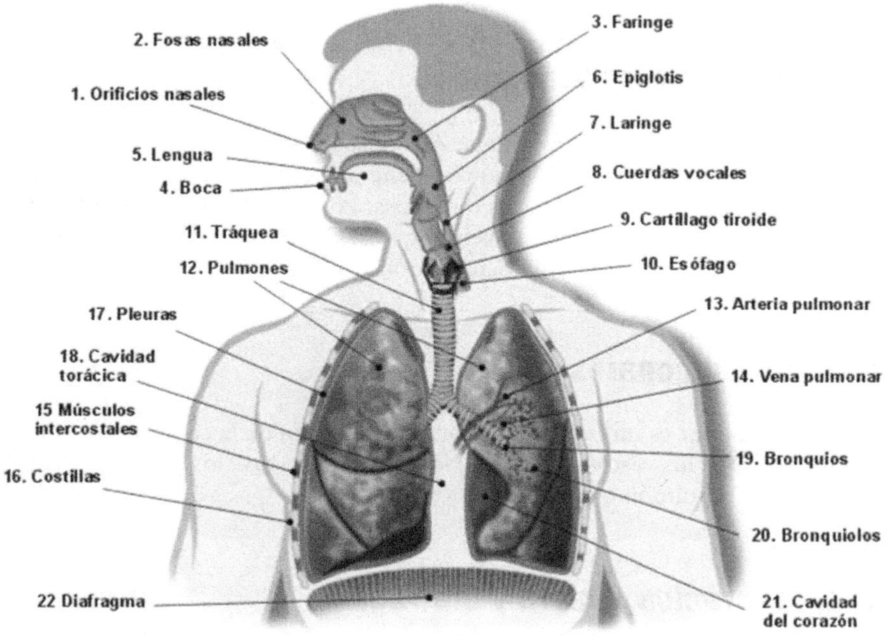

1.1. Vías aéreas superiores

1.1.1. Fosas nasales

Constituyen la entrada fisiológica del aire respirado. Comunican con el exterior por las ventanas nasales y por detrás con la faringe. Un tabique medio, mitad oseo y mitad cartilaginoso, separa ambas fosas nasales. Por arriba comunican con los senos paranasales.

1.1.2. La faringe

Forma parte de las vías respiratorias y de las digestivas. Comunica, por abajo y por delante, con las fosas nasales y con la cavidad bucal, y por debajo con la laringe y el esófago.

1.2. La laringe

Situada en la parte anterior del cuello. Su pared esta constituida por una serie de cartílagos, en la que se insertan una serie de pequeños músculos. Uno de esos anillos es el epiglótico, que es el que desvía el bolo alimenticio deglutido hasta el estómago.

1.3. La tráquea y los bronquios

Es el conducto que sigue a la laringe. Atraviesa en sentido vertical el cuello y la parte superior del tórax. La pared traqueal tiene dos capas, una externa compuesta de anillos cartilaginosos y otra interna o mucosa. Por encima del corazón la traquea se bifurca en dos conductos que son los bronquios. Cada bronquio se dirige hacia un pulmón. En los pulmones se subdividen en bronquiolos.

1.4. Hilios pulmonares

El hilio pulmonar es una zona cuneiforme deprimida de la cara mediastínica del pulmón y en la que los vasos sanguíneos, los vasos linfáticos , los nervios y los bronquios entran en el pulmón o salen de él.

1.5. Caja torácica, pleura y diafragma

Importantes componentes de la caja torácica se pueden visualizar en radiología:

a) Estructuras de los tejidos blandos de la pared torácica, como la piel, glándulas mamarias y tejidos musculares.
b) Estructuras óseas de la caja torácica, como las costillas, cartílago costal, esternón y columna dorsal.
c) Pleura
d) Diafragma

1.6. Los pulmones

Son la parte más importante del aparato respiratorio,en ellos tiene lugar el intercambio de gases entre la sangre y la atmósfera. Están rodeados por membranas serosas llamadas pleuras. Están alojados en la cavidad torácica, donde ocupan la mayor parte, junto al esófago, la traquea, el corazón, y los grandes vasos que entran o salen del mismo.

Tienen un aspecto esponjoso y muy elástico. El pulmón derecho se divide en tres lóbulos y el izquierdo de menor tamaño se divide en dos, debido a la situación del corazón. Cada pulmón está compuesto por una gran cantidad de alvéolos, llenos de aire. Dado su contenido en aire, son menos densos que el agua.

2. EXPLORACIÓN RADIOLÓGICA DEL TÓRAX

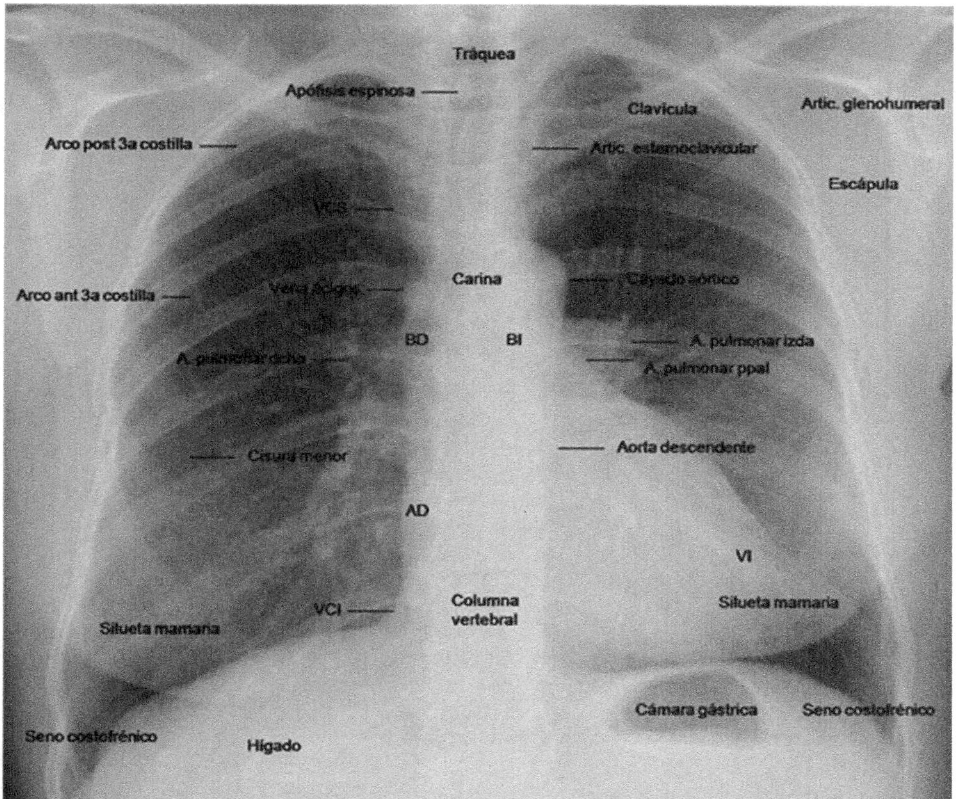

Debido a que las estructuras anatómicas están situadas en diferentes planos del espacio, para facilitar su localización, hace falta al menos dos proyecciones ortogonales entre sí. Anteroposterior (localización derecha o izquierda) y lateral (anterior o posterior). Las proyecciones más comunes por lo tanto son la Posteroanterior en la que el rayo central se dirige a la cara posterior y sale por la anterior, la Anteroposterior el rayo entra por la cara anterior y sale por la posterior, lateral en la que el rayo central va de un lado a otro del cuerpo y las 4 oblicuas dos anteriores (derecha o izquierda) y dos posteriores (también izquierda y derecha).

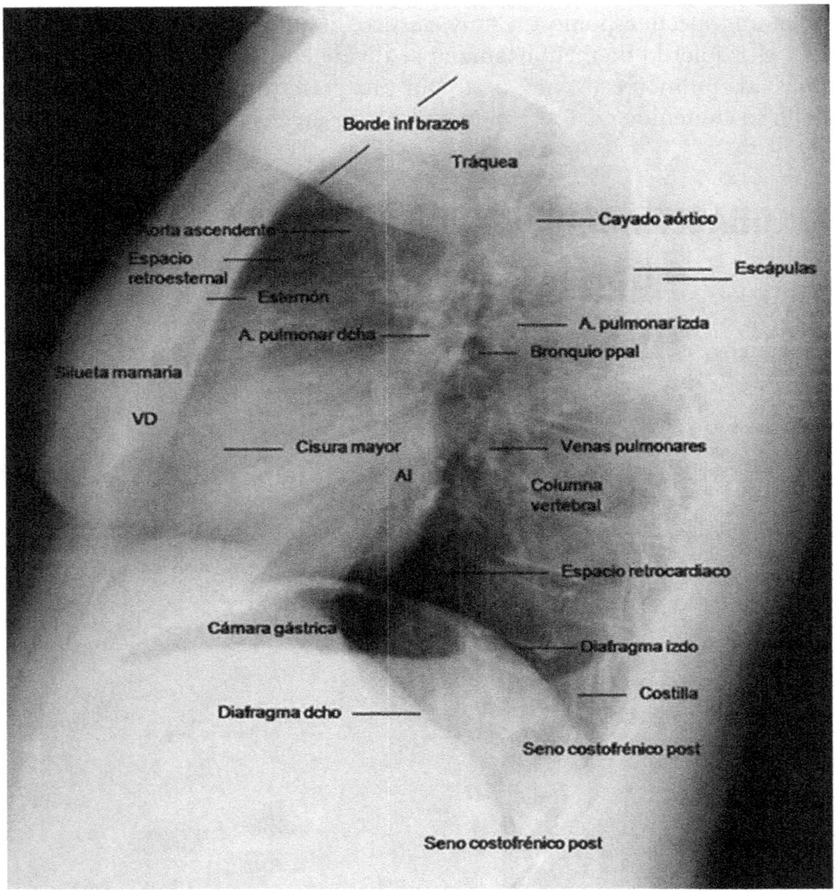

3. TÉCNICA RADIOGRÁFICA SIMPLE

Se debe practicar las dos proyecciones básicas que son la Posteroanterior y la lateral, aunque mas proyecciones para localizar y estudiar otras zonas especificas.

Se debe siempre colimar todo lo posible y se deben alejar del tórax los miembros superiores. El paciente se colocara en bipedestación y en posición Posteroanterior, sino en decúbito supino si el paciente no puede mantenerse de pie.

Debemos distinguir cuatro densidades básicas:

- Calcio: huesos
- Grasa: pericardiaca
- Agua: vasos pulmonares, mediastino, hilios.
- Aire: pulmones y cavidad traqueal.

4. PROYECCIONES MÁS COMUNES

4.1. Posteroanterior de Tórax

Sirve para ver la estructura pulmonar y la silueta cardíaca, los hilios, el diafragma y el mediastino.

Hay que quitar todos los objetos que pudiera llevar el paciente de cintura para arriba.

La distancia foco película debe de ser de 1.80 m o como mínimo 1.50 m.

El pecho del paciente apoyado en el chasis.

El chasis 2 cm por encima de los hombros.

Las manos en la cintura, con los hombros y codos hacia delante.

Sin ninguna rotación.

Inspiración profunda del paciente.

El rayo central, longitudinalmente pasa por las dorsales y el horizontal a la altura de la 6ª dorsal.

Técnica de alto voltaje.

Se debe de visualizar los vértices pulmonares y los senos costodiafragmáticos, las partes blandas del cuello, mamas y cámara gástrica, el húmero, la escápula, la clavícula las ultimas vertebras cervicales, también se debe de ver el manubrio esternal, las costillas y la columna dorsal.

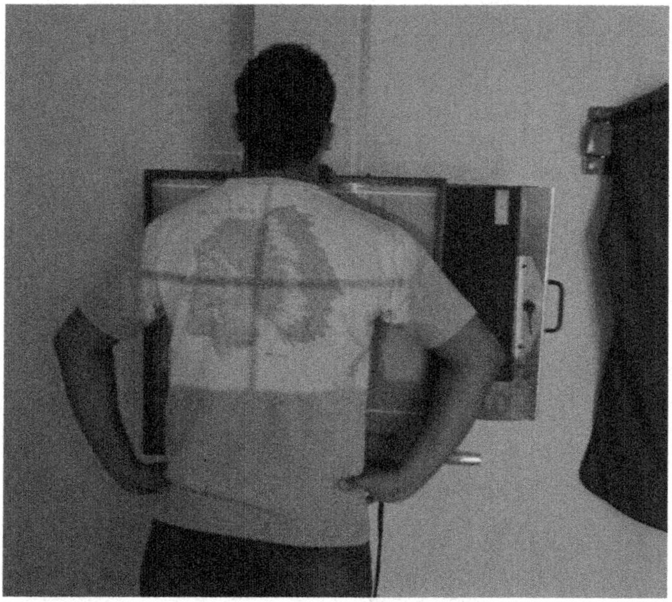

4.2. Lateral de tórax

Sirve para ver los pulmones, la silueta cardíaca, el mediastino anterior y posterior, el espacio retrocardiaco y la aorta.

Aporta poca información a la PA y sirve básicamente como localización de zonas visibles.

La distancia foco película debe de ser de 1.80 m o como mínimo 1.50.

Paciente de pie, manos en la nuca y brazos elevados.

Paciente de perfil estricto.

Se hará de perfil izquierdo, para que el corazón no se magnifique.

Inspiración profunda del paciente.

El eje longitudinal del rayo central pasa por el centro del tórax y el horizontal a la altura de los ángulos inferiores del omóplato.

Para comprobar que la proyección esta de perfil estricto los arcos costales posteriores de ambos hemitorax estarán superpuestos.

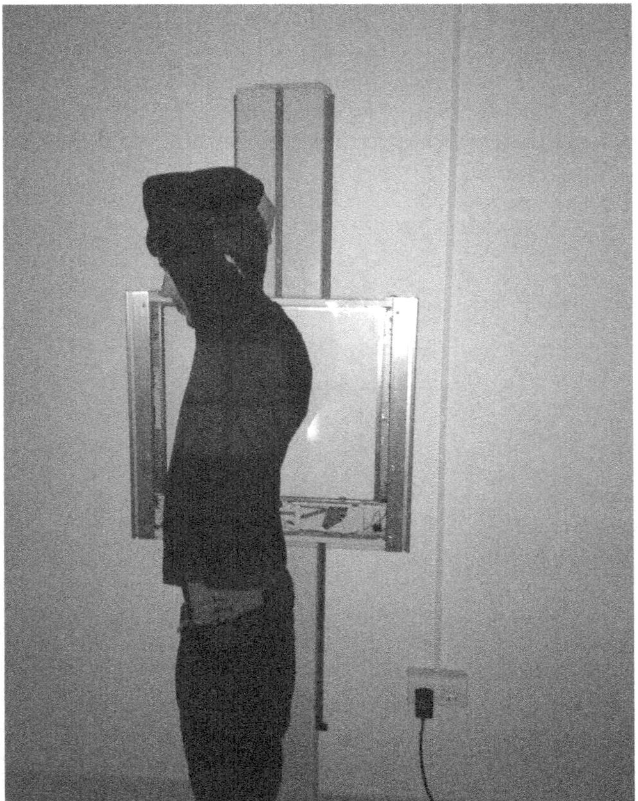

4.3. Anteroposterior de tórax

En algunas ocasiones no se puede realizar la PA y se hace la Anteroposterior, en bipedestación, sentado o en decúbito.

La silueta cardíaca aparecerá agrandada.

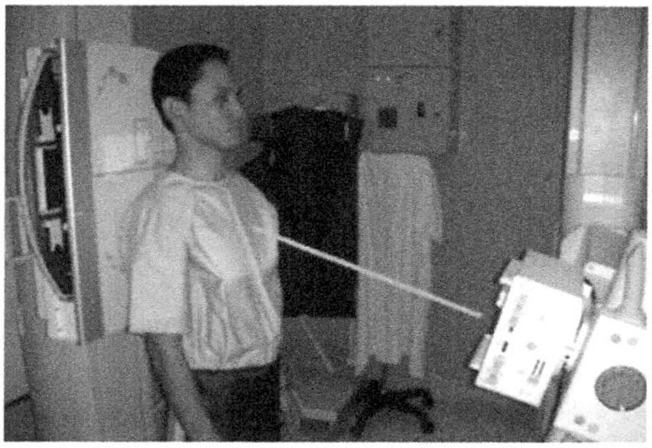

4.4. Oblicuas de tórax

La oblicua derecha sirve para visualizar la aurícula izquierda, y la oblicua izquierda para ver el tamaño de las cavidades cardíacas, el aneurisma del cayado y la aorta torácica.

La distancia foco película debe de ser de 1.80 m o como mínimo 1.50m.

Se puede realizar tanto en bipedestación o en decúbito.

Se apoya en el chasis o la parte derecha o la izquierda, y la espalda o el pecho y siempre formando un plano de entre 45-55 grados con el plano de la placa.

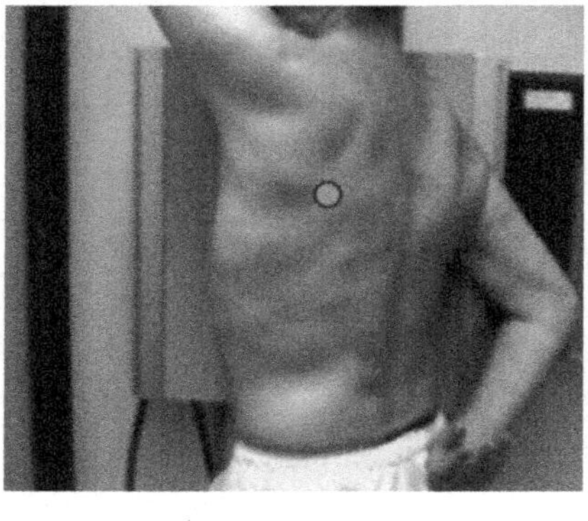

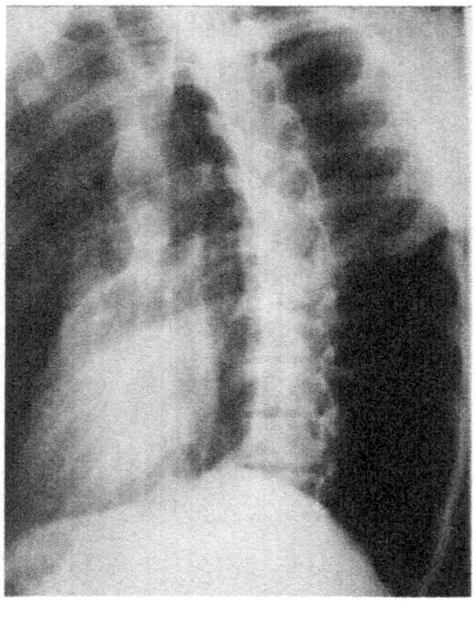

4.5. Postero anterior en espiración forzada

Es útil para estudiar la movilidad del diafragma, así como la búsqueda de neumotorax. También por si hay aire atrapado por obstrucción del bronquio principal por un cuerpo extraño.

Se eleva algo el kilovoltaje.

La espiración comprime hasta un 30% el parénquima pulmonar.

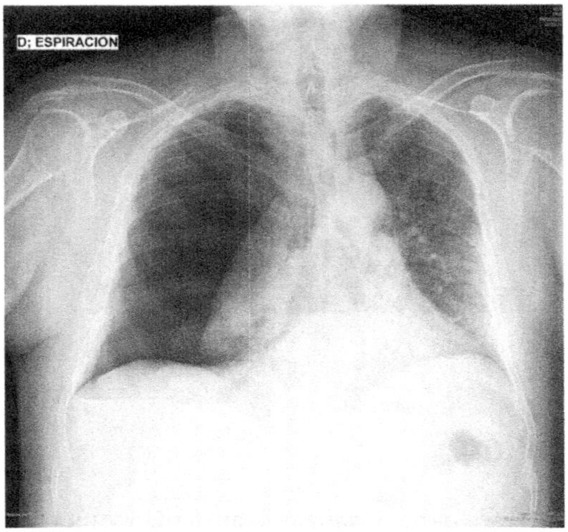

4.6. Decúbito lateral con rayo horizontal

Los decúbitos, ya sean derecho e izquierdo, son útiles para busca la movilidad de una imagen y en particular un derrame pleural o unos niveles hidroaéreos.

4.7. Lordótica

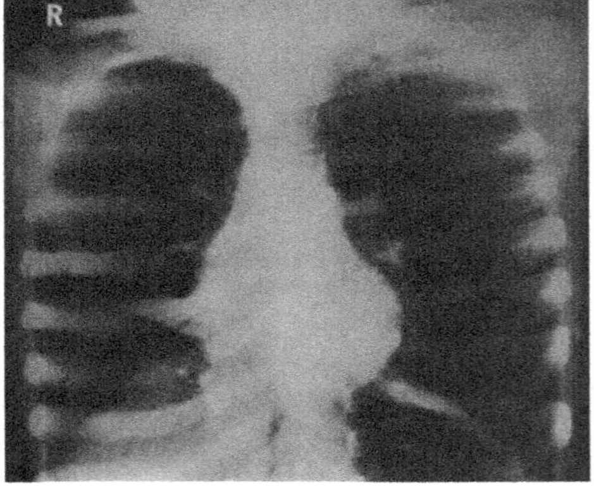

Se puede realizar tanto en PA, como en AP. Estudio igual que el paciente para hacer una proyección PA de tórax y el tubo se inclina caudalmente entre 15 y 30 grados y cuando se realiza en AP se inclina el tubo cranealmente. Y por ultimo se puede inclinar unos 15-30 el paciente con respecto al bucky de exploración.

Es específica para estudiar los vértices pulmonares.

4.8. Proyecciones para costillas: anteroposterior y oblicuas

Similar a la Ap de tórax en decúbito supino, pero con técnica de bajo kilo-voltaje y más , en definitiva, técnica de hueso, y con distancia foco-placa de 1 metro.

Normalmente solo se hace la proyección de una de las dos parrillas costales.

Si queremos obtener costillas a partir de la novena, debemos aumentar el kilo-voltaje para evitar el hígado y el bazo.

En las oblicuas, el enfermo se separa unos 45 grados del chasis y se pega la parte a estudiar.

4.9. Proyecciones para esternón

Se realiza una Oblicua Anterior Derecha en decúbito prono o en bipedestación. Despegado unos 15-20 grados para proyectar el esternón sobre la sombra cardíaca. Obtenemos una imagen en PA ligeramente oblicua del esternón.

Lateral: paciente en bipedestación y con brazos y hombros hacia atrás. Distancia foco placa de 1,80 m. Inspiración profunda, para mayor contraste del esternón.

Tema 35

Anatomía radiológica del abdomen. Exploración radiológica. Técnica radiográfica simple. Proyecciones más comunes

Rodio ediciones

Índice esquemático

1. ANATOMÍA RADIOLÓGICA DEL ABDOMEN Y SU ESTRUCTURA ANATÓMICA

El abdomen de una persona en posición anatómica estaría limitada por el apéndice xifoides y las costillas en su parte superior y en su parte inferior por las palas ilíacas y la sínfisis púbica.

El abdomen se divide topográficamente en:

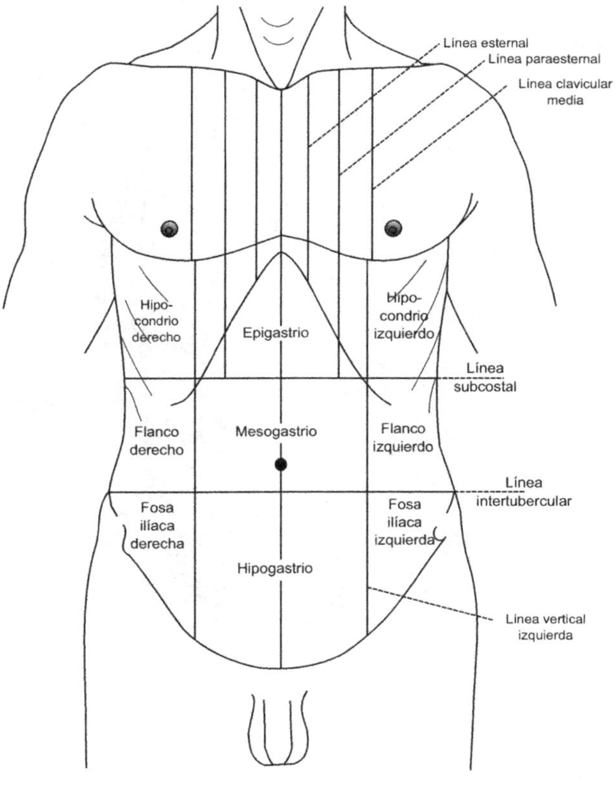

Según la bibliografía consultada los flancos derecho e izquierdo pueden aparecer también como vacíos derecho e izquierdo.

1.1. Huesos

- **Costillas**: Se encuentran los tres últimos pares de costillas.
- **Columna**: Se aprecian las ultimas vertebras dorsales, las 5 lumbares y el sacro-coxis.
- **Pelvis**: Se ven todos los huesos ilíacos.

1.2. Músculos y ligamentos

En la pared anterior del abdomen hacia la 5-6 costilla nace el recto mayor.

En la pared posterior están: los pilares diafragmaticos derecho e izquierdo, el psoas, los cuadrados lumbares y el sacro-espinal.

En la pared lateral esta el musculo transverso, el oblicuo interno menor, el oblicuo externo.

En la pelvis esta el musculo piramidal, el ilíaco , el obturador interno , el elevador del ano y los glúteos.

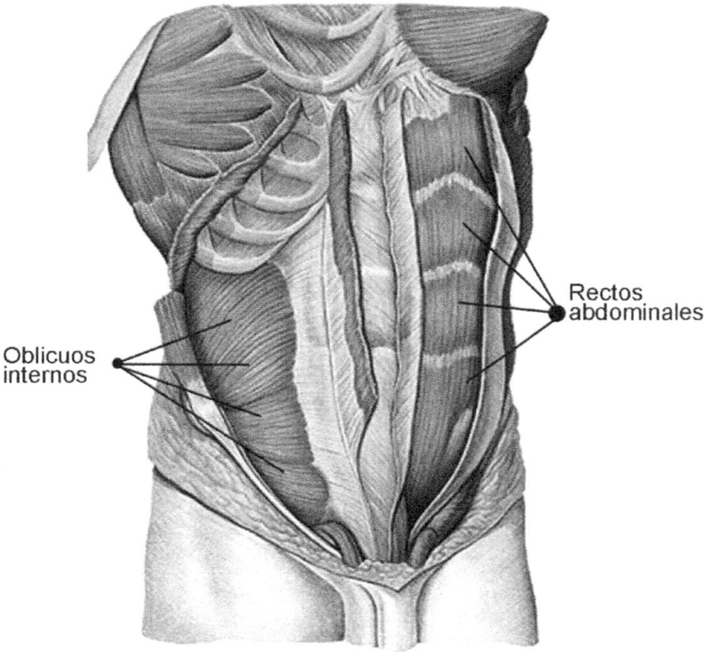

1.3. Espacios abdominales

El **peritoneo** es la membrana que envuelve la mayor parte de los órganos del abdomen. El peritoneo se estructura en dos capas que son el peritoneo **parietal** que esta adherida a la pared abdominal y la capa interior que es el peritoneo **visceral.**

Entre medio de estas dos capas esta la **cavidad peritoneal** que permite a estas dos capas deslizarse entre sí.

Espacios intraperitoneales: espacio pellico gotieras paracólicas, el espacio subhepático, los espacios subdiafragmáticos.

Espacios extraperitoneales: que está dividido por las fascias renales en tres espacios: pararrenal anterior, perirrenal y pararrenal posterior.

1.4. Órganos abdominales

Intraperitoneales: Hígado, Vesícula biliar, bazo, estomago y bulbo duodenal, yeyuno, íleon, ciego y apéndice, colon transverso y sigma.

Extraperitoneales: Riñones, glándulas adrenales, uréteres, duodeno retroperitoneal, cabeza del páncreas, colon ascendente, colon descendente, recto, vejiga, útero.

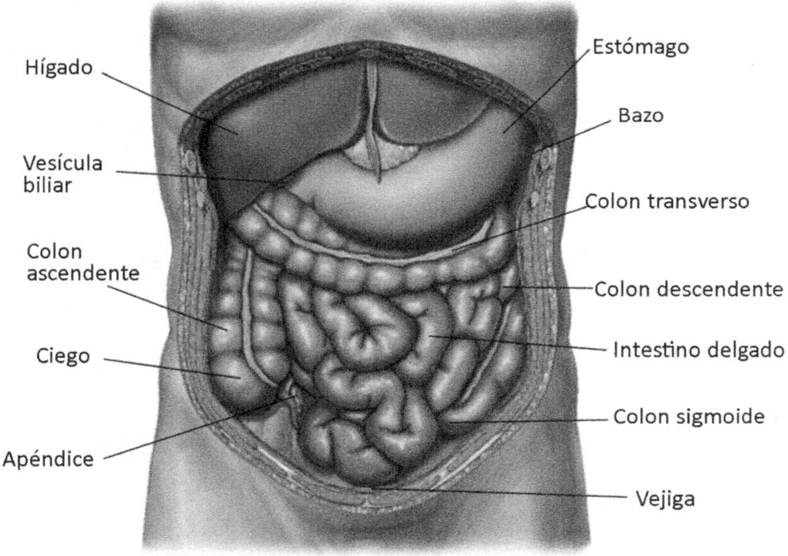

2. EXPLORACIÓN RADIOLÓGICA

Para que sea considerada una buena radiografía de abdomen esta debe incluir desde las cúpulas diafragmáticas hasta la sínfisis del pubis.

El abdomen simple en decúbito supino es la técnica habitual, aunque también son habituales (cada vez menos con el uso del TAC) exploraciones con contraste, como urogramas enemas opacos y seriadas gastroduodenales.

La distancia foco-placa debe ser de 1 metro. En un punto medio del extremo de las crestas ilíacas.

Cuando el aire del abdomen es extraluminar es mejor que la exploración se realice o en bipedestación o en decúbito lateral con rayo horizontal.

3. TÉCNICA RADIOGRÁFICA SIMPLE

La técnica utilizada es de bajo-medio kilovoltaje para aumentar el contraste entre las densidades radiográficas que delimitan las siluetas viscerales.

Hay que buscar siempre un contraste óptimo y una penetración adecuada , entre los kilovoltios y los miliamperios-segundo.

4. PROYECCIONES MÁS COMUNES

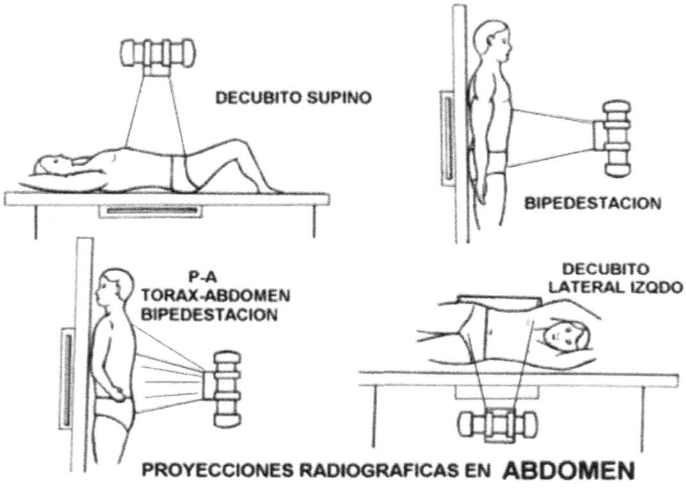

4.1. Abdomen en decúbito supino Anteroposterior

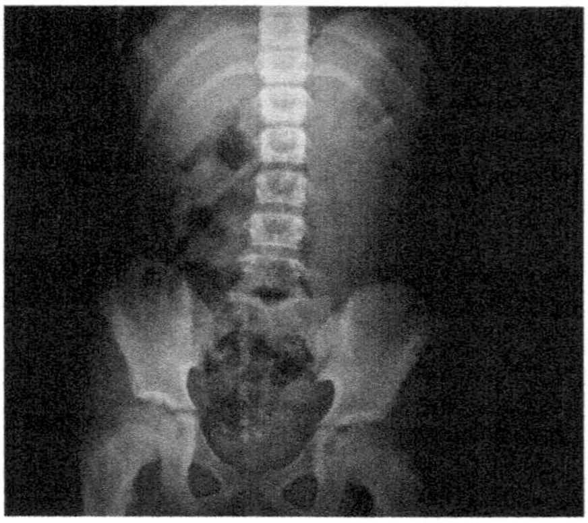

El paciente en decúbito supino, derecho y alineado, si es necesario aplicaciones gonadales.

El chasis se coloca 2cm por encima del apéndice xifoides o 2 cm por debajo del pubis, según la zona que le queramos dar más importancia, y dependiendo del tamaño del paciente, en el caso que no se pueda estudiar entero el abdomen.

El rayo central en las crestas ilíacas.

Se debe visualizar desde las cúpulas diafragmáticas hasta la sínfisis del pubis.

4.2. Abdomen en bipedestación

El paciente en bipedestación en posición Antero posterior pero el rayo central 5-8 cm por encima de las cresta ilíacas.

Es muy útil para ver niveles hidroaéreos y presencia de aire libre en peritoneo que se desplaza al espacio subdiafragmáticos.

También es útil para ver perforación de víscera hueca, por lo cual es importante que se vean las cúpulas diafragmáticas completas.

Se debe aumentar un poco el kilovoltaje ya que el abdomen no lleva compresión como en decúbito supino.

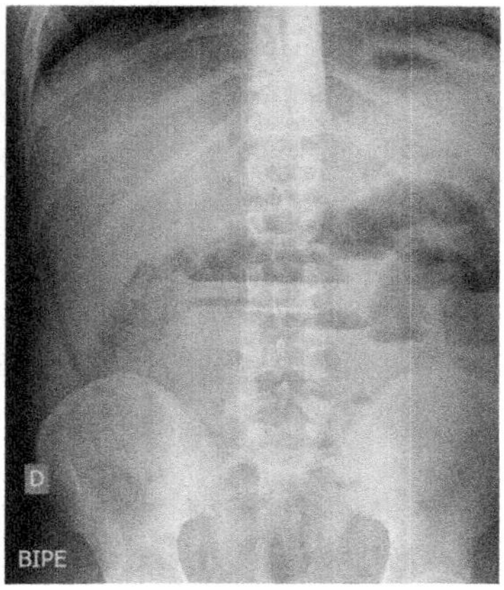

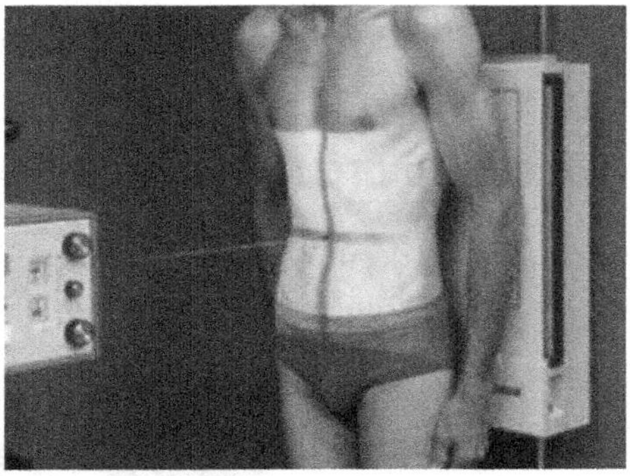

4.3. Abdomen en decúbito lateral izquierdo

Paciente en decúbito lateral izquierdo, con los brazos por encima del diafragma y rodillas ligeramente flexionadas. Debe de estar perfectamente **lateralizado.**

El chasis se coloca 2cm por encima del apéndice xifoides o 2 cm por debajo del pubis, según la zona que le queramos dar mas importancia, y dependiendo del tamaño del paciente, en el caso que no se pueda estudiar entero el abdomen.

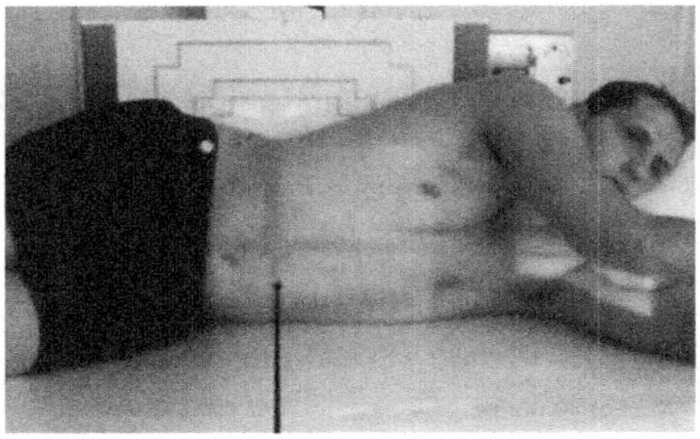

El rayo central horizontal y paralelo al plano sagital medio, a nivel de la cresta iliaca.

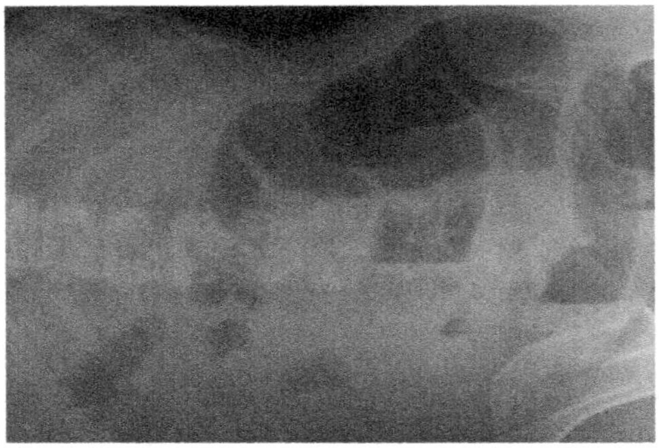

4.4. Abdomen Decúbito lateral derecho

Paciente en decúbito lateral derecho. Esta menos indicada que la anterior para ver aire peritoneal, pero es muy útil para ver niveles hidroaéreos.

4.5. Abdomen en decúbito prono posteroanterior

Se coloca el paciente como en el decúbito supino, pero en prono y así tratamos de desplazar el aire a zonas que en el supino son declives, facilita así la visión del recto.

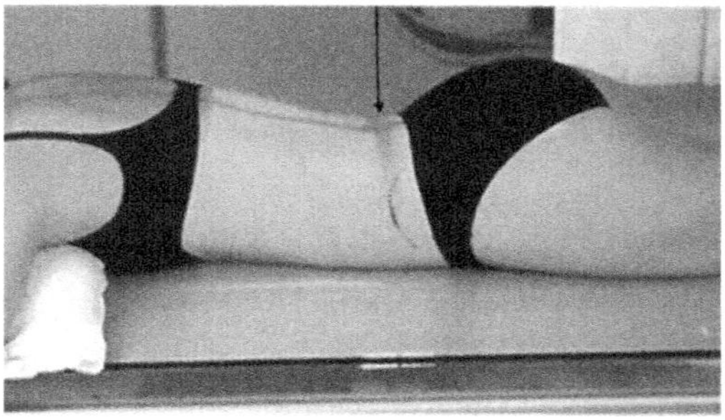

4.6. Abdomen Lateral en decúbito lateral con rayo vertical

El paciente en decúbito lateral.

El chasis se coloca 2cm por encima del apéndice xifoides o 2 cm por debajo del pubis , según la zona que le queramos dar mas importancia , y dependiendo del tamaño del paciente, en el caso que no se pueda estudiar entero el abdomen.

Paciente en decúbito lateral, con los brazos por encima del diafragma y rodillas ligeramente flexionadas. Debe de estar perfectamente **lateralizado.**

El rayo central a mitad de camino entre la linea axilar media y la superficie anterior del abdomen , a nivel de L3.

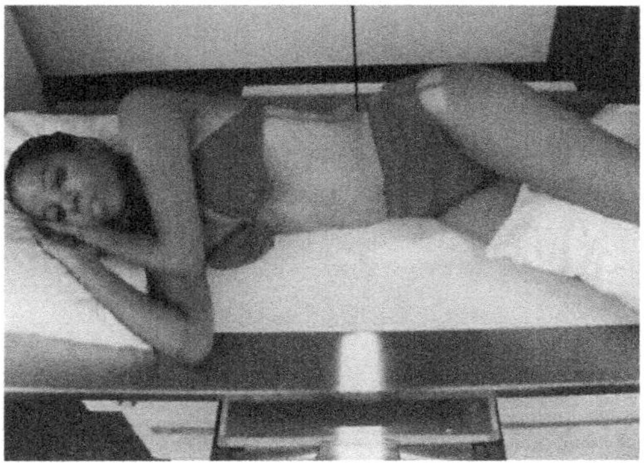

4.7. Abdomen lateral en decúbito supino con rayo horizontal

Paciente en decúbito supino, muy derecho y alineado.

El chasis se coloca 2 cm por encima del apéndice xifoides o 2 cm por debajo del pubis, según la zona que le queramos dar mas importancia, y dependiendo del tamaño del paciente, en el caso que no se pueda estudiar entero el abdomen.

El rayo central a mitad de camino entre la linea axilar media y la superficie anterior del abdomen, a nivel de L3.

Solo realizamos esta proyección cuando el estado del enfermo impida hacerle los decúbitos laterales y la bipedestación. Y es útil para visualizar niveles y localización de aire libre.

Tema 36

Anatomía radiológica del cráneo, cara y cuello. Exploración radiológica de los mismos. Técnica radiológica simple. Proyecciones más comunes

Rodio ediciones

Índice esquemático

1. Anatomía radiológica del cráneo, cara y cuello
- 1.1. Cráneo
- 1.2. Cara
- 1.3. Cuello

2. Exploración radiológica de cráneo, cara y cuello

3. Técnica radiográfica simple

4. Proyecciones mas comunes
- 4.1. Posteroanterior
- 4.2. Lateral
- 4.3. Axial anteroposterior o Towne
- 4.4. Órbitas: Mahoney
- 4.5. Agujero óptico: proyección de Rhese
- 4.6. Senos paranasales: Waters
- 4.7. Mastoides: proyección de Schuller
- 4.8. Articulación temporomaxilar: boca cerrada y boca abierta
- 4.9. Huesos propios de la nariz lateral
- 4.10. Mandíbula axiolateral o desenfilada
- 4.11. Cavum

1. ANATOMÍA RADIOLÓGICA DEL CRÁNEO, CARA Y CUELLO

1.1. Cráneo

El cráneo está conformado por una serie de huesos, unidos entre sí. Su función principal es contener y proteger el encéfalo y los órganos de los sentidos.

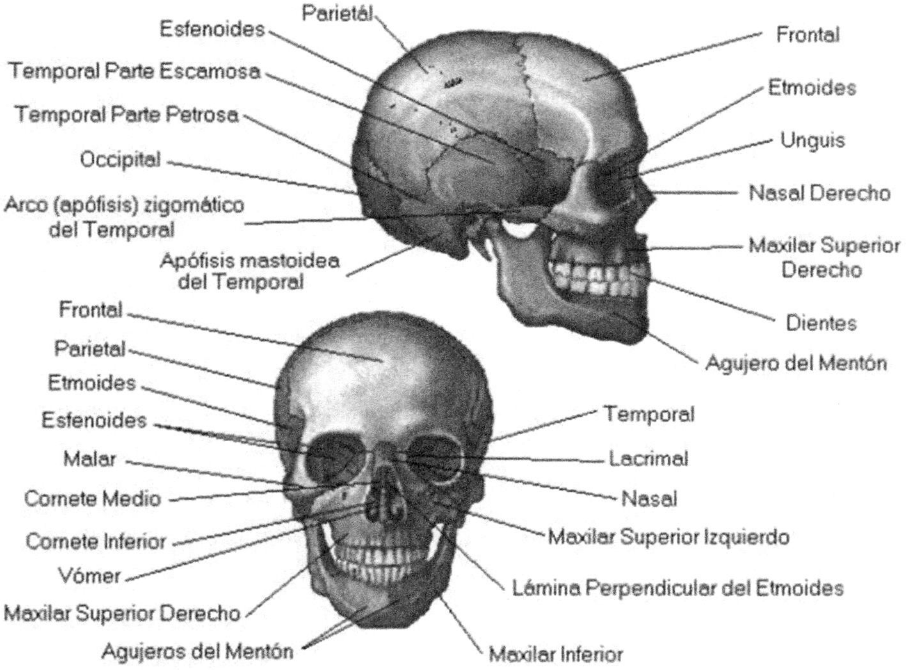

A) Frontal

Está dividido en dos porciones una vertical y otra horizontal. La unión de ambas porciones forman el angulo supraorbitario, en el centro esta la espina nasal y los huesos propios de la nariz.

B) Parietal

Hueso par y plano que forma las paredes laterales y la bóveda del cráneo.

C) Temporal

Hueso par, en parte plano y en parte irregular que presenta cuatro partes: la pars escamosa corresponde a la sien, la pars timpánica debajo de la escamosa, la pars mastoides, y la pars petrosa o peñasco.

D) Esfenoides

Hueso impar y medio que se encuentra a modo de cuña entre otros huesos del cráneo. Tiene forma de mariposa con alas extendidas.

E) Etmoides

Es un hueso impar, medio y muy frágil, situado en la parte superior de las fosas nasales y que se divide en tres porciones: lámina perpendicular, lámina horizontal y masas laterales.

F) Occipital

Es un hueso impar y medio situado en la parte posterior del cráneo que forma a la vez parte de la bóveda del cráneo y de la base del mismo.

1.2. Cara

Los huesos que la conforman se sitúan en la parte anterior de la cabeza y dan relieve a la cara.

A) Maxilar superior

Es un hueso par de forma irregular que consta de un cuerpo, una apófisis frontal, una apófisis malar o piramidal, una apófisis alveolar, y una apófisis palatina.

B) Vómer

Es un hueso único, impar, plano y triangular que se sitúa sobre la bóveda palatina y que interviene en la formación del tabique nasal.

C) Malar

Es un hueso par, aplanado y cuadrilátero, que forma el relieve de los pómulos y constituye gran parte de la pared lateral de la órbita.

D) Huesos propios de la nariz

Son dos huesos con forma de teja, que componen en su parte alta el dorso de la nariz.

E) Cornete inferior

Hueso par unido a la pared lateral de la cavidad nasal.

F) Palatino

Es un hueso par, situado detrás del maxilar superior, es una lamina osea doblada en forma de "L"

G) Unguis o hueso lagrimal

Hueso par, pequeño con forma y tamaño de uña que forma la cara interna de la órbita.

H) Maxilar inferior

Es un hueso impar y medio situado en la parte antero-inferior de la cabeza. Forma la mandíbula y es el único hueso móvil del cráneo.

Senos

Importante desde el punto de vista anatómico es el estudio de los **senos** aéreos que son espacios o cavidades excavadas en el interior de los huesos que conforman el cráneo y la cara. Tienen importancia desde el punto de vista patológico, ya que la inflamación e infección de la mucosa que los recubre da lugar a la sinusitis, provocando gran dolor en la zona de la cabeza. Los enumeramos:

- Senos frontales.
- Senos etmoidales.
- Senos esfenoidales.
- Senos maxilares.
- Senos de las celdas mastoideas.

Suturas

Son los puntos de contacto entre los distintos huesos del cráneo, y por lo tanto son articulaciones fijas de los mismos, y a su vez son referencias anatómicas. Las mas importantes son:

- Sutura coronal.
- Sutura sagital.
- Sutura escamosa.
- Sutura lamboidea.

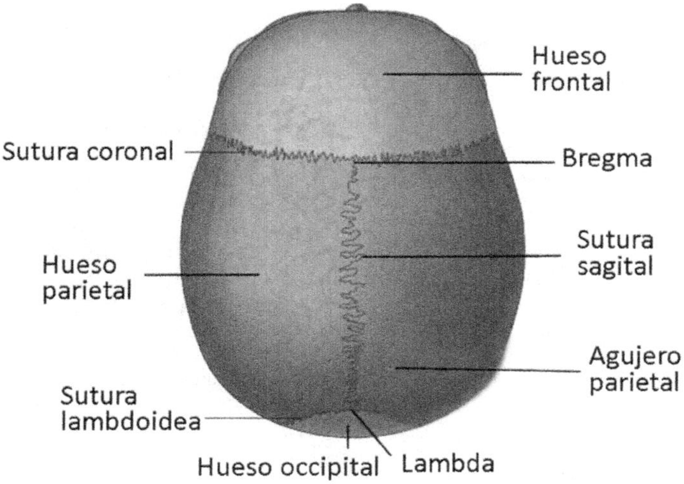

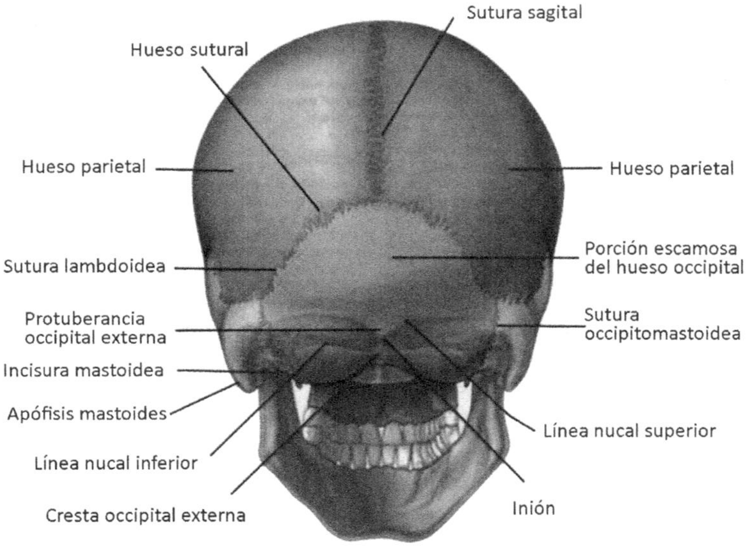

Fontanelas

Son intervalos membranosos no osificados que presentan los niños al nacer:

- Fontanela frontal.
- Fontanela posterior u occipital.
- Fontanela anteroexterna o esfenoidal.
- Fontanela posteroexterna o mastoidea.

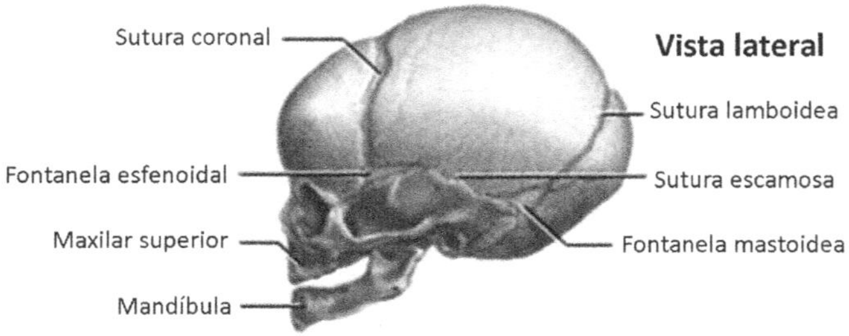

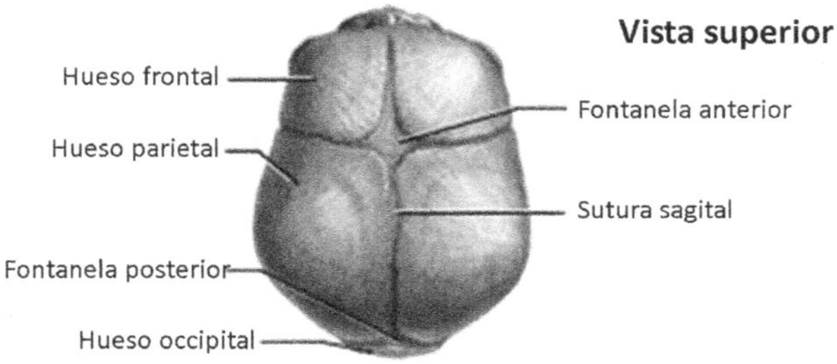

Puntos antropométricos

Son utilizados como referencias en las proyecciones de cráneo y también son utilizados para hacer medidas de edad, sexo o raza. Estos son los mas utilizados: Punto infraorbitario, nasión, bregma, vértice craneal, lambda, inión o protuberancia occipital externa, agujero o meato auditivo externo, acantión, gonión, mentoniano.

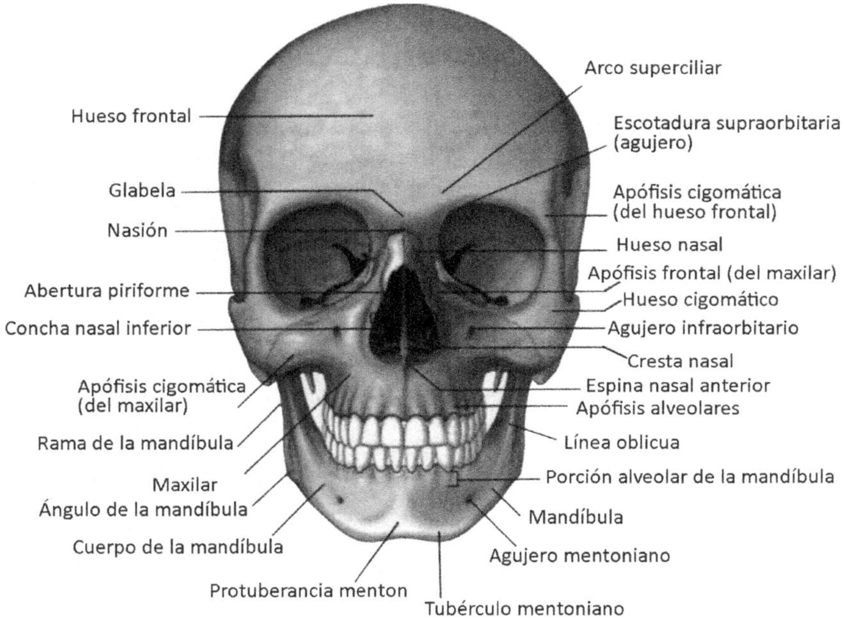

1.3. Cuello

Es una zona difícil de estudiar debido al gran numero de estructuras que se distinguen en él. Nosotros nos fijaremos en las partes blandas y concretamente en las vías aéreas y digestivas:

- Fosas nasales: son la entrada fisiológica del aire que nosotros respiramos.
- Faringe: forma parte de las vías respiratorias y digestivas.
- Laringe.

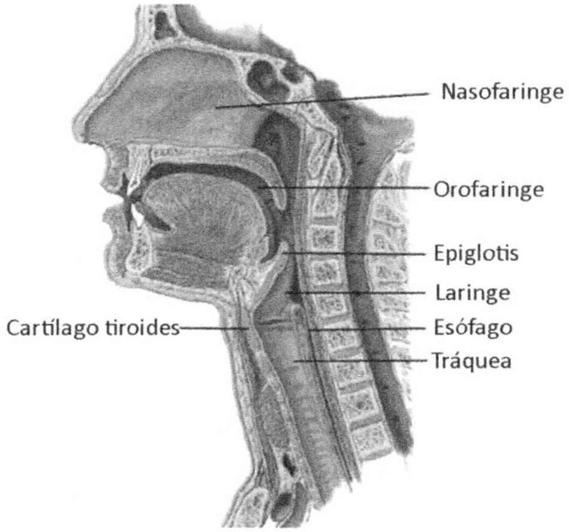

2. EXPLORACIÓN RADIOLÓGICA DE CRÁNEO, CARA Y CUELLO

El cráneo es un volumen anatómico groseramente esférico. Dentro de él se encuentran una serie de estructuras anatómicas, no visibles y que están situados en diferentes planos del espacio, así como en distintos lugares del hueco de la cabeza. Por lo tanto, para su estudio, son necesarios establecer puntos de referencia, líneas, planos en base a los cuales realizar las proyecciones adecuadas:

- **Los puntos de referencia** más utilizados son: punto infraorbitario, nasión, bregma, vértice craneal, lambda, inión o protuberancia occipital externa, agujero o meato auditivo externo, acantión, gonión, mentoniano
- **Las líneas de referencia** más frecuentes son: la línea **antropológica** o de **Frankfurt** que pasa por el punto infraorbitario, tangente al borde superior del agujero auditivo externo, la línea **orbitomeatal** que une el punto lateral de la órbita con el centro del agujero auditivo externo y la línea **interorbitaria** o **interpupilar** que une los centros de ambas órbitas o pupilas y es perpendicular al plano medio sagital del cráneo.

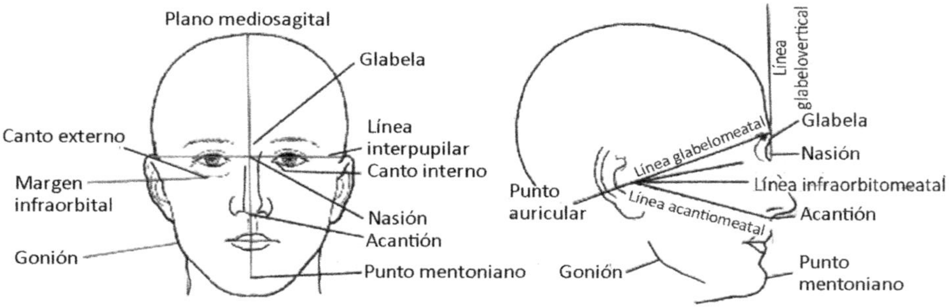

Plano anterior de la visión **Plano lateral de la visión**

- **Los planos** más frecuentes son: el plano **medio sagital** que divide al cráneo en dos mitades simétricas, el plano **antropológico** que divide al cráneo en la mitad superior y la inferior, el plano **frontal viauricular** definido por las líneas auriculares y que es perpendicular al plano antropológico y el plano **metaorbitario**.

Debido a la complejidad de la anatomía del cráneo y para llegar a visualizar algunas estructuras del mismo es necesario hacerlo a través de "ventanas"específicas que nos permiten proyectar a través de sus cavidades (boca, órbitas, agujeros, espacio inframaxilar, etc) o de densidades homogéneas (huesos planos de la bóveda del cráneo).

Podemos definir las **ventanas radiológicas** como los huecos o superficies bastante homogéneas que nos permiten representar a través de ellas, otras estructuras anatómicas de densidades variables, situadas en otros planos del espacio, pero que se encuentran en la trayectoria del rayo central.

Por todo lo dicho hasta ahora, es necesario al menos dos proyecciones en el cráneo para delimitar y situar una lesión, una proyección PA o AP y otra Lateral.

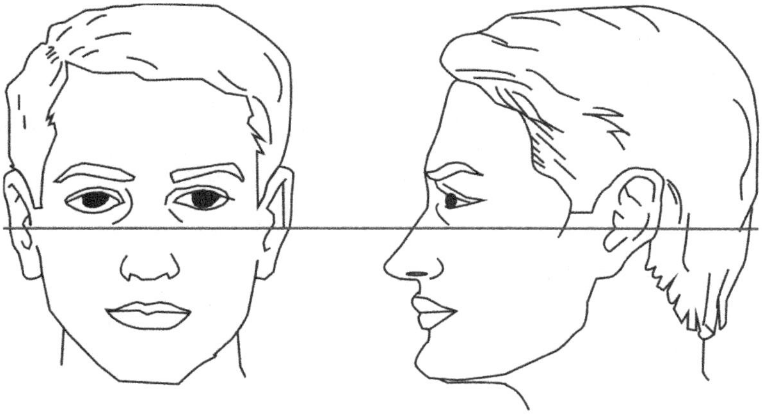

3. TÉCNICA RADIOGRÁFICA SIMPLE

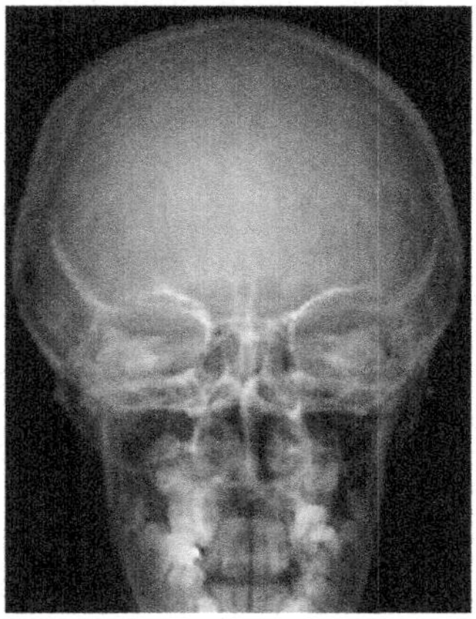

- Técnica de foco fino.
- Distancia foco película de 1 metro.
- Colimar lo máximo posible.
- Kilovoltaje entre 70-85 Kv y miliamperios-segundo entre 30-60 mAs.

4. PROYECCIONES MÁS COMUNES

4.1. Posteroanterior

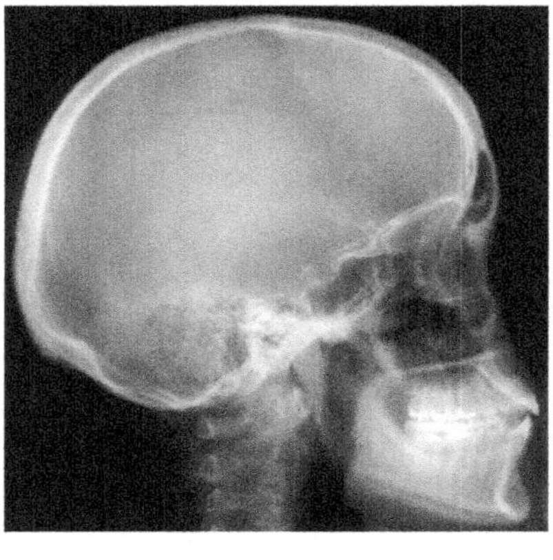

Paciente en decúbito prono o sentado.

Frente y nariz apoyada en el chasis.

Plano sagital medio(PSM) perpendicular a la linea media del chasis.

Apnea.

Rayo central PA perpendicular al bucky saliendo por el nasion.

Cráneo perfectamente simétrico.

4.2. Lateral

Paciente sentado.

PSM paralelo al chasis.

Linea infraorbitaria (LIOM) perpendicular al chasis.

Rayo central un centímetro por encima y por delante del meato auditivo externo (MAE).

Las sillas turcas perfectamente alineadas y sin doble contorno.

4.3. Axial anteroposterior o Towne

Paciente en decúbito supino o sentado.

PSM perpendicular al bucky.

LIOM perpendicular al chasis.

Rayo central 30 grados inclinación caudal, 5cm por encima del nasion.

Apnea.

4.4. Órbitas: Mahoney

Paciente en decúbito ventral o sentado.

Apoya la punta de la nariz y el mentón en el bucky, no la frente.

Las órbitas deben de proyectarse libres.

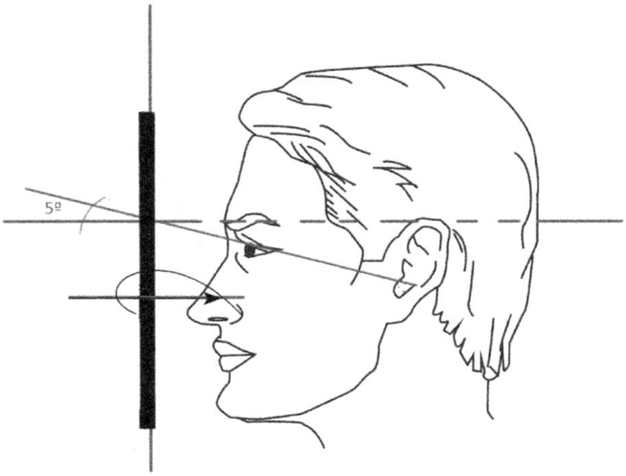

4.5. Agujero óptico: proyección de Rhese

Paciente en decúbito prono o sentado erecto.

Se apoya la órbita afectada en el bucky girando la cabeza 50 grados.

Rayo central perpendicular saliendo por la órbita afectada.

El agujero óptico en el centro del chasis.

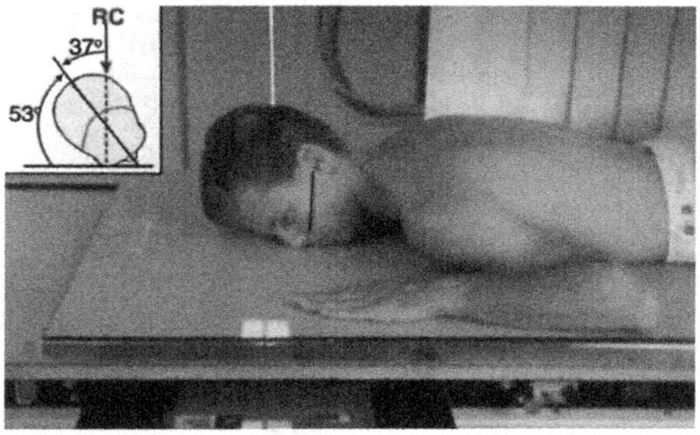

4.6. Senos paranasales: Waters

Paciente sentado, no acostado ya que en esta posición no se detectan los niveles hidroaéreos.

PSM perpendicular al bucky.

Apoyar el mentón en el chasis formando con la linea orbitomeatal unos 30 grados.

Rayo horizontal que sale por el acantión.

Si se hace con la boca abierta el rayo pasa por el seno esfenoidal y sale por la boca abierta.

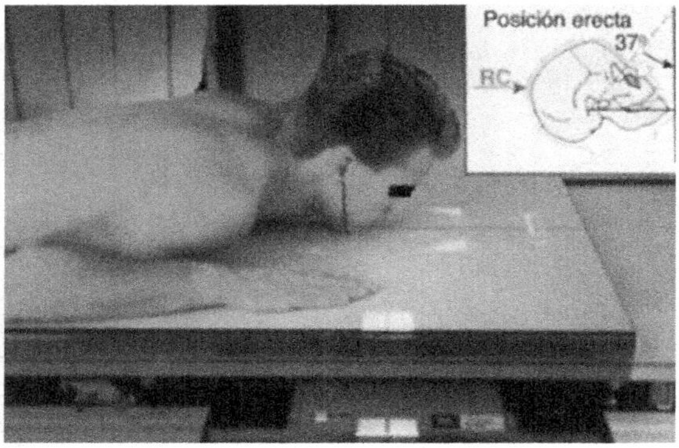

4.7. Mastoides: proyección de Schuller

Paciente de pie, sentado o en decúbito ventral.

PSM paralelo al bucky.

La oreja del lado de interés apoyada en el chasis.

Línea interorbital perpendicular al plano del bucky.

Rayo central con 30 grados de inclinación caudal y sale por el CAE del lado que se apoya en el bucky.

Se deben de ver perfectamente las celdas mastoides para que este bien realizada.

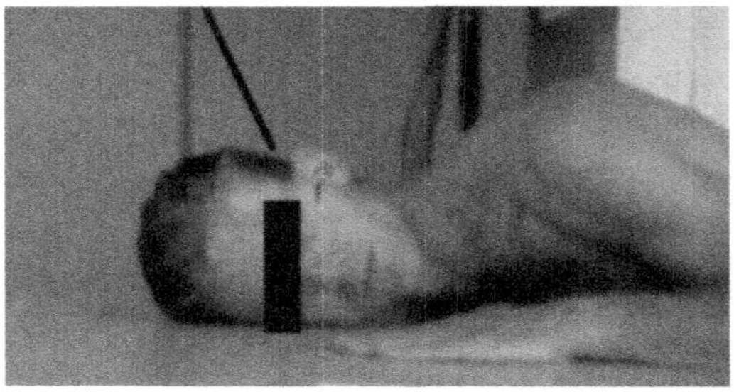

4.8. Articulación temporomaxilar: boca cerrada y boca abierta

Paciente sentado o semiprono.

PSM angulado 15 grados.

Línea interpupilar perpendicular al chasis, se hace la primera exposición con boca cerrada, sin que se mueva el paciente se le pide que el paciente abra la boca y se hace una segunda exposición.

Rayo central angulado 15 grados caudalmente saliendo por la atm que esta apoyada en el bucky.

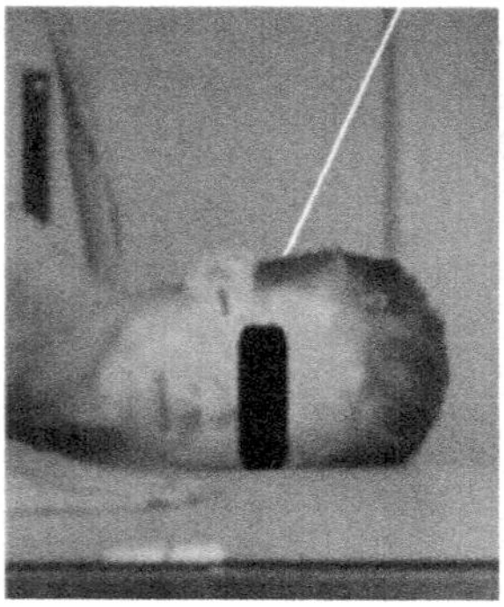

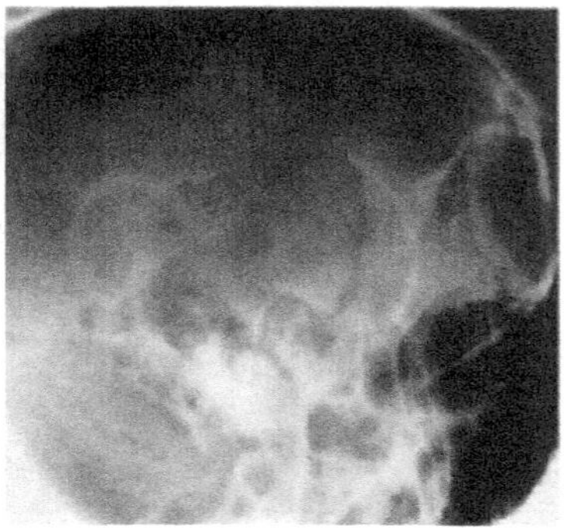

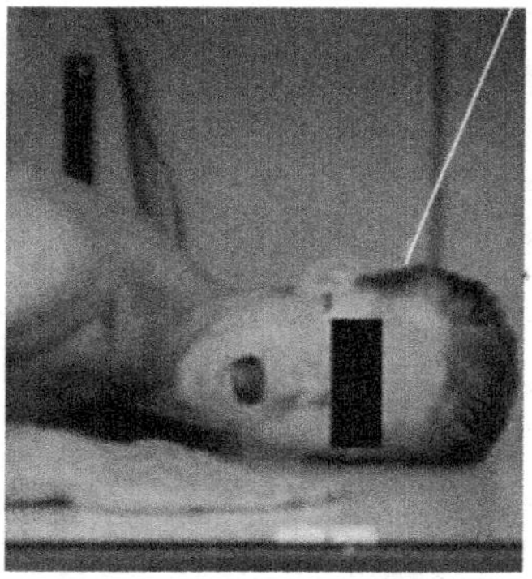

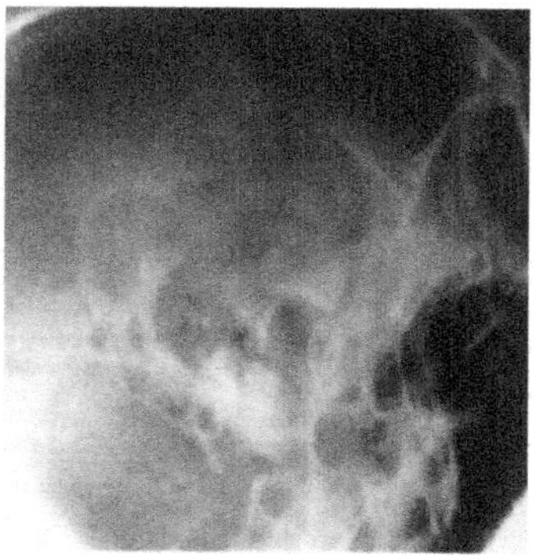

4.9. Huesos propios de la nariz lateral

Paciente sentado o semiprono.

PSM paralelo al chasis.

Linea interpupilar perpendicular al chasis.

Rayo central 2 cm. Distal del nasion.

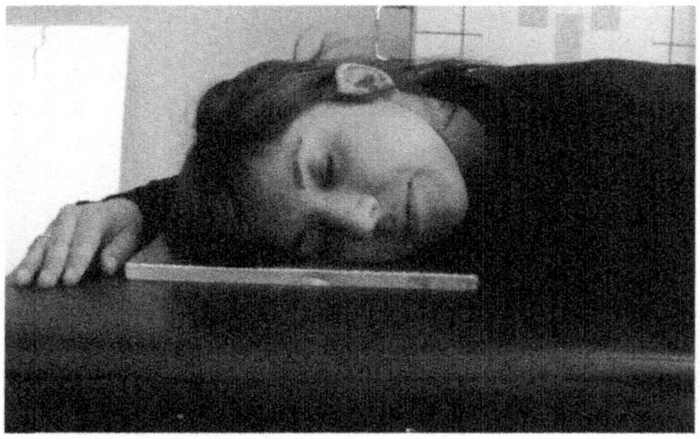

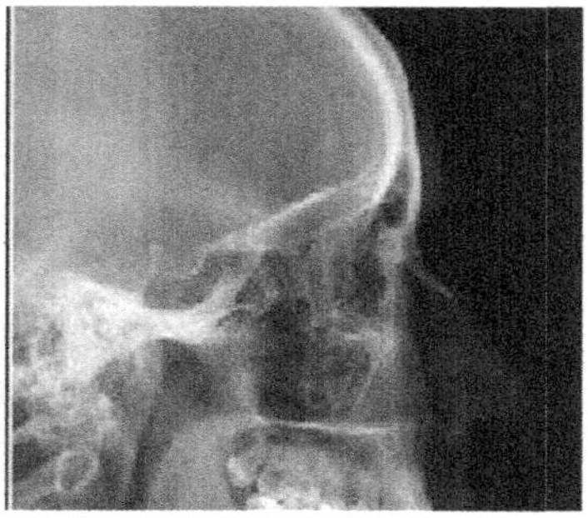

4.10. Mandíbula axiolateral o desenfilada

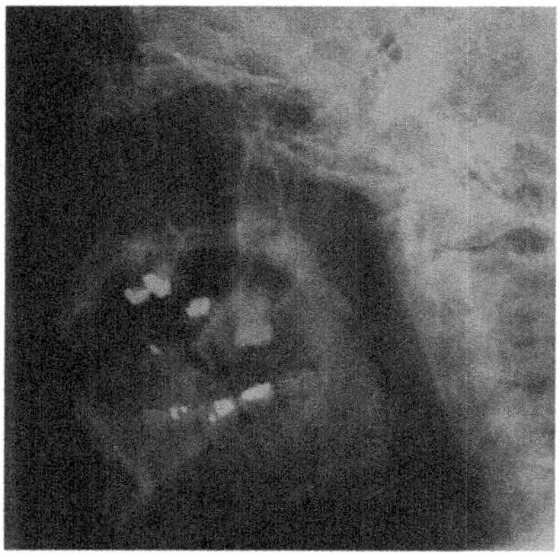

Paciente con la cabeza oblicua, apoyando el temporal del lado a estudiar contra el chasis.

Mentón hacia adelante para evitar la superposición de la columna cervical.

El paciente ni respira ni traga en el momento de la realización.

Rayo central inclinado 25 grados cranealmente, pasando por el maxilar inferior.

4.11. Cavum

PSM paralelo al chasis.

Mentón ligeramente elevado y oreja apoyada en el chasis.

Boca semiabierta.

Rayo central penetrando 2cm por debajo y 1cm por delante del trago.

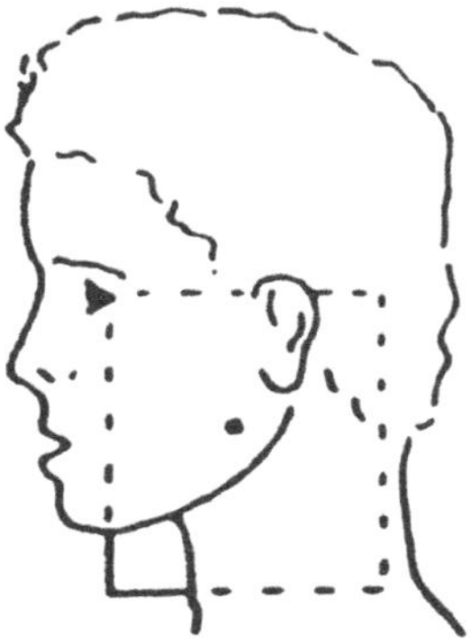

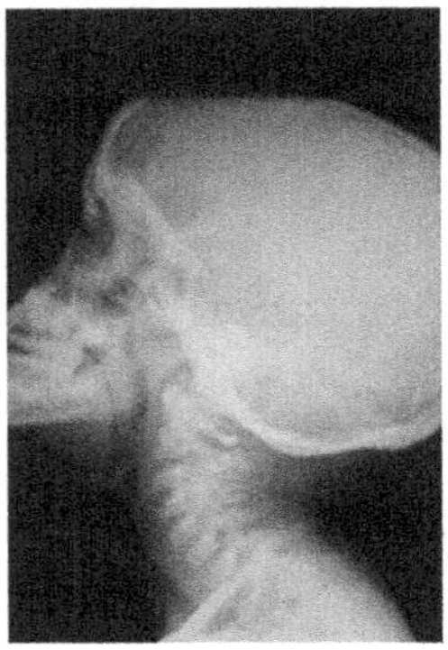

Tema 37

Anatomía radiológica de la pelvis. Exploración radiológica de pelvis y cadera. Técnica radiográfica simple. Proyecciones más comunes

Rodio ediciones

Índice esquemático

1. ANATOMÍA RADIOLÓGICA DE LA PELVIS

La pelvis está formada por los huesos coxales, el sacro y el cóccix. A su vez los huesos coxales están formados por la unión de tres huesos que son el isquion, ilion y pubis.

La pelvis puede ser dividida artificialmente por la línea que une el promontorio del sacro con la parte superior de la sínfisis del pubis. Por encima de esta línea se encuentra la pelvis mayor y por debajo la pelvis menor o verdadera.

La pelvis femenina es más ancha y plana que la masculina.

La pelvis se divide anatómicamente en las siguientes regiones:

a) Anterior o Ventral:

- ▹ Región púbica.
- ▹ Región inguinal.

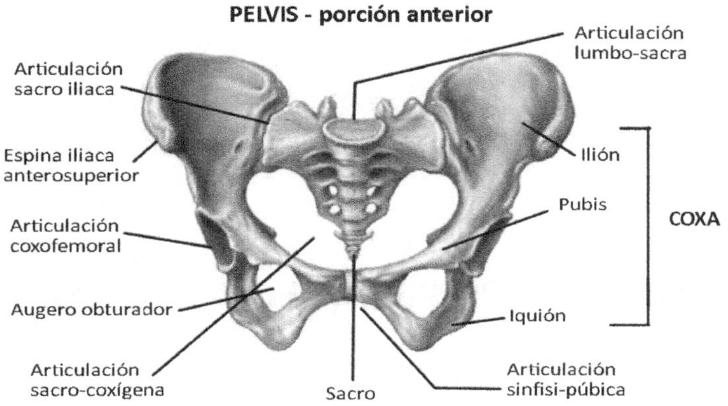

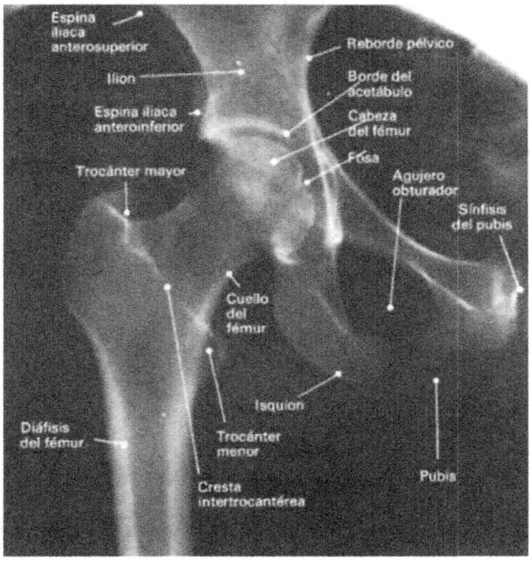

b) Posterior o Dorsal:

- ▹ Región glútea.
- ▹ Región sacra.
- ▹ Región coxigea.
- ▹ Región anal.
- ▹ Región perianal.
- ▹ Región pudenda o genital.

Visión lateral

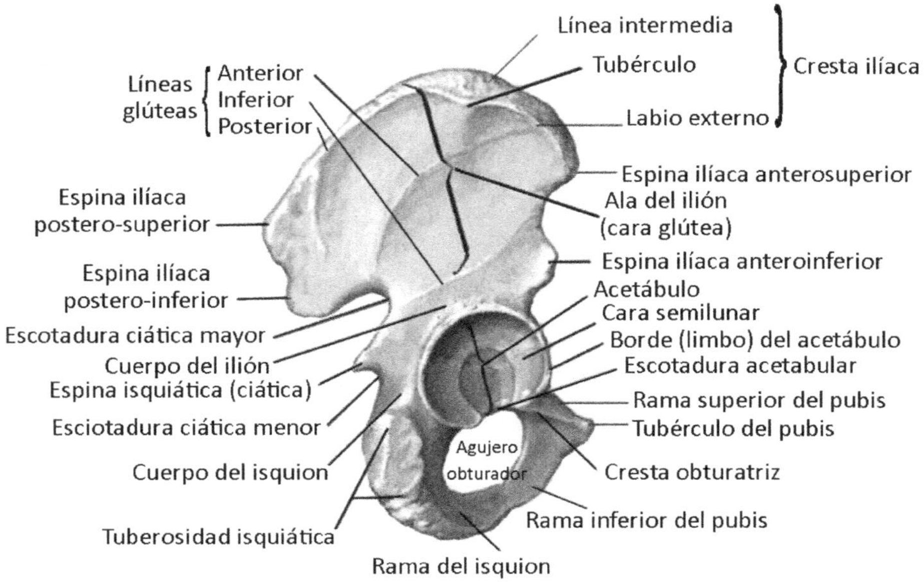

2. EXPLORACIÓN RADIOLÓGICA DE PELVIS Y CADERA

2.1. Puntos, líneas y planos de referencia

Debido a que la pelvis tiene estructuras anatómicas en diferentes planos del espacio, se deben hacer como mínimo dos proyecciones ortogonales entre sí, así con la proyección AP o PA determinaremos la localización de una estructura a la derecha o izquierda de la línea media o si se localiza en la parte superior e inferior y con la proyección lateral se observa si la situación es anterior o posterior.

2.2. Proyecciones e incidencias

a) Posteroanterior.

b) Anteroposterior.

c) Lateral.

d) Oblicuas anterior derecha e izquierda.

e) Oblicuas posterior derecha e izquierda.

3. TÉCNICA RADIOGRÁFICA SIMPLE

Las proyecciones básicas son dos, formando entre sí un angulo recto: anteroposterior o lateral. Existiendo otras proyecciones especiales empleadas en el estudio de patologías concretas.

La protección radiológica debe cuidarse en todas las proyecciones de pelvis y caderas, mediante un diafragmado cuidadoso y manteniendo las piernas y las gónadas fuera del haz primario de radiación, especialmente en niños y adultos en edad fértil.

El paciente se coloca en decúbito supino, adecuadamente alineado, sin ninguna rotación de la pelvis, cualquier inclinación se compensaría con una sabana o cuña colocada de uno de los lados de la pelvis.

Caso de llevar dispositivos ortopédicos, estos deben aparecer completos.

4. PROYECCIONES MÁS COMUNES

4.1. Proyecciones para pelvis

4.1.1. Anteroposterior

Sirve para diagnosticar enfermedades como artrosis coxofemoral, enfermedad de Paget, traumatismos sobre todo, metástasis, fibroostitis, etc

Paciente en decúbito supino, con miembros extendidos, pelvis simétrica, se rotan internamente los pies 15 grados.

El paciente centrado en la linea media de la mesa y en el centro de la placa, 4-5 cm por encima del borde superior de la sínfisis pubiana.

Se debe incluir toda la pelvis entera, las últimas vertebras lumbares y la porción proximal de ambos fémur, cabeza femoral deben de mostrarse bien, los dos agujeros obturadores deben de aparecer simétricos y las alas ilíacas deben de ser simétricas también.

4.1.2. Oblicua anteroposterior de ala ilíaca

Se hace para visualizar la anatomía de las alas ilíacas y por lo tanto se deben realizar unilateralmente, al colocar al paciente de forma oblicua la pala aparece de forma frontal verdadera.

Quitar elementos metálicos que causen artefactos como cremalleras, botones, cinturones,etc

Paciente en decúbito supino, el lado contrario al que queremos explorar se eleva unos 40 grados, para que la pala ilíaca quede paralela al chasis.

El rayo central debe ser perpendicular al chasis y se dirige al punto medio entre la espina ilíaca anterosuperior del lado a examinar y la línea media de la pelvis.

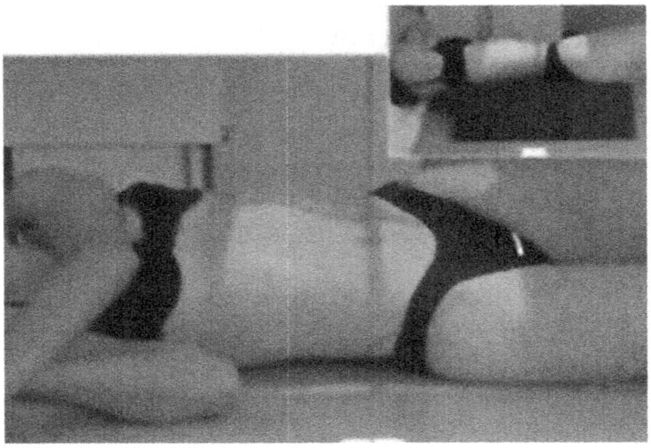

4.1.3. Anteroposterior de núcleos secundarios de osificación de las crestas ilíacas: proyección de Risser

- Proyección que se utiliza para ver el termino de crecimiento en el tratamiento de la escoliosis.
- Quitar elementos metálicos que causen artefactos como cremalleras, botones, cinturones,etc
- Paciente en decúbito supino, con crestas ilíacas centradas en el chasis.
- Importante protección gonadal, ya que se trata de pacientes en edad de desarrollo.
- Rayo central perpendicular al chasis, sobre la quinta lumbar
- Se debe visualizar los huesos ilíacos al completo, así como las ultimas vertebras lumbares.

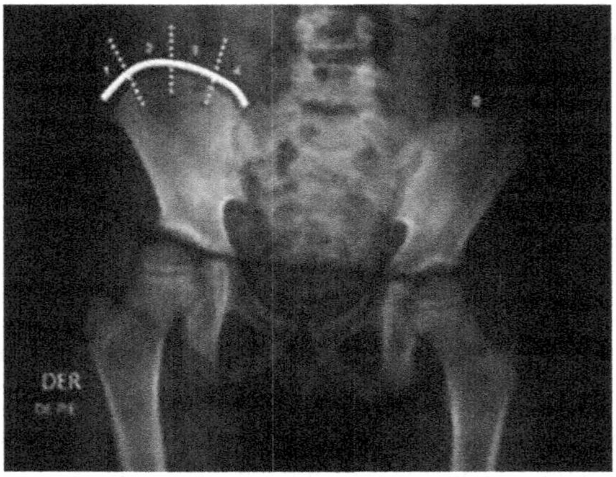

4.1.3. Lateral de pelvis

- Proyección que sirve para ver fracturas, procesos degenerativos, metástasis, etc.
- Quitar elementos metálicos que causen artefactos como cremalleras, botones, cinturones,etc
- Paciente en decúbito lateral,, colocando debajo de la lumbar II-III una almohadilla de goma espuma para que la columna no se hunda y así no se rote la pelvis y se guarde la lateralidad.
- El rayo central es perpendicular al chasis y centrado 5 cm por encima del trocánter mayor.
- Se debe de ver la pelvis lateralmente, la parte proximal de los fémures, la articulación lumbo-sacra, el coxis y la sínfisis del pubis.

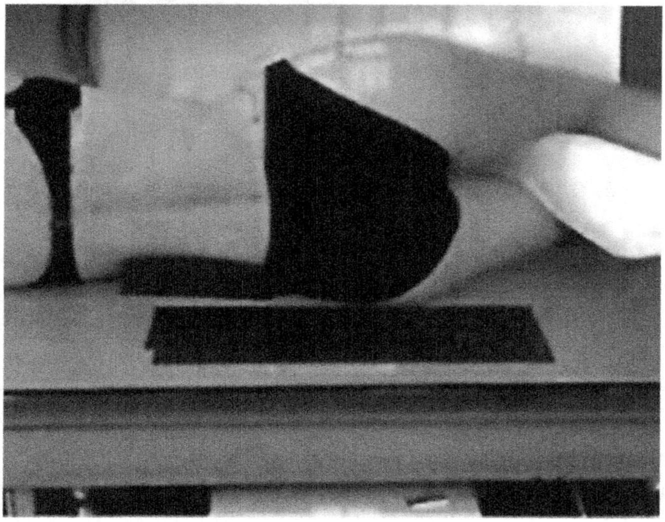

4.2. Proyección para caderas

4.2.1. Anteroposterior

- Sirve para ver fracturas, artrosis, metástasis, etc
- Quitar elementos metálicos que causen artefactos como cremalleras, botones, cinturones,etc
- Paciente en decúbito supino, rotamos el pie hacia dentro 15-20 grados para un mayor detalle del cuello femoral.

- El rayo central es perpendicular al chasis y pasa a 2-3 cm distal del punto medio entre la sínfisis púbica y la espina ilíaca, es decir la ingle.
- Debe de visualizarse la cabeza del fémur, el cuello, y un tercio proximal del fémur. Si existe prótesis, esta debe de aparecer completa.

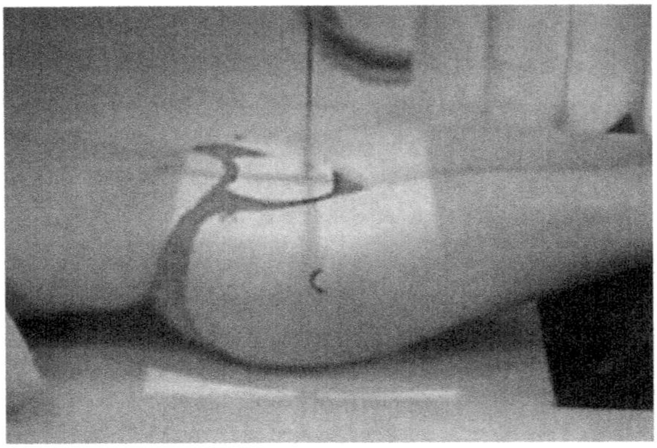

4.2.2. Lateral o falsa axial

- Es una proyección utilizada ante la sospecha de fractura y cuando el paciente no puede adoptar la posición decúbito supino.
- Quitar elementos metálicos que causen artefactos como cremalleras, botones, cinturones,etc
- Paciente en decúbito supino, girado hacia el lado afectado 45 grados, se flexiona a la vez rodilla y cadera, la rodilla no afectada no se flexiona sino que se extiende.
- Se centra también en la ingle como la anteroposterior.
- Se debe de visualizar claramente la cabeza femoral, el acetábulo y la relación entre ambos.

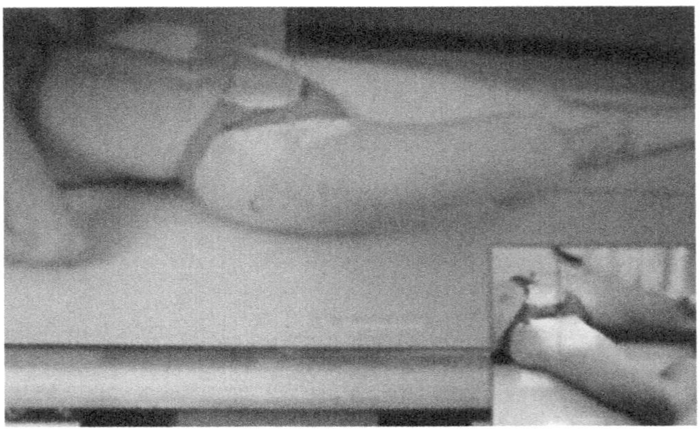

4.2.3. Proyección de Friedman

Es igual que la anterior, pero el rayo central se angula 25 grados cranealmente.

Esta indicada en pacientes que no pueden abducir la pierna de la cadera afectada.

4.2.4. Anteroposterior axial de cuellos femorales: proyección modificada de Cleaves

- Es la llamada también "postura de la rana".
- Se obtiene una postura axial de los dos fémures, es muy útil para ver anormalidades en caderas de niños pequeños.
- Quitar elementos metálicos que causen artefactos como cremalleras, botones, cinturones,etc.
- El paciente esta en supino con las rodillas y caderas flexionadas, abduciendo los muslos unos 40 grados.
- El rayo central es perpendicular al chasis y pasa 2-3cm por encima de la sínfisis del pubis.
- Deben de verse los dos fémures de manera axial a efectos comparativos, la cabezas femorales se aprecian en los acetábulos y el trocánter mayor queda superpuesto con las cabezas del fémur y se aprecia el cuello y el trocánter.

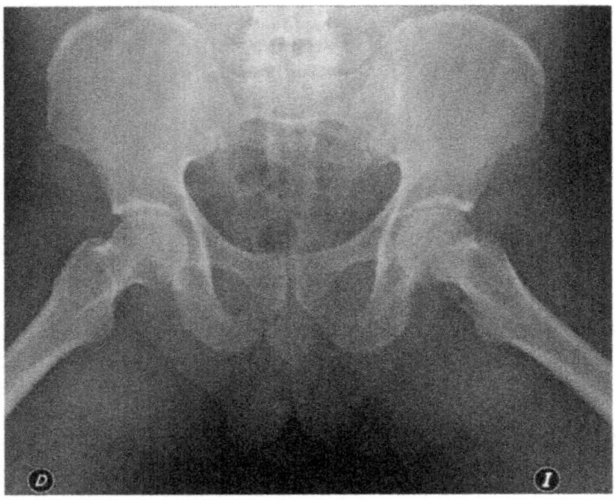

4.2.5. Luxación congénita de caderas: proyección de Von Rosen

- Se emplea para visualizar la luxación congénita de caderas, especialmente en bebes o niños pequeños.
- Quitar elementos metálicos que causen artefactos como cremalleras, botones, cinturones,etc y aquí se debe de emplear especialmente protección gonadal al tratarse de bebés.

- Se trata de una proyección anteroposterior de caderas en las piernas se encuentran en abducción forzada de 45 grados.
- El rayo central es perpendicular al chasis y pasa 2-3cm por encima de la sínfisis del pubis.

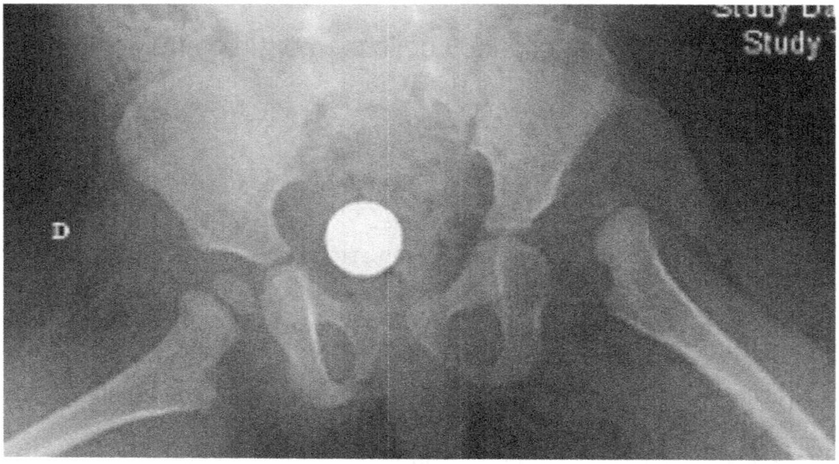

Displasia de cadera izquierda (proyección axial)

- Visualizaremos ambas caderas del recién nacido, la pelvis debe de estar simétrica, fijándonos en que los agujeros obturadores sean iguales.

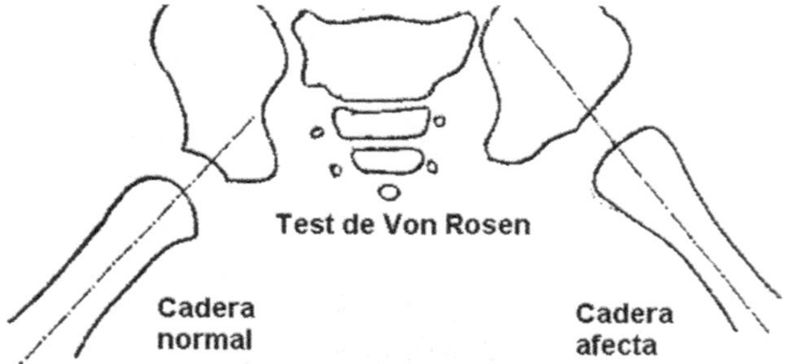

Tema 38

Anatomía radiológica de la columna vertebral. Exploración radiológica. Técnica radiográfica simple. Proyecciones más comunes

Rodio ediciones

Índice esquemático

1. ANATOMÍA RADIOGRÁFICA DE LA COLUMNA VERTEBRAL

La columna vertebral es el eje óseo que sostiene la cabeza y termina en el cinturón pélvico.

Todos los movimientos de la columna resultan de la conjugación de cierto número de unidades óseas, llamadas vertebras y de la unión de estas mediante ligamentos.

En medio de las vertebras están los discos intervertebrales que también facilita los movimientos entre vertebras.

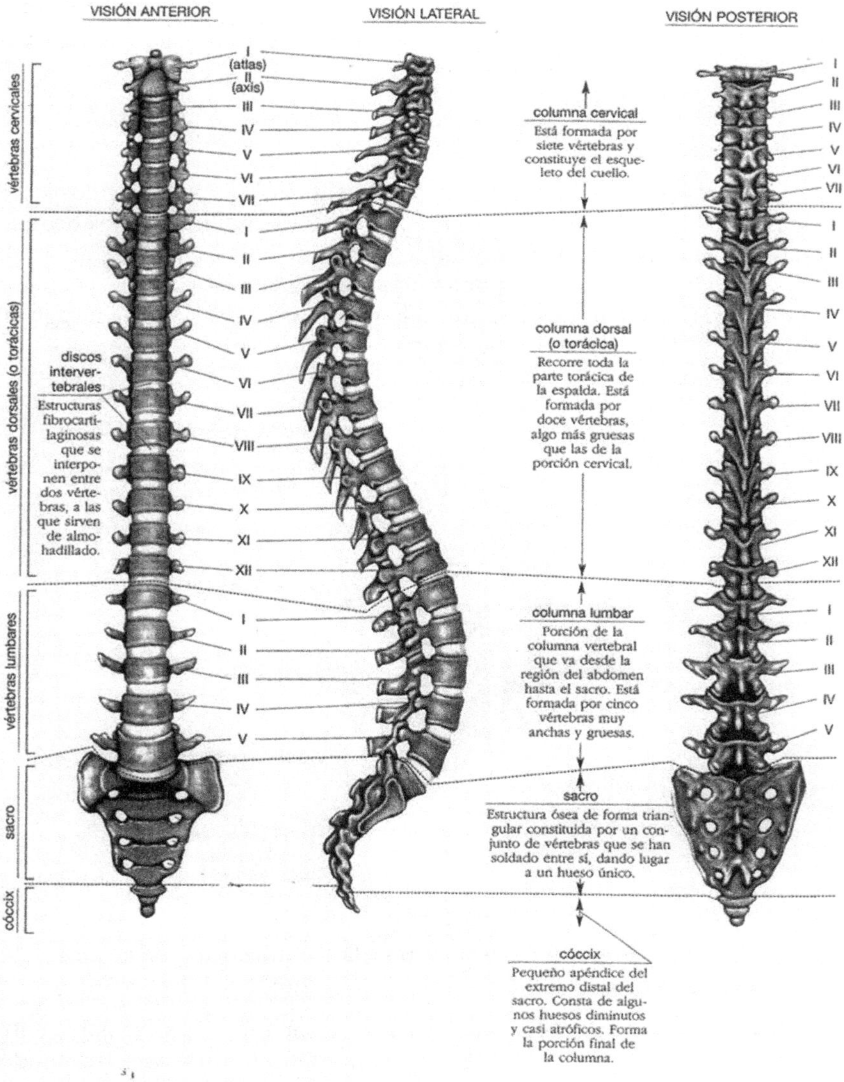

La columna vertebral está compuesta por 33 o 34 vertebras que anatómicamente se agrupan en:

- 7 vertebras cervicales(la primera se llama atlas y la segunda axis).
- 12 vertebras dorsales.
- 5 vertebras lumbares.
- 5 vertebras fusionadas formando el sacro.
- 4 o 5 vertebras rudimentarias que forman el cóccix.

La columna cervical vista de perfil, presenta una curvatura de convexidad ventral denominada lordosis cervical fisiológica.

La columna dorsal tiene una curvatura de concavidad ventral llamada cifosis dorsal fisiológica.

La columna lumbar posee una curvatura de convexidad ventral denominada lordosis lumbar fisiológica.

En una vertebra podemos distinguir generalmente un cuerpo, pedículos vertebrales, láminas vertebrales, apófisis transversa y apófisis espinosa. Entre los pedículos y las láminas está el canal medular por donde pasa la médula espinal. La unión de los pedículos y las láminas dan lugar a unas superficies llamadas carillas articulares. El agujero que queda entre los dos pedículos de vertebras sucesivas se llama agujero de conjunción.

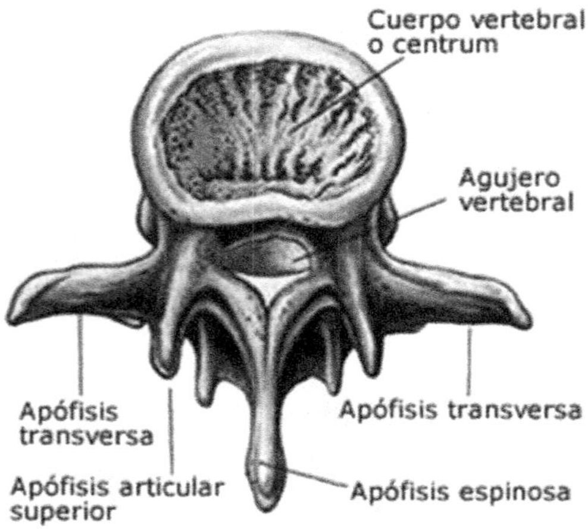

La primera cervical o atlas no tiene cuerpo y la segunda o axis en la parte superior del cuerpo tiene un saliente óseo llamado apófisis estiloides.

Hay unos puntos de referencia externa en el cuerpo que nos sirve para centrar al paciente a la hora de hacer las proyecciones radiográficas y que se corresponde con una o unas vertebras concretas:

Columa vertebral	Punto de referencia externo
Atlas	Apófisis mastoides
C2-C3	Gónion
C5	Cartílago tiroides
C7	Apófisis espinosa de la séptima cervical
D2-D3	Escotadura esternal
D7	Ángulo inferior escápula
D9	Articulación xifoesternal
L3-L4	Ombligo
L4	Cresta ilíaca
S1-S2	Espina ilíaca anterosuperior
Coccix	Sínfisis del pubis.

2. PROYECCIONES MÁS COMUNES DE LA COLUMNA VERTEBRAL

2.1. Proyecciones de la columna cervical

2.1.1. Anteroposterior

El paciente, siempre que se pueda, en bipedestación. Plano Sagital Medio (PSM) del cráneo perpendicular al chasis. Se eleva la barbilla, de forma que la línea que va desde los incisivos superiores hasta la base del occipital, sea lo más perpendicular posible con la placa.

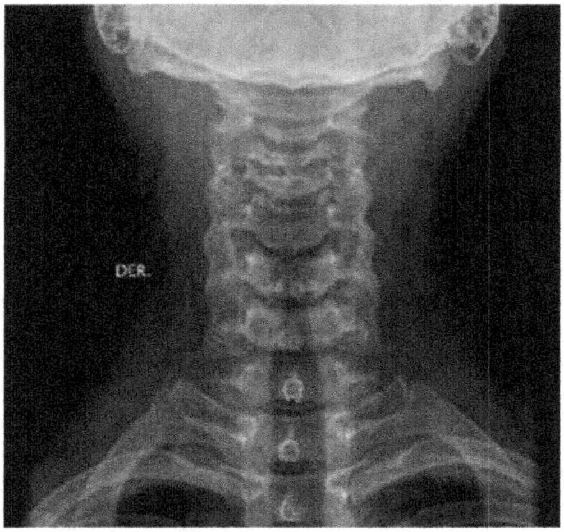

El rayo central 15 grados de inclinación craneal a un punto por debajo del cartílago tiroideo.

Se deben observar al menos las 5 últimas cervicales, los espacios intervertebrales, las apófisis transversas, los agujeros de conjunción y las 2-3 primeras dorsales.

2.1.2. Lateral

El paciente estará en bipedestación o sentado con un hombro en contacto con el tablero. PSM paralelo al bucky. Tronco erguido, brazos relajados para que los hombros se proyecten por debajo de la C7. Se eleva el mentón para que la LOM este paralela al suelo

El rayo central perpendicular al chasis y entra al nivel de la cuarta cervical.

Se debe de visualizar desde la base del occipital hasta la séptima cervical, que en pacientes gruesos no se suele ver, al igual, que en pacientes delgados se visualiza la primera dorsal.

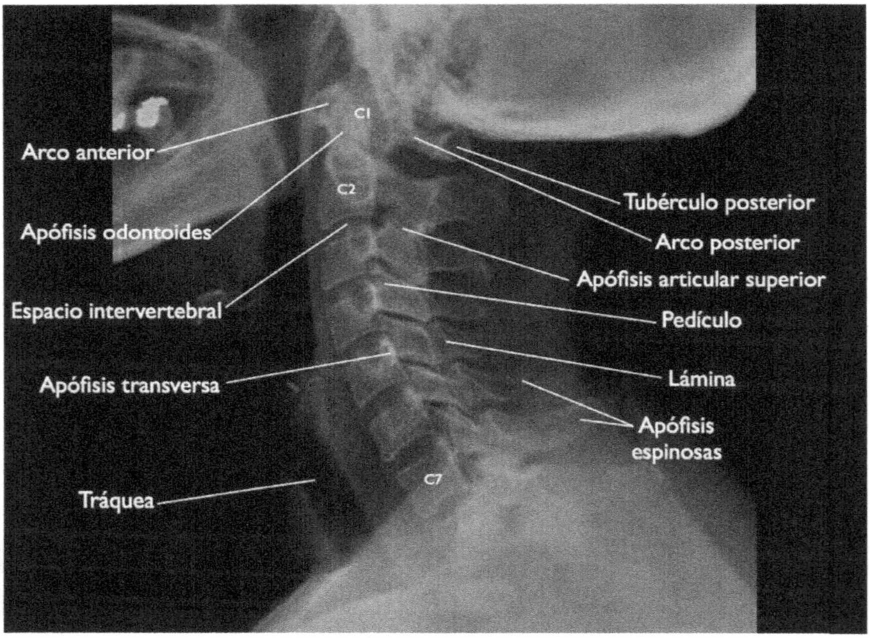

2.1.3. Oblicuas posteriores

El paciente se colocara en bipedestación o sentado con la espalda pegada al bucky mural. Se gira el cuerpo 45 grados para que el PSM forme esa angulación con el chasis. El giro puede ser hacia la derecha o izquierda

El rayo central perpendicular al chasis y entra al nivel de la cuarta cervical, con una inclinación de 15 grados craneal.

La finalidad de esta proyección es ver los agujeros de conjunción o intervertebrales, y son los contrarios al lado que se pega en la placa, así pies en una oblicua posterior derecha se estudian los agujeros izquierdos.

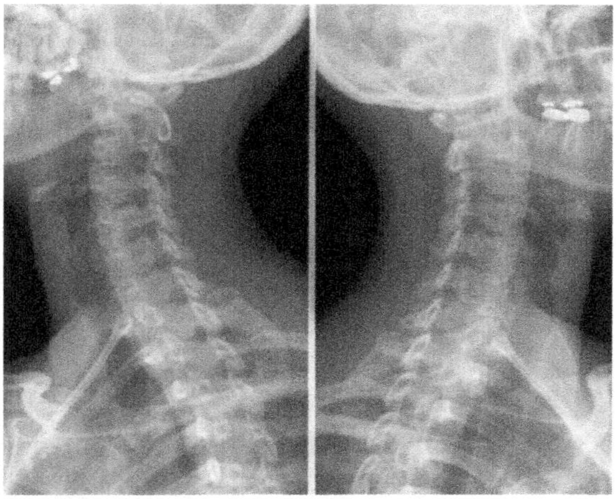

2.1.4. Oblicuas anteriores

Es igual que la anterior, pero el paciente se coloca de cara al chasis.

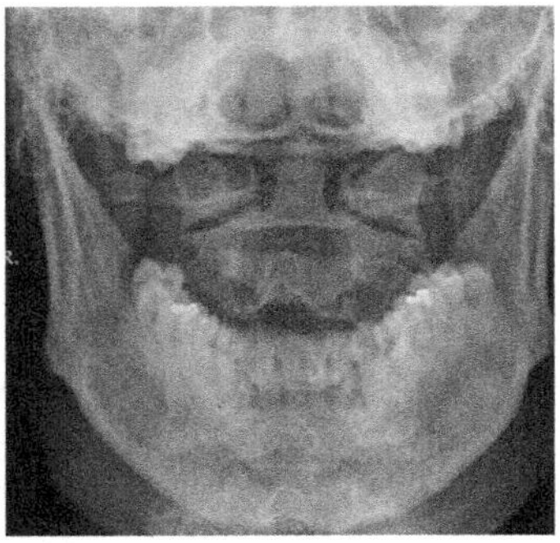

2.1.5. Proyección de la apófisis odontoide. Anteroposterior de atlas y axis transbucal

El paciente en decúbito supino o en bipedestación con el PSM perpendicular al chasis. Boca abierta al máximo, se eleva el mentón hasta que la línea que va desde los incisivos superiores hasta la protuberancia occipital externa, quede perpendicular con el bucky. Durante el disparo decir "AAAAAA" para que la lengua se aloje contra la cavidad bucal y evitemos superposiciones.

El rayo central se dirige a un punto situado a 1 cm por debajo de los incisivos superiores.

Se ve el borde de los incisivos superiores, la base del occipital, estudiaremos la apófisis odontoides, las masas laterales del atlas y la articulación atloaxoidea.

2.2. Proyecciones de la columna dorsal

2.2.1. Anteroposterior

El paciente en decúbito supino o en bipedestación. Brazos extendidos a lo largo del cuerpo. PSM del paciente perpendicular al tablero.

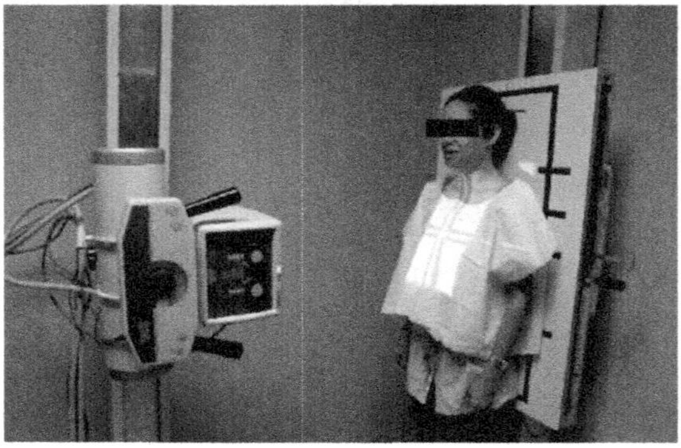

El rayo central es perpendicular a la placa y dirigido a un punto medio entre el ángulo esternal y el apéndice xifoides.

Se deben de ver las 12 vertebras dorsales, los espacios interpediculares y todas las estructuras adyacentes.

2.2.2. Lateral

El paciente en decúbito lateral o en bipedestación. PSM del paciente paralelo a la mesa o al bucky mural. Los brazos separados del cuerpo. Se hace con el paciente respirando para conseguir ver borrosas las costillas.

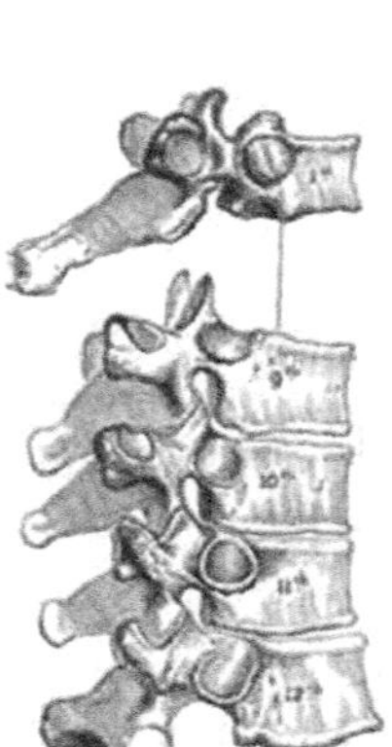

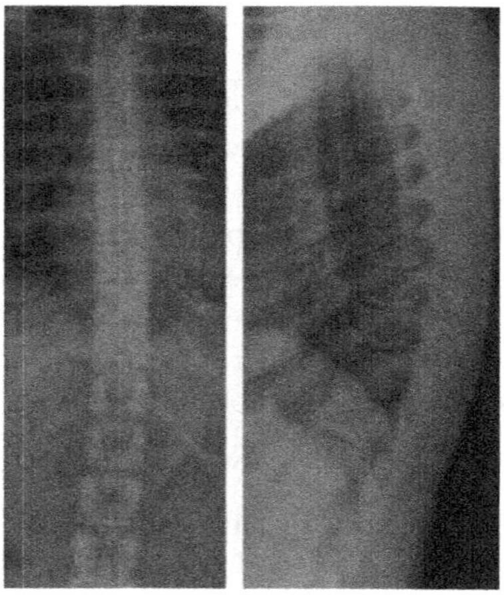

El rayo central es perpendicular al chasis y se dirige sobre la línea axilar media a nivel de la quinta dorsal.

Se deben de ver todas la vertebras dorsales lateralmente excepto las dos o tres primeras que quedan superpuestas con la imagen de los hombros.

2.2.3. Lateral de cervicodorsal. Método de Twining o lateral del nadador

Se hace en bipedestación, el brazo en contacto con el mural se coloca hacia arriba y el otro con el hombro deprimido.

El rayo central es perpendicular al chasis y se dirige hacia la segunda dorsal, con el hombro bien deprimido, sino esta bien bajado se angula el tubo de rayos x 5 grados en dirección caudal.

Se observaran las últimas cervicales y las primeras dorsales de forma lateral.

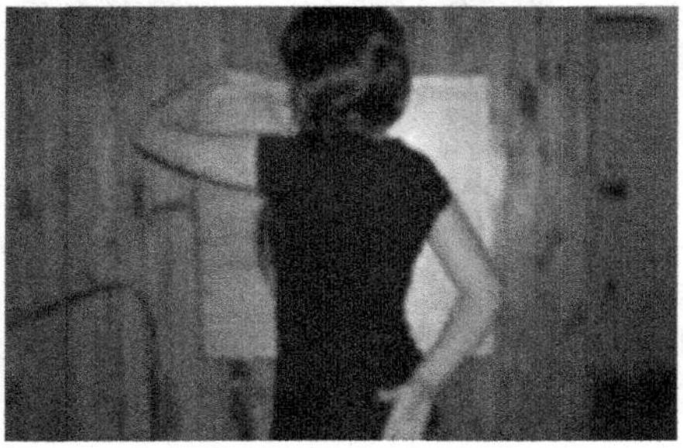

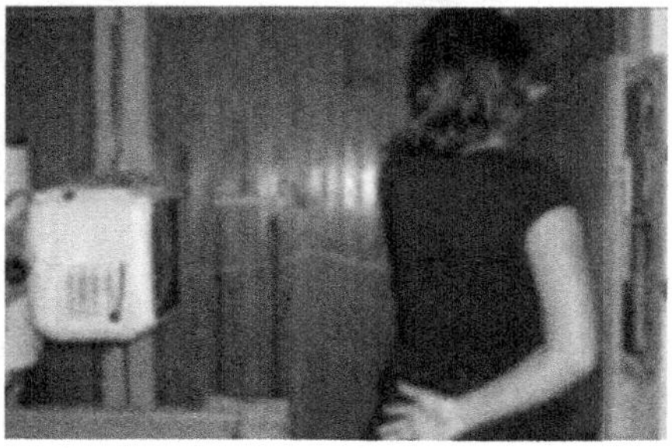

2.3. Proyecciones de la columna lumbar

2.3.1. Anteroposterior

Paciente en decúbito supino. PSM es perpendicular a la mesa. Se flexionan rodillas y caderas y se plantan encima de la mesa los dos pies.

El rayo central es perpendicular a la mesa a nivel de los rebordes costales inferiores.

Se deben de visualizar las últimas vertebras dorsales y las 5 vertebras lumbares y el sacro. Se ven todos los espacios intervertebrales a excepción del L5-S1.

2.3.2. Lateral

El paciente en decúbito lateral izquierdo o derecho, PSM paralelo a la mesa, Los brazos doblados y por encima de la cabeza, caderas y rodillas flexionadas. Para mantener la columna paralela a la placa se puede colocar una almohadilla radio-transparente por debajo de la cintura.

El rayo central es perpendicular a la mesa y entra a nivel del reborde costal inferior, unos 4 dedos por encima de la cresta iliaca.

Se debe de ver bien las 5 lumbares de manera lateral y sus agujeros de conjunción y adecuar bien la técnica radiográfica para que se visualice bien la quinta lumbar.

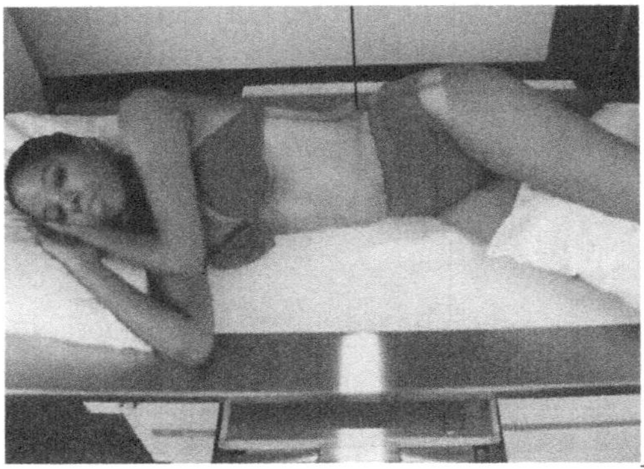

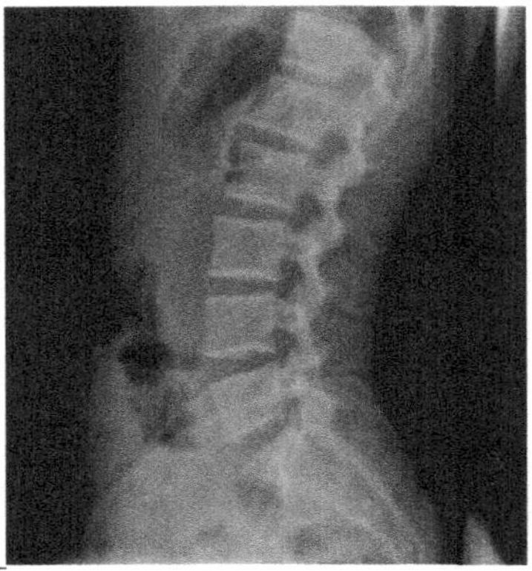

2.3.3. Oblicuas posteriores

El paciente en decúbito supino, se gira el cuerpo 45 grados hacia la derecha o izquierda.

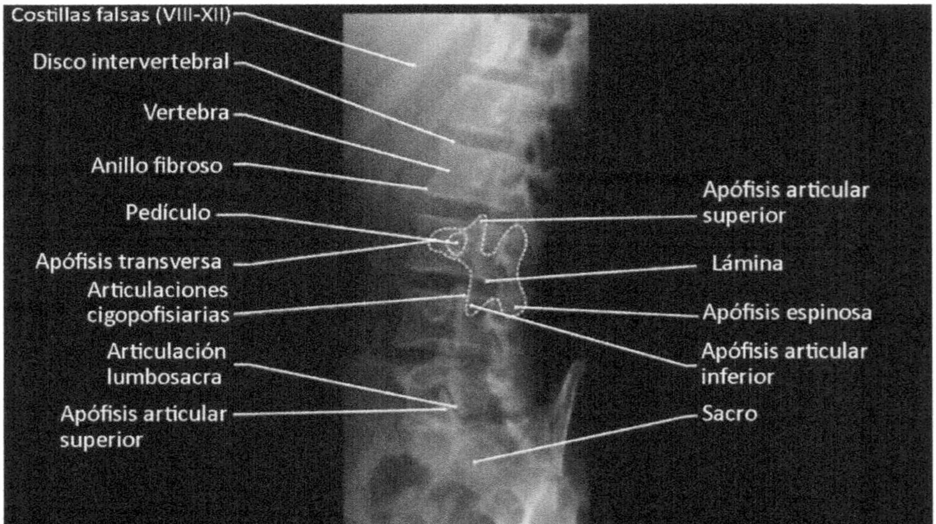

El rayo central es perpendicular a la placa y se dirige al reborde costal inferior al lado que no esta pegado contra la mesa.

Se obtienen imágenes oblicua de las vertebras lumbares y de las articulaciones interapofisarias. Se ven las siluetas de los denominados "Perritos de Chapelle" o silueta del "Perro escoces".

2.3.4. Oblicuas anteriores

Es igual que la anterior pero el paciente en decúbito prono.

2.4. Proyecciones del sacro y cóccix

2.4.1. Anteroposterior de sacro

Paciente en decúbito supino, con el PSM perpendicular a la mesa.

El rayo central se dirige con una angulación craneal de 15 grados a un punto situado 5 cm por encima de la sínfisis del pubis.

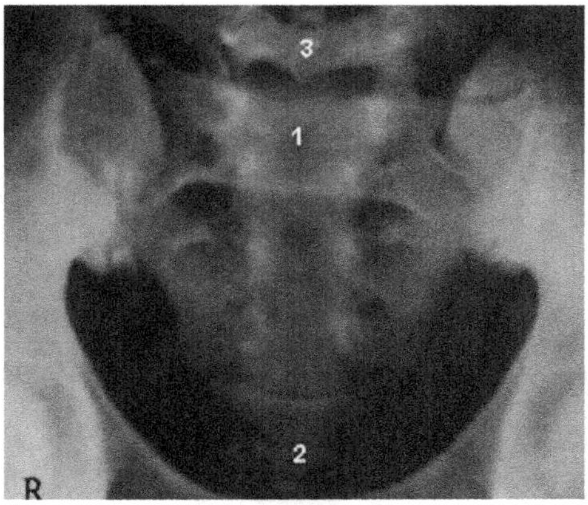

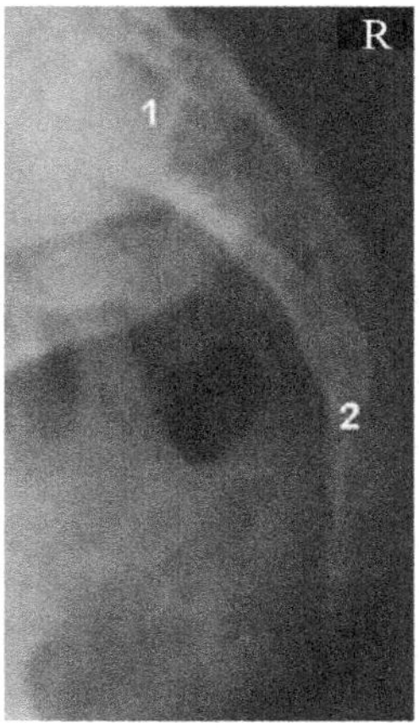

Debemos observar la cuarta y quinta vertebra lumbar, la imagen anteroposterior del sacro y las articulaciones sacroiliacas.

2.4.2. Lateral de sacro

El paciente en decúbito lateral con las rodillas flexionadas.

El rayo central perpendicular a la mesa, a un punta situado 5 cm por debajo de la cresta ilíaca.

Obtendremos una imagen lateral del sacro, del cóccix, de las últimas vertebras lumbares y del espacio articular L5-S1.

2.4.3. Anteroposterior de cóccix

Paciente en decúbito supino, con el PSM perpendicular a la mesa.

El rayo central se dirige con una angulación caudal de 15 grados a un punto situado 5 cm por encima de la sínfisis del pubis.

Se obtiene una imagen AP del cóccix sin la superposición de la sínfisis pubiana.

2.4.4. Lateral de cóccix

El paciente en decúbito lateral con las rodillas flexionadas.

El rayo central perpendicular a la mesa, a un punta situado 5 cm por debajo de la cresta iliaca.

Se ve la imagen lateral del cóccix en toda su extensión, así como de parte de los segmentos sacros.

2.5. Proyecciones de la columna vertebral completa

2.5.1. Anteroposterior

El paciente en bipedestación con la espalda contra el chasis. El PSM es perpendicular al bucky. Los brazos están a lo largo del cuerpo y los pies descalzos. La parte superior del chasis debe de estar al nivel de la protuberancia occipital externa. Por debajo, se debe incluir en la placa al menos el primer segmento sacro.

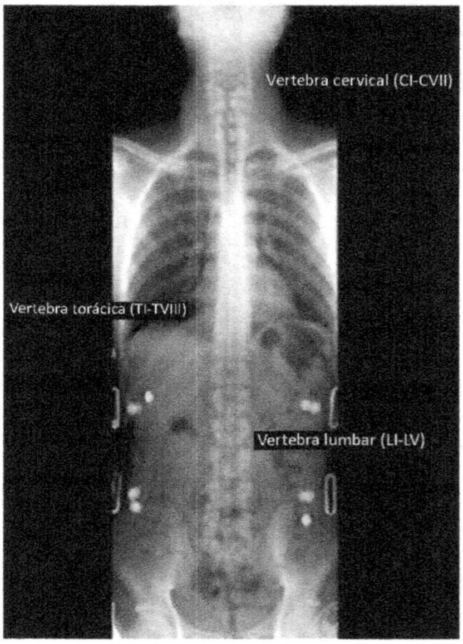

El rayo central se dirige a la altura del apéndice xifoides.

Se debe de ver la columna completa y sirve para visualizar anomalías como la escoliosis.

2.5.2. Lateral

El paciente en bipedestación, con el PSM paralelo al chasis. Los brazos se cruzan sobre el pecho, o sobre un apoyo que se coloque delante de el paciente. El paciente descalzo.

El rayo central se dirige a la altura del apéndice xifoides.

Se debe de ver la columna completa de manera lateral y sirve para valorar anomalías como la cifosis y la lordosis de la columna.

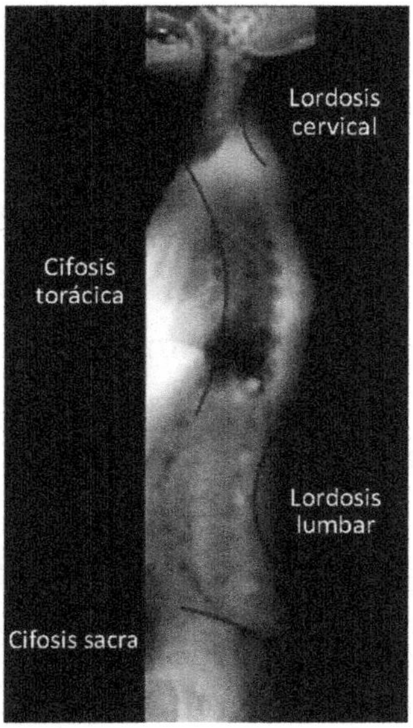

Tema 39

Exploraciones radiológicas especiales: histerosalpingografía, mamografía, dacriocistografía, sialografía, fistulografía

Rodio ediciones

Índice esquemático

1. EXPLORACIONES RADIOLÓGICAS ESPECIALES: HISTEROSALPINGOGRAFÍA

1.1. Breve recuerdo anatómico del aparato genital femenino

El aparato genital femenino consta de varias partes:

- **Ovarios**: son las dos glándulas sexuales femeninas. Se encuentran en la pelvis menor y están cubiertas por las trompas uterinas.
- **Trompa uterina** (de Falopio): es una formación par, larga, delgada y de forma tubular que va desde el ovario hasta el útero.
- **Útero**: es un órgano hueco, impar, piriforme de 7 a 9 cm de longitud. En él se pueden distinguir tres partes: cuerpo, itsmo y cuello.
- **Vagina**: tubo musculoso aplanado que presenta una pared anterior (8 cm) en contacto con otra posterior (12 cm).
- **Uretra femenina**: conducto excretor de la vejiga urinaria. Comienza en el fondo vesical y termina en el vestíbulo mediante el orificio externo de la uretra.
- **Vulva**: conjunto de órganos genitales externos de la mujer (orificio externo de la vagina, clítoris, labios mayores y menores).

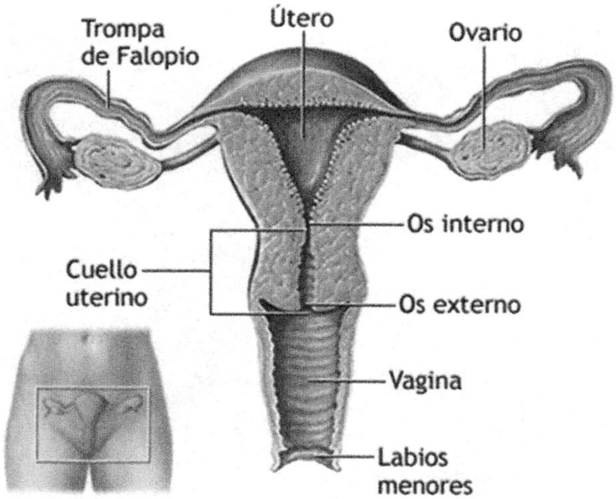

1.2. Técnica radiográfica

Se denomina histerosalpingografía al estudio del útero y las trompas de Falopio mediante la inyección intrauterina de un producto de contraste yodado hidrosoluble. Es quizás la única técnica que estudia realmente la anatomía de la cavidad uterina y la luz de las trompas.

La fecha del examen será entre el 8º y el 10º día después de la menstruación, para evitar que la paciente pueda estar embarazada.

Las principales indicaciones de este estudio son determinar la forma, tamaño y posición del útero y las trompas, realizar estudios de permeabilidad de las trompas en caso de esterilidad, abortos de repetición, investigar hemorragias uterinas y visualizar trayectos fistulosos y tumores pelvianos.

Por otro lado las contraindicaciones serían el embarazo intrauterino, la infección genital y la alergia al medio de contraste.

Es imprescindible observar una asepsia rigurosa con el fin de evitar un accidente infeccioso. Por lo que se debe crear un campo estéril sobre una mesa auxiliar, donde se dispone el material necesario para la exploración que consiste en: Guantes estériles, gasas estériles, armil, lubricante, jeringa, contraste y el instrumental estéril siguiente: espéculo, pinzas de garfio, cánula de Schultz y juego de olivas.

Técnica de examen Antes de introducir el medio de contraste se realiza una radiografía simple de la zona pélvica, que nos podrá revelar diversas patologías como calcificaciones o masas tumorales. Se debe vaciar completamente la vejiga antes de la exploración. La paciente se coloca en posición ginecológica sobre la mesa de un equipo con fluoroscopia, de tal manera que el rayo central se dirija hacia un punto a unos 5 cm por encima de la sínfisis del pubis quedando centrado con la placa.

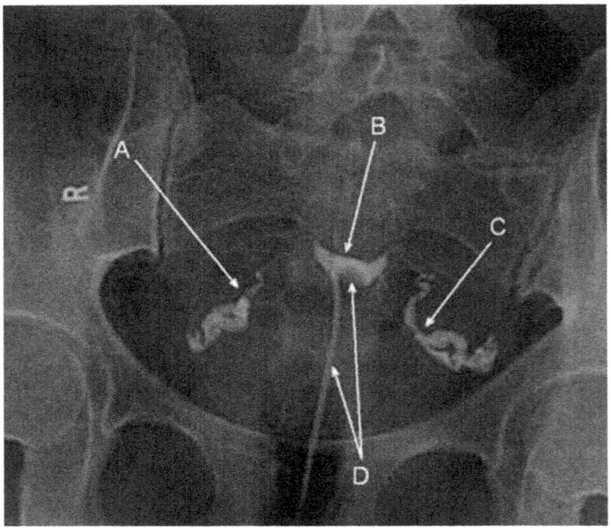

A: Trompa derecha; B: Utero; C: Trompa izquierda y D: Cánula

El médico tras una palpación pelviana, coloca el espéculo vaginal con lo cual se visualiza el cuello uterino. Mediante las pinzas de garfio se tracciona el cuello para dejar visible el orificio cervical externo y fijar firmemente en él la oliva con la cánula de Schultz. Se procede a la introducción fraccionada del contraste y a la realización de radiografías en proyección AP después de cada inyección para determinar si el relleno es el adecuado.

Generalmente se realiza una exposición con escasa repleción uterina (estudio de la mucosa) otra cuando se ha introducido la mitad de contraste y otra con repleción uterina completa con la opacificación de las trompas y paso a peritoneo del contraste.

En caso necesario de pueden realizar otras proyecciones como: lateral, ambas oblicuas, AP de evacuación y AP tardía. Al finalizar la exploración y como medida profiláctica se le prescribe al paciente un antibiótico.

Los resultados normales nos demostrarán el canal endocervical que puede aparecer fusiforme u ovalado, el itsmo que mide de 10 a 15 cms de longitud cavidad uterina que aparece triangular en la imagen AP con unos 5 cms de longitud por lado y las trompas.

2. MAMOGRAFÍA

2.1. Breve recuerdo anatómico

En primer lugar recordaremos la anatomía de la mama con una breve descripción de sus estructuras. Generalmente tiene forma de cono hacia delante, cuya base se encuentra sobre el músculo pectoral mayor y el serrato. Este cono finaliza en el pezón que está rodeado de una piel más oscura llamada aureola mamaria.

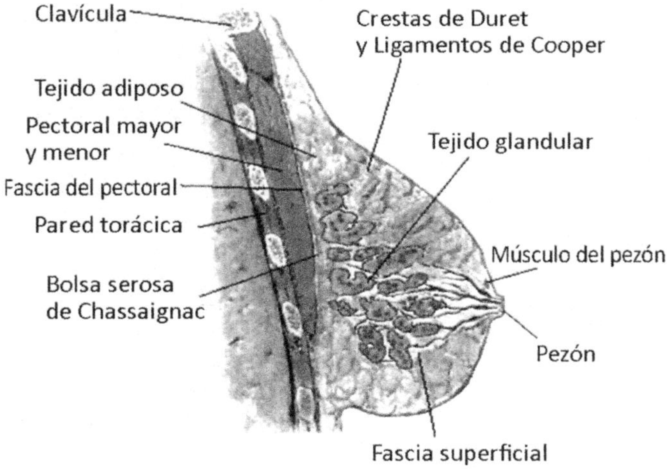

Anatomía de la mama. Corte transversal.

En la mama podemos distinguir tres tipos de tejido: el glandular constituido por unos 15 a 20 lóbulos formados a su vez por numerosos lobulillos que son las unidades estructurales básicas de la mama. Formando una especie de entramado, entre cada lobulillo nos encontramos tejido conectivo. Y por último el tejido adiposo que aparece entre los lóbulos y además envuelve toda la glándula excepto debajo del pezón y la aureola.

En el pezón desembocan los conductos galactóforos, aunque existen entre 15 a 20 conductos, uno por cada lóbulo en el pezón hay menos orificios de salida.

El tejido glandular es el más abundante de la mama joven, así como el adiposo y conectivo son en la mama madura.

Radiológicamente el parénquima glandular absorbe más radiación que el tejido adiposo, por lo que aparece más denso en la imagen, mientras que la grasa es más radiotransparente.

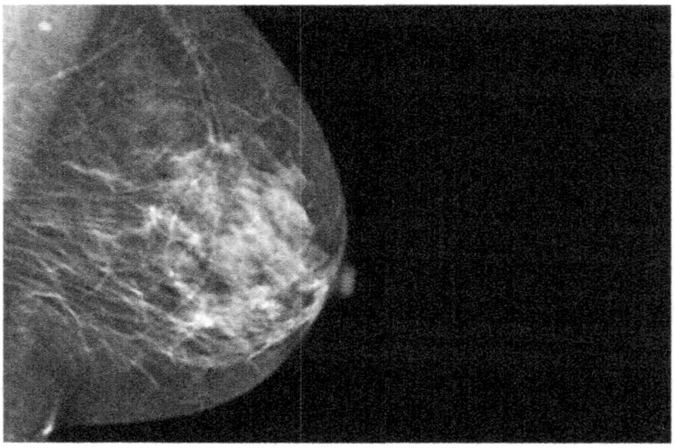

La principal contraindicación es el embarazo.

Los equipos para mamografía están especialmente diseñados para permitir una cierta flexibilidad en la posición del paciente, poseen un dispositivo de compresión, baja tasa de rejilla, control automático de la exposición y un punto focal entre 0.3 y 0.4 mm. Para exámenes de ampliación radiográfica será necesario un punto focal de 0.1 mm.

La película mamográfica actual es de grano fino y monoemulsión usada con pantalla intensificadora única de alta resolución. El uso de rejillas en mamografía mejora notablemente la calidad de la imagen.

2.2. Concepto y técnica radiográfica

Se denomina mamografía a la exploración radiológica de la mama. Está indicada en el diagnóstico de lesiones palpables para determinar la extensión y naturaleza de una lesión, seleccionar en caso de varios nódulos, el más sospechoso para realizar biopsia, determinar el tratamiento según la naturaleza, dirigir la punción de la lesión sospechosa, controlar en el tiempo la evolución de lesiones y como screening del cáncer de mama.

La mama se sitúa entre el portachasis y el cono, haciendo compresión sobre ella para conseguir mejor visualización. La técnica radiológica a emplear es de bajo kilovoltaje con alto miliamperaje, dada la poca diferencia de densidad existente entre las estructuras mamarias, así pues utilizaremos una técnica estándar de 15 a 40 KV, con 30 0 40 MA en un tiempo relativamente largo de 3.5 a 6 seg.

Se utilizan colimadores que al mismo tiempo son conos localizadores que actúan como compresores y determinantes de la distancia foco-placa.

Las posiciones usuales son la cráneo-caudal y la medio-lateral adaptando la altura del mamógrafo para que la posición de la paciente no sea forzada. En determinadas ocasiones se realizan proyecciones complementarias como las axilares, oblicuas o latero-mediales. Es importante marcar la placa con la mama derecha y la mama izquierda. Se deben obtener la imagen de ambas mamas a efectos comparativos.

A) Proyección cráneo-caudal

La paciente se encuentra en bipe o sentada para poder apoyar la mama sobre la película con mayor comodidad, el pezón debe quedar centrado y sin inclinación, una vez colocada la paciente se coloca el cono necesario según la anatomía de la mama y se comprime hasta que está tensa a la palpación, la exposición se realiza con la respiración suspendida.

B) Proyección medio-lateral

La paciente se coloca en bipe o sentada sobre taburete ajustable en altura, se gira el aparato 90 º de forma que el cono quede en el lado medial de la mama, para que el pezón quede de perfil es necesario girar ligeramente a la paciente, esta se sujetara al aparato con la mano del lado a examinar, el chasis se coloca lo más alto posible en la axila. Respiración suspendida.

C) Proyección latero-medial

Se rota el conjunto formado por el tubo y el portachasis 90º para que el borde del chasis quede ahora apoyado contra el esternón, el brazo del lado a examinar se eleva y la mano queda sujeta a la torre del aparato, comprimir la mama y suspender la respiración.

D) Proyección axilar

Utilizamos esta proyección para visualizar la cola axilar de la mama y los ganglios linfáticos de la zona. No es difícil encontrar una implantación carcinomatosa localizada en la cola axilar de la glándula, siendo útil también para visualizar el grado de afectación de adenopatías axilares, lo que colabora al pronóstico ante un diagnóstico de malignidad.

La paciente se encuentra en bipe o sentada con el brazo del lado a radiografiar en abducción de 90 º. Se coloca la axila sobre la placa de forma que se incluyan en la imagen la parte proximal del brazo y las costillas. No usaremos compresión y el rayo se dirige al punto medio entre el hombro y las costillas.

E) Proyección oblicua

La paciente esta sentada sobre un taburete ajustable en altura, con el brazo del lado a examinar apoyado sobre la cabeza. La placa se coloca lo más arriba posible en la axila, entonces se gira la paciente y se sitúa la mama hacia delante sobre el chasis. Comprimimos y realizamos la exposición con la respiración suspendida. El rayo se dirige a al parte superomedial de la mama con una angulación de 45 º.

2.3. Localización de lesiones para biopsia mamaria

Se realizan una proyección cráneo-caudal y otra medio-lateral preliminares de la mama. El material necesario para realizar la localización es el siguiente: guantes estériles, povidona yodada, anestésico local, jeringa de 5 cc y aguja del calibre 25 para el anestésico, gasas estériles, bisturí, aguja guía para biopsia, marcadores cutáneos y esparadrapo.

Mientras el técnico sujeta la mama en la misma posición que al realizar la exposición, el médico superpone la imagen cráneo-caudal sobre la mama para marcar con tinta en la piel la localización de la lesión, se utiliza la misma técnica para fijar la medio-lateral.

Limpiamos la zona de la punción con povidona yodada y administramos un anestésico local, la aguja se puede introducir paralela o perpendicular a la pared torácica, de forma que la punta se dirija hacia la lesión hasta la profundidad predeterminada por las marcas externas. Retiramos la aguja dejando en posición el alambre guía y se toman otras dos radiografías, cubrimos la mama con una gasa y se envía al paciente al quirófano para que el cirujano realice la biopsia.

2.4. Mamografía de ampliación

Para realizar las técnicas de ampliación es necesario disponer de un tubo de RX que tenga un ánodo con punto focal de 0.1 mm y además poseer un dispositivo radiotransparente que aumente la distancia entre mama y placa, este dispositivo se coloca encima del portachasis y sobre la mama. La mamografía de ampliación se utiliza para valorar en detalle las características de las calcificaciones y de los márgenes de las masas mamarias, con objeto de obtener un diagnóstico de lesión benigna o maligna.

2.5. Estudio de los conductos galactóforos

El estudio radiológico de los conductos galactóforos mediante la introducción de un producto de contraste a través del pezón se denomina galactografía.

El objetivo de esta prueba es estudiar el conducto galactóforo, cuando hay una secreción mamaria que está localizada en él, para buscar una posible masa intraductal como causa de la exudación.

El material necesario para la realización de este estudio es:

- Jeringa hipodérmica estéril.
- Aguja calibre 30 con punta roma.
- Material limpiador cutáneo tipo povidona yodada.
- Gasas estériles.
- Contraste yodado orgánico hidrosoluble.

Una vez limpia la zona del pezón, se introduce la aguja en el orificio del conducto que produce la exudación y se inyecta el medio de contraste, entre 1 ml y 3 si los conductos están muy dilatados.

Los parámetros de exposición son los usados en mamografía, se obtienen imágenes en las proyecciones cráneo-caudal y ambas laterales, sin compresión mamaria.

3. DACRIOCISTOGRAFÍA

La glándula lacrimal es un pequeño saco de forma almendrada que se encuentra alojado en la fosa lacrimal del hueso frontal, en la zona anterior y lateral del techo de la órbita. Su función es la secreción de un líquido acuoso (LAGRIMAS) para lubricar y humedecer la conjuntiva. Parte de las lágrimas se evaporan y parte fluyen en el saco lacrimal, éste es una especie de bolsita con forma triangular situada en el ángulo interno del ojo.

La secreción de lágrimas que se recoge en el saco lacrimal drena hacia el meato nasal inferior a través de un sistema de conductos, llamado nasolacrimal, que está constituido por:

- Canalículos lacrimales: son dos, superior e inferior, y nacen en el borde libre del ángulo interno de cada párpado, en un orificio pequeño denominado punto lacrimal.
- Saco lacrimal: Parte superior del conducto nasolacrimal, que se encuentra algo dilatada.
- Conducto nasolacrimal.

3.1. Concepto

La dacriocistografía es la exploración radiológica del sistema de drenaje nasolacrimal mediante la introducción y rellenado de la luz canalicular con un medio de contraste. Este será yodado de base oleosa, ya que el aceite no se puede mezclar con la secreción acuosa de la lágrima.

Este tipo de exploración se utiliza para el estudio de los trastornos de estos canalículos, y estaría indicado en:

a) Falta de desarrollo del sistema nasolacrimal.
b) Estenosis.
c) Engrosamiento crónico de la mucosa.

El material necesario para la inyección del medio de contraste es: Bolas de algodón estériles y gasas

- Pinzas estériles.
- Dilatadores estériles.
- Agujas lacrimales.
- Jeringas Luer-Lok de 2 ml.

- Anestesia local.
- Suero fisiológico.
- Producto de contraste.

3.2. Técnica radiográfica

Como norma general y antes de la introducción del medio de contraste se realizan una serie de radiografías preliminares, en este caso para valorar los senos paranasales, las proyecciones son:

- Caldwell.
- Waters.
- Lateral de senos paranasales.

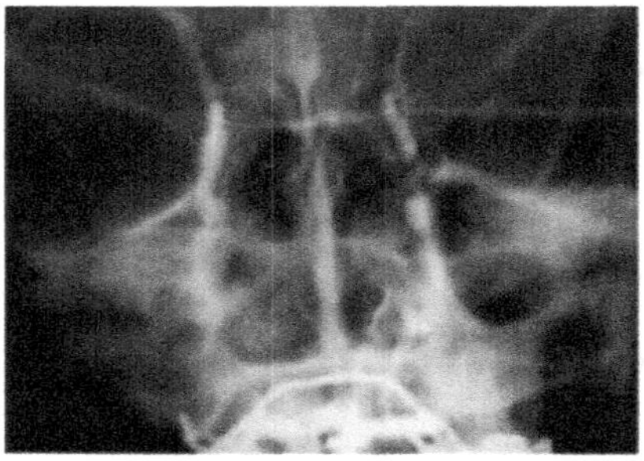

Dacriocistografía mostrando obstrucción del conducto lácrimo-nasal.

Con el paciente en decúbito supino, el facultativo anestesia la conjuntiva y el punto lacrimal, para posteriormente dilatar el entrada del canalículo por el que se va a introducir el medio de contraste y colocar la aguja lacrimal de punta roma en el canalículo. Se comprueba la permeabilidad de los canales mediante la inyección de suero fisiológico, y si son permeables, no se continúa la exploración.

Una vez introducido el medio de contraste y retirada la aguja, el paciente se coloca en decúbito prono, para realizar las radiografías rápidamente en posición de caldwell, Waters y lateral de senos paranasales. Después se vuelve a hacer otra toma en las mismas posiciones a los 10 y a los 20 min.

4. SIALOGRAFÍA

Las glándulas salivares, son glándulas de secreción externa, que se encuentran situadas en la cara, alrededor de la boca, donde vierten el producto de su secreción (saliva) a través de una serie de conductos. Son las parótidas, las submaxilares y las sublinguales. La saliva contiene enzimas necesarias en los primeros momentos de la digestión de los alimentos (masticación). La composición de la saliva que secreta cada glándula no es la misma.

A) Glándula sublingual

Su secreción es mucosa (lubricación). Está formada por pequeñas glándulas, su número es de entre 5 y 20. Están situadas directamente debajo de la mucosa del suelo de la boca.

B) Glándula submaxilar

Su secreción es mixta (mucosa y serosa). Son dos, una a cada lado, aunque hay veces que están divididas en varias partes. Se sitúan debajo de los músculos del suelo de la boca. Desembocando mediante el conducto de Wharton o submaxilar en la parte más medial del pliegue sublingual.

C. Glándula parótida

Su secreción es serosa (digestión de almidones). También son dos, una a cada lado. Esta es la más voluminosa de las tres y se encuentra situada entre las apófisis mastoides y la rama mandibular. La secreción la hace a través del conducto de Stenon o parotideo. Este conducto es más largo que el de las otras glándulas y desemboca a la altura del 2º molar superior, después de atravesar el músculo buccinador y pasar por encima del músculo masetero.

4.1. Concepto

La sialografía es la exploración radiológica de las glándulas y conductos salivares con la introducción de un medio de contraste, por lo general yodado hidrosoluble.

Es un examen cuya realización ha disminuido mucho debido a la aparición de nuevas técnicas como la TAC y la RMN pero todavía sigue siendo una técnica diagnóstica útil, en los casos en que sea necesario un diagnóstico definitivo que afecte solo a uno de los conductos salivares, determinar la extensión de una fistula salivar o localizar divertículos, estenosis y cálculos.

4.2. Técnica radiográfica

Antes de la inyección del producto de contraste, se realiza una toma de radiografías preliminares, este se inyecta en el conducto de drenaje principal de la glándula, desde el que se rellenan los conductos intraglandulares. Así podemos observar el parénquima glandular circundante y el sistema de canalículos. Solo se estudia una glándula cada vez.

Unos minutos antes de la exploración, se administra al paciente un estimulante de la secreción salival (limón fresco) para abrir los conductos y poder identificarlos fácilmente. Se procede a la introducción del contraste y se realizan las siguientes radiografías:

- Glándula parótida: posición tagencial y lateral.
- Glándula submaxilar: posición lateral e intraoral.
- Glándula sublingual: posición intraoral.

Para facilitar la evacuación del contraste se la administra al paciente una rodaje de limón fresco. Pasados 10 minutos se puede realizar una radiografía para comprobar que se ha eliminado el contraste.

A) Tagencial de parótida

Se puede realizar en decúbito supino y prono. Si el paciente está en supino se rota la cabeza hacia el lado a explorar. Cuando colocamos al paciente en decúbito prono, se apoya la barbilla sobre el plano del examen y la cabeza se debe rotar hacia el lado contrario al que vamos a estudiar.

La mayor parte de la parótida aparece lateralmente a la rama mandibular y se visualiza libre de sombras.

El rayo central se dirige perpendicular a la película a lo largo de la superficie lateral de la rama mandibular.

B) Lateral de parótida

Con el paciente en decúbito prono y la cabeza de lado se extiende el cuello de forma que quede libre el espacio entre la columna cervical y las ramas mandibulares. El plano sagital medio estará rotado 15 º aproximadamente hacia delante.

El rayo central se dirige perpendicular en un punto situado en el borde inferior del gonión.

C) Lateral de glándula submaxilar

D) Intraoral de glándulas sublingual y submaxilar

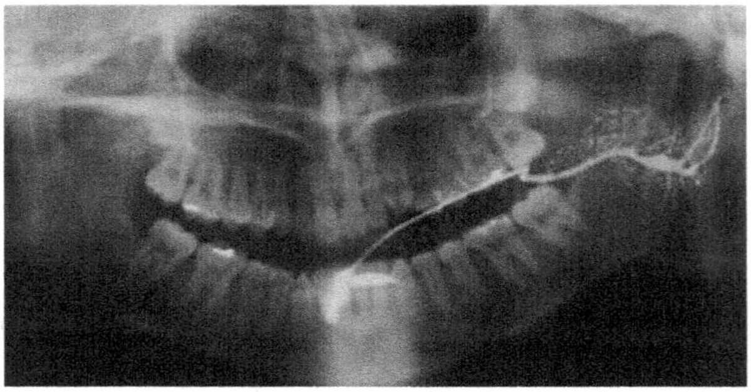

Sialografía de la parótida izquierda afectada que muestra el aspecto de "árbol frutal".

El paciente se encuentra en decúbito supino. Se eleva el tórax con almohadas duras, de forma que apoye el vértex sobre la mesa. El chasis oclusal se coloca en la boca con el eje mayor transversal, de forma que quede sujeto cuando el paciente cierre la boca.

El rayo central es perpendicular a la película y se dirige a un punto de intersección del plano sagital medio y un plano coronal que pase por los segundos molares.

5. FISTULOGRAFÍA

Se denomina fístula a la vía congénita o adquirida que comunica anormalmente dos órganos internos entre sí o estos con el exterior.

Denominamos trayecto fistuloso al conducto estrecho anormal que conduce a un abceso.

La fistulografía es la exploración radiológica de las fistulas y los trayectos fistulosos, tras la inyección de un medio de contraste radioopaco, con el objeto de visualizar su origen y extensión.

Este estudio se realiza mediante control fluoroscópico. La obtención de imágenes queda a criterio del facultativo que realiza la exploración.

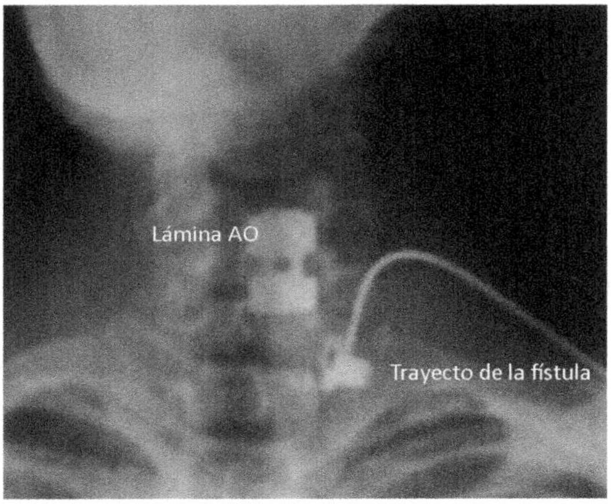

PA: postero anterior, C5-C6: vértebras cervicales en la posición 5 y 6.

Fistulografía. Rayos X de columna cervical PA. Se comprueba lámina metálica en C5-C6 y traycto fistulos que llega hasta la luz esofágica.

En un servicio de radiología se estudian generalmente las fistulas y trayectos fistulosos de la región abdominal, siendo necesario que el intestino esté libre de gases y materia fecal. La inyección del medio de contraste yodado hidrosoluble se realiza mediante un catéter debiendo tener especial cuidado, cuando se produce reflujo del contraste, en limpiar la piel del paciente antes de realizar la exposición.

Tema 40

Exploraciones radiológicas especiales: angiografía y flexografía

eRodio ediciones

Índice esquemático

1. BREVE RECUERDO ANATÓMICO DEL SISTEMA VASCULAR SANGUÍNEO: CORAZÓN

Es como una bomba muscular que hace que la sangre circule por los vasos sanguíneos, tiene aproximadamente el volumen de un puño (12 cm de largo, 9 de ancho y 6 de profundo) y su peso es de unos 300 gramos. Está situado en un saco fibroseroso que es el pericardio y llena casi en su totalidad el mediastino medio. La pared muscular del corazón se denomina miocardio y la fina membrana que tapiza en interior se llama endocardio.

Tiene forma de cono oblicuo algo aplanado, con la base orientada hacia atrás, arriba y a la derecha y separada de las vertebras dorsales quinta a octava por el contenido del mediastino posterior y con el vértice dirigido hacia delante, abajo y a la izquierda, quedando separado de la pared anterior del tórax por una fina capa de pulmón y pleura. Suele estar a la altura del quinto espacio intercostal, a 9 cm de la línea media.

Internamente está dividido por un tabique en dos mitades (drcha e izda) estando cada mitad a su vez dividida en dos cavidades (superior e inferior). A las cavidades superiores se les denomina aurículas y a las inferiores ventrículos. El lado izquierdo del corazón trabaja con sangre arterial u oxigenada y el derecho con sangre venosa o desoxigenada.

1.1. Angiografía central, visceral y periférica

1.1.1. Aspectos generales

Se define angiografía como la exploración radiológica de los vasos sanguíneos tras la inyección de un medio de contraste. Está indicada principalmente para estudiar las variaciones anatómicas y los procesos patológicos de los vasos. Los estudios angiográficos se pueden clasificar de forma general en arteriografías y flebografías. Aunque dependiendo del vaso opacificado y de la técnica utilizada, se pueden usar nombres más específicos para designar el estudio concreto de un vaso determinado, como veremos en el desarrollo del presente tema.

Los productos de contraste utilizados actualmente son yodados no iónicos que se encuentran disponibles en el mercado con distintas concentraciones de yodo. Son más caros que los contrastes yodados iónicos, pero producen menos reacciones alérgicas y menos efectos secundarios. La elección del medio de contraste corresponde al facultativo, pudiendo variar con cada paciente. De forma general se utilizan concentraciones del 30 % de yodo para arteriografía cerebral y de las extremidades, del 35 % para la angiografía visceral y del 30 % o menores para flebografía periférica.

El contraste se puede inyectar manualmente o mediante un inyector automático. Este último presenta las ventajas de controlar la rapidez de la inyección, el volumen de la misma y la presión máxima que se alcanza en el interior del catéter y del vaso.

El inyector está conectado electrónicamente al equipo radiológico de forma que la inyección de contraste y la filmación o realización de radiografías se hace de forma simultánea. Existen dos técnicas de inyección: la punción directa y el cateterismo. La primera se realiza introduciendo una aguja en un vaso a través de la cual se inyecta el producto de contraste, tiene algunas limitaciones, como puede ser la dificultad para movilizar al paciente después de la punción. En el cateterismo, la inyección se realiza a través de un catéter, cuya punta se coloca en el interior de un vaso concreto. Las ventajas del cateterismo sobre la punción directa son: hay menos riesgo de extravasación, se puede llegar a la mayoría de las partes corporales para inyección selectiva, posibilidad de mover al paciente en distintas posiciones y poder dejar el catéter en posición mientras se estudian las imágenes. Las arterias que se cateterizan con más frecuencia son la femoral, la axilar y la braquial.

Hay dos métodos de cateterismo, la técnica de Seldinger y la técnica Dos Santos. El método más usado es la técnica de Seldinger, se realiza en condiciones estériles y bajo anestesia local. La zona de punción se limpia adecuadamente y se cubre con un paño de ojal estéril. Con una aguja biselada que tiene una cánula interna se atraviesa el vaso, esta aguja se saca hasta que hay un buen retorno de sangre, entonces se retira la cánula interna de la aguja y se introduce un alambre guía flexible a través de la misma, se saca la aguja y se presiona por encima de la zona de punción para que se fije el alambre y se deja el catéter colocado en el vaso. Una vez introducido se puede empujar, traccionar y girar desde la parte que queda fuera del cuerpo del paciente, para que la punta del mismo alcance una localización determinada. A veces es necesario introducir el alambre dentro del catéter para facilitar su manipulación y guiarlo hasta el punto deseado. Cuando se saca el alambre debemos limpiar el catéter con una solución estéril para evitar la formación de coágulos. Al finalizar el estudio y una vez retirado el catéter, se realiza presión sobre la zona de punción hasta que no hay hemorragia.

Los catéteres son de plástico flexible, de forma que una vez introducidos en el vaso recuperan su forma original al retirar el alambre guía. En el mercado existen catéteres con distintas formas, pudiendo tener un solo orificio terminal, un orificio terminal con dos adicionales cerca del extremo u orificios múltiples. Los tamaños más comunes oscilan entre 4 french (0.12 cm) y 7 french, aunque existen mayores y menores. Cada tipo de catéter presenta unas determinadas características respecto a la colocación, maniobrabilidad o tasa de inyección máxima.

El equipo angiográfico posee un programa de filmación mediante el que se controla el número de exposiciones en un tiempo determinado. El tubo de RX debe soportar una gran carga calórica y el generador debe ser de alta potencia para poder utilizar alto miliamperaje con tiempos de exposición muy cortos. Además debe contar con cambiadores de película rápidos o dispositivos de cinefluorografía, ya que se registra el flujo de contraste en una serie rápida de radiografías. Con los cambiadores de película rápidos, se pueden realizar exposiciones a intervalos de fracciones de segundos (entre 6 y 12 exposiciones por segundo).

Dependiendo del tipo de cambiador el film está cortado en un depósito cortafilm o en rollo. Los cambiadores rápidos se utilizan en combinación formando ángulo recto para obtener imágenes frontales y laterales simultáneamente. El aparato de cinefluorografía consiste en una cámara fotográfica, un intensificador de imagen y un monitor de televisión. Utilizamos película en rollo que se presenta en 16 o 35 mm, llegando a tomar hasta 60 imágenes por minuto. Con este equipo el estudio angiográfico se observa en la pantalla de tv y al mismo tiempo se graba en videocinta y se obtiene la filmación en película.

El paciente debe estar muy bien hidratado antes de la exploración para reducir el posible daño del contraste al riñón. No debe tomar alimentos sólidos para evitar el riesgo de aspiración en caso de vómitos.

1.1.2. Arteriografía central

- Aortografía: Suele realizarse mediante la técnica de Seldinger, desde la arteria femoral derecha o izquierda con un catéter de múltiples orificios laterales que se coloca en el nivel de la aorta deseado.
- Aortografía torácica: se obtienen imágenes biplanas (AP y L) con una misma inyección de contraste. En las proyecciones laterales los brazos del paciente estarán levantados, cuando el aparato no lo permite se puede realizar en un solo plano en OPD u OAI de 45°. El rayo central se dirige al tórax a nivel de D6. Se introducen de 50 a 70 cc de contraste a 25 ml/segundo. Se utiliza para evaluar anomalías congénitas o postquirúrgicas y descartar un aneurisma en caso de disección aortica.
- Aortografía abdominal: Se toman imágenes biplanas simultáneas. El rayo central se dirige a nivel de L2, se inyectan 60 ml de contraste a razón de 25 ml/ segundo. Se realizan 2 exploraciones por segundo en ambos planos durante 4 segundos y después 1 exploración por segundo durante 4 segundos. La exploración se realiza con la respiración suspendida al final de la espiración. En la imagen AP observaremos mejor el origen de las arterias renales, la bifurcación aortica y las ramas viscerales abdominales. En la imagen lateral veremos mejor el origen de las arterias celíaca y mesentérica superior. Se utiliza para la evaluación de aneurismas, oclusiones o enfermedad aterosclerótica.

1.1.3. Arteriografía visceral

- Arteriografía pulmonar: Para alcanzar las arterias pulmonares , se pasa un catéter desde una vena periférica, a través de la cava y el lado derecho del corazón (bajo control fluoroscópico). Se realizan imágenes biplanas simultáneas con el paciente en supino. Los brazos se colocan hacia arriba. Cuando no se puede se realiza una exposición monoplana en OAD u OPI de 35°. Se inyectan 50 ml de contraste a 25 ml/ segundo y se obtienen 2 a 4 imágenes por segundo durante 4 segundos seguidas de 1 imagen por segundo durante 4 segundos.
- Arteriografías viscerales abdominales selectivas: Se utiliza la técnica de Seldinger, introduciendo un catéter a través de la arteria femoral hasta que alcance el orificio de una arteria determinada. Estas exploraciones selectivas se realizan con el paciente en supino para proyecciones AP monoplanas, aunque puede

que para evitar la superposición de vasos, se necesiten proyecciones oblicuas. La exposición se realiza con la respiración suspendida al final de la fase espiratoria. Estos estudios se utilizan para visualizar la vascularización de un tumor y para descartar trombosis, embolismos, hemorragia, etc.

- Arteriograma celíaco: La arteria celíaca nace de la aorta a nivel de D12 y lleva sangre al estómago, hígado, bazo y páncreas. El rayo central se dirige a L1. Se inyectan 40 ml de contraste a 10 ml/segundo y se realizan 2 radiografías por segundo durante 5 segundos seguidas de una placa por segundo durante otros 5 segundos.
- Arteriografía esplénica: La arteria esplénica nace en el lado izquierdo de la celíaca e irriga bazo y páncreas. La inyección de la arteria esplénica es la forma más común para visualizar el sistema venoso porta. Para arteriografía esplénica estándar se inyectan 40 ml de contraste a la velocidad de 8 ml/segundo y se toman dos films por segundo durante 5 segundos más, un film por segundo durante otros 5 segundos. Para visualizar la vena porta se inyectan hasta 80 ml a 8 ml/segundo y se realiza una placa por segundo durante 20 segundos.
- Arteriografía hepática: La arteria hepática común nace en el lado derecho de la celíaca y riega hígado, región gastroduodenal y páncreas. Se inyectan 40 ml de medio de contraste a una velocidad de 8 ml/segundo y se toman 2 imágenes por segundo durante 5 segundos, después se hace 1 placa por segundo durante otros 5 segundos.
- Arteriograma mesentérico superior: La arteria mesentérica superior nace de la aorta abdominal a nivel de L1 (desciende hasta L5-S1) e irriga intestino delgado y colon ascendente y transverso. El rayo central se dirige a nivel de L3. Se realiza la inyección a 8 ml/segundo hasta un total de 40 ml y se realizan 2 placas por segundo durante 5 segundos, después 1 placa por segundo durante 5 segundos. Para visualizar puntos sangrantes, la toma de imágenes se realiza a 1 placa por segundo durante 18 segundos.
- Arteriograma mesentérico inferior: La arteria mesentérica inferior nace de la parte izquierda de la aorta a nivel de l3, (desciende hacia la pelvis) y se distribuye por la mitad distal del colon. Para visualizar mejor la mesentérica inferior la exploración se realiza en posición OAD u OPI de 15º y se inyectan 3 ml/segundo hasta un total de 15 ml y se toman imágenes a razón de 2 por segundo durante 5 segundos y después 1 por segundo durante otros 5 segundos.
- Arteriografía renal: Las arterias renales nacen a ambos lados de la aorta entre L1 y L2, llevan sangre a los riñones. En la arteriografía renal derecha el paciente se centra sobre la mesa de forma que el rayo central se dirige a nivel de L2 y sobre el riñón derecho. En la arteriografía renal izquierda el rayo central se dirige a nivel de L1 y sobre el riñón izquierdo. La inyección suele realizarse a 8 ml/segundo hasta un total de 12 ml de contraste. Podemos obtener un aortograma inicial si inyectamos 25 ml/segundo de contraste hasta un total de 40 ml, con un catéter de múltiples orificios laterales que se sitúa en la aorta a nivel de las arterias renales. En los dos casos se toman 3 a 6 imágenes por segundo durante 2 a 3 segundos, seguidas por 1 o2 placas de nefrograma, realizadas entre 5 y 10 segundos después del inicio de la inyección.

1.1.4. Arteriografía periférica

- Arteriografía del miembro superior: Se realiza mediante la técnica Seldinger, introduciendo un catéter por la arteria femoral hasta colocarlo selectivamente en la arteria subclavia. Aunque también se puede inyectar en un lugar más distal a través de una aguja grande. Se pueden radiografiar en posición AP verdadera, desde solo una mano hasta el miembro superior completo y el tórax. Con aguja se inyectan de3 a 4 ml/segundo y con el catéter hasta unos 10 ml/segundo. Si se utiliza un cambiador de chasis de placa larga, las imágenes se toman cada 1 o 2 segundos. Con un cambiador de films rápido se hacen 2 placas por segundo durante 5 segundos y después 1 placa por segundo durante 5 segundos. Las arteriografías del miembro superior se utilizan para evaluar lesiones traumáticas.
- Arteriografía aortofemoral: Aunque se puede realizar mediante cateterismo translumbar con el paciente en decúbito prono, lo habitual es utilizar la técnica de Seldinger por vía femoral. Para un estudio bilateral simultáneo, la punta del catéter se coloca por encima de la bifurcación aórtica. Para explorar solo un miembro inferior, la punta del catéter se situa por debajo de la bifurcación, o inyectamos el contraste a través de una aguja situada en la arteria femoral. En ambos estudios el paciente está en supino. Con las piernas en rotación interna de 30. Se deben incluir en la placa desde las arterias renales hasta los tobillos. El flujo a través de las arterias puede variar desde 10 segundos hasta 30 o más. Así, de forma general, se crea un bolo continuo de contraste con una velocidad de inyección de 13 ml/segundo hasta un total de 80 ml.

1.1.5. Flebografía central, visceral y periférica

- Flebografía central: El paciente se coloca en decúbito supino tanto para la proyección AP monoplana como para las proyecciones biplanas. Si colimamos el haz de radiación sobre la vena cava, vamos a ganar en calidad de imagen, pero podemos perder en visualización de las venas periféricas. De todas formas, cuando se inyecta el contraste en una estructura venosa central puede que no se opacifiquen las venas periféricas que se anastomosan con ella.
- Flebografía de la cava superior: Se llama cavografía superior, el medio de contraste se puede inyectar por distintas vías, bien con un catéter colocado en la vena axilar o en la subclavia, bien con una aguja o catéter introducido en una vena de la fosa antecubital. En las imágenes, que se realizan con la respiración suspendida al final de la fase inspiratoria, debemos incluir la subclavia, la zona central y superior del tórax con la cava superior y la aurícula derecha. Con catéter se introduce de 30 a 50 ml de contraste a una velocidad de 10 a 15 ml/segundo y se toman placas en AP y lateral a razón de 1 o 2 por segundo durante 5 a 10 segundos. La utilidad fundamental de la cavografía superior es descartar trombos u oclusión de la cava superior.
- Flebografía de la cava inferior: En este caso la inyección del contraste se realiza con un catéter a través de la vena femoral y colocado en la vena ilíaca común

o en la parte baja de la cava inferior. Se introducen unos 50 ml de contraste a 25 ml/ segundo y se realizan (con la respiración suspendida al final de la espiración) 2 radiografías por segundo durante 4 a 8 segundos en los dos planos. Al igual que en la cavografía superior, la utilidad de la cavografía es descartar trombos u oclusión, en este caso de la cava inferior.

- Flebografía visceral selectiva: cuando queremos tomar muestras de sangre, medir la presión sanguínea a través del catéter o simplemente obtener una óptima visualización realizaremos la cateterización de algunas venas viscerales. De lo contrario podremos visualizarlas tomando imágenes tardías tras la inyección de la arteria visceral correspondiente.
- Flebografía hepática: Se introduce un catéter a través de alguna vena del miembro superior (también la femoral) hasta colocarlo en la vena hepática. Se toman imágenes AP y con la respiración suspendida al final de la fase espiratoria. Se inyectan hasta 30 ml de contraste a una velocidad de 10 ml/segundo y se obtiene i placa por segundo durante 8 segundos. La flebografía hepática se utiliza para descartar estenosis de la vena hepática.
- Flebografía renal: Se cateteriza alguna vena del miembro superior hasta legar a la vena renal (también la femoral). Las radiografías se realizan al final de la espiración y con el paciente en decúbito supino para obtener imágenes AP monoplanas. Se inyectan 16 ml de contraste a razón de 8 ml/segundo y se toman 2 imágenes por segundo durante 4 segundos. Se suele utilizar para descartar trombosis de las venas renales.

1.1.6. Flebografía periférica

- Flebografía del miembro superior: La inyección de contraste se realiza a través de una aguja o catéter colocado en una vena superficial del codo o la muñeca. El paciente está en AP con la mano en supinación. Las imágenes deben incluir los vasos desde la muñeca o el codo hasta la vena cava superior. Se hacen torniquetes cerca de la muñeca y el codo para que el contraste llegue a las venas profundas. Se inyectan 40 a 80 ml de contraste a una velocidad de 1 a 4 ml/segundo, dependiendo de que sea a través de una aguja o catéter. Se toman imágenes con intervalos de pocos segundos entre las exposiciones, hasta visualizar todos los tramos vasculares. Se utiliza para descartar trombosis.
- Flebografía del miembro inferior: El contraste se inyecta directamente a través de una aguja colocada en una vena superficial del pie. El paciente puede estar en decúbito supino, aunque es mejor colocado sobre una mesa basculante a 45º. Se colocan torniquetes cerca del tobillo y la rodilla para que el contraste llene las venas profundas de la pierna. Se toman imágenes AP con la pierna en rotación interna de 30º empezando por el tobillo y terminando con el relleno de la cava inferior. Se inyectan de 50 a 100 ml de contraste a una velocidad de 1 o 2 ml/segundo y se toman imágenes seriadas a intervalos de entre 5 y 10 segundos. Es útil para descartar trombosis de las venas profundas de la pierna.

1.2. Angiografía cerebral

1.2.1. Aspectos generales

Habitualmente se utiliza un catéter a través de la arteria femoral para llegar a los vasos braquiocefálicos y cerebrales, aunque en determinados casos se cateteriza una arteria braquial o axilar. La colocación del catéter se realiza bajo control fluoroscópico. Además de la cateterización también podemos visualizar toda la circulación cerebral por punción e inyección directa de la arteria carótida común izquierda y por inyección retrógrada en la braquial derecha.

El examen se realiza bajo condiciones estériles, anestesia local y sedación del paciente, en secuencia rápida biplana y con inyección automática del contraste. Como norma general en los vasos cerebrales se inyectarán de 5 a 9 ml/ segundos. Durante 1 o 2 segundos y se realizarán: placa sin contraste, fase arterial o precoz, fase parenquimatosa o capilar y fase venosa. En total el estudio completo puede ser de 7 a 10 segundos.

La cabeza del paciente una vez posicionada correctamente debe quedar inmovilizada tanto para la arteriografía carotidea como para la arteriografía vertebral.

1.2.2. Arteriografía carotidea

Proyecciones:

- Lateral: Paciente en decúbito supino centrado con la placa, el plano superior medio y la línea infraorbitomeatal serán perpendiculares a la mesa. El rayo central es horizontal y se dirige a un punto situado por encima del pabellón auricular y a mitad de distancia entre la frente y el occipucio.
- AP supraorbitaria: El paciente en decúbito supino de forma que el PSM (plano sagital medio) y la línea infraorbitomeatal son perpendiculares a la mesa. El rayo central se dirige con angulación caudal, paralelo a la línea que forma el suelo de la fosa anterior de la base del cráneo. De esta forma se visualizan los vasos por encima de la fosa craneal anterior.
- Oblicua supraorbitaria: partiendo de la misma posición del anterior, se gira la cabeza 30 º en dirección contraria al lado de la inyección. El rayo central va en la misma dirección que en la proyección anterior.
- AP transorbitaria: Paciente en decúbito supino con la cabeza de forma que el PSM y la línea infraorbitomeatal queden perpendiculares a la mesa. El rayo central que tiene una angulación craneal de 20 º y se dirige a través del centro de la órbita. Se visualiza la arteria cerebral media y sus principales ramas a través de la cavidad orbitaria.
- Oblicua transorbitaria: A partir de la posición anterior se gira la cabeza 30º en dirección contraria al lado de la inyección. El rayo central que tiene una angulación craneal de 20 º entra por el centro de la órbita más alejada de la mesa. Se visualiza la bifurcación de la carótida interna y las arterias cerebral media y comunicante anterior a través de la órbita.

- Axial AP: El paciente se coloca en decúbito supino con la cabeza de forma que el PSM y la línea infraorbitomeatal queden perpendiculares al tablero. El rayo central se dirige a un punto situado a unos 8 cm por encima del nasion, con una angulación caudal de 30º. Es útil para evaluar en profundidad el desplazamiento de los vasos.
- Axial oblicua: Partiendo de la posición del paciente y del rayo central de la proyección anterior, se rota la cabeza hacia el lado contrario al de la inyección de 35 a45 º. Tiene la misma utilidad que la proyección axial AP.

1.2.3. Arteriografía vertebral

Proyecciones:

- Lateral: El paciente se encuentra en decúbito supino con la cabeza colocada sobre un soporte, de forma que quede centrada con la placa que está en posición vertical. El PSM y la línea infraorbitomeatal quedan perpendiculares a la mesa. El rayo central es horizontal y se dirige sobre la apófisis mastoides, en un punto situado 1 cm por encima y 2 cm por detrás de MAE (meato auditivo externo).
- Axial AP: con el paciente en supino y la cabeza de forma que el PSM y la línea infraorbitomeatal sean perpendiculares al tableo, dirigimos el rayo central hacia un punto situado a unos 8 cm del nasion con una angulación caudal de 30 a 35 º.
- Submentovertical: El paciente se encuentra en decúbito supino con el cuello en hiperextensión, el PSM es perpendicular a la mesa. El rayo central se dirige a la línea media y formando un ángulo recto con la línea infraorbitomeatal.

1.2.4. Angiografía del cayado aórtico

Cuando se estudian lesiones ateroscleróticas de los vasos braquiocefálicos, se comienza valorando la parte extracraneal de los mismos, mediante la colocación de un catéter de orificios múltiples en el cayado de la aorta, a través del cual se realiza la inyección del contraste.

Con el paciente en posición OPD y el mentón elevado de forma que su sombra se superponga en la placa con la base del occipital, se obtienen imágenes oblicuas biplanas simultáneas.

Se inyectan entre 60 y 70 ml de contraste a una velocidad de 30 a 35 ml/ segundos. Y se realizan de 2 a 3 placas por segundo en cada plano durante 4 segundos.

1.3. Sustracción fotográfica

La sustracción fotográfica consiste en sustraer (anular) la imagen de las estructuras óseas de la radiografía de una zona corporal en la que se visualizan los huesos y los vasos sanguíneos opacificados con un medio de contraste (angiografía). Así, la finalidad de esta técnica es definir mejor los vasos que tienen un producto de contraste en su interior y eliminar de la imagen las estructuras óseas que están superpuestas a ellos.

Se define film cero o de control a la placa realizada antes de la inyección de contraste, es imprescindible que el paciente no se mueva entre esta placa y el estudio con contraste.

Se denomina film inverso o máscara positiva a la placa duplicada en tonos invertidos de la imagen radiográfica (lo blanco aparece negro y lo negro aparece blanco).

Definimos como registro a la superposición exacta de una imagen sobre la otra. El film final o film de impresión con sustracción es el que se utiliza para realizar las impresiones fotográficas de la imagen sustraída final.

2. ANGIOGRAFÍA CON SUSTRACCIÓN DIGITAL

La angiografía con sustracción digital (ASD) es una técnica que utiliza la imagen de RX registrada digitalmente para producir imágenes de sustracción del sistema cardiovascular.

En la sala de ASD es habitual encontrar tanto el sistema de film convencional como el digital, y el equipo de fluoroscopia que funciona de forma convencional. El sistema de ASD está formado por tres grandes bloques: Sala de exploraciones, sala de ordenador y sala de control.

En la sala de exploraciones se encuentra el aparato emisor de rayos X, el intensificador de imagen, la cámara de televisión y un monitor de video que se coloca junto al monitor fluoroscópico. La sala de ordenador contará con un digitalizador y un procesador de imágenes. En la sala de control se encuentra la consola del operador desde donde se controla el ordenador y los factores técnicos que intervienen en el proceso de ASD, el monitor del ordenador, un monitor de video (como el de la sala de exploración) donde se muestran las imágenes de sustracción en tiempo real y una cámara multiformato o un reproductor de imágenes láser para obtener copias permanentes de la exploración realizada.

En ASD se utiliza un inyector automático de contraste, la vía de inyección puede ser intraarteria o intravenosa. La inyección por vía intravenosa es de 40 a 50 ml de contraste yodado hidrosoluble a razón de 20 ml/segundo. En vía intraarterial es de 15 a 20 ml con una velocidad de inyección de 10 ml/segundo.

Una vez terminado el estudio angiográfico con el paciente se realiza el postproceso de la imagen, cuya finalidad es visualizar mejor las estructuras objeto de la exploración.

2.1. Preparación del paciente para una arteriografía

No puede tomar alimentos sólidos desde la noche antes, sin embargo puede tomar agua o infusiones hasta dos horas antes del comienzo de la prueba.

Siga tomando sus medicamentos habituales con pequeños sorbos de agua a menos que su médico diga lo contrario.

Si es alérgico indíquelo al personal que le atiende.

Debe estar ingresado desde la tarde anterior a la prueba.

Dejar todos los objetos personales en la habitación así como prótesis dentales.

Tras la prueba deberá permanecer en reposo hasta la mañana siguiente con la pierna estirada.

Preparación del paciente para flebografía.

No tome alimentos sólidos desde la noche anterior a la prueba si embargo puede tomar pequeños sorbos de agua o infusión hasta dos horas antes del comienzo.

Siga tomando sus medicamentos a menos que su médico diga lo contrario.

Comunique al personal si es alérgico.

2.2. Información al paciente

Sentirá el dolor propio de una punción en la piel, que será más o menos molesta según la zona de que se trate. En el caso de punción de una vena profunda esta se hará después de haber anestesiado la piel en la región elegida como vía de abordaje (ingle, cuello, etc.),ésta estará como adormecida y no sentirá dolor. Solo le molestará levemente en el momento de poner dicha anestesia local. Sentirá calor en el momento de entrar en contraste, al realizar las radiografías, raramente es doloroso y pasa en unos segundos.

Tema 41

Exploración radiológica del Aparato Digestivo. Técnica radiográfica simple. Proyecciones más comunes. Contrastes. Estudios con contrastes

Rodio ediciones

Índice esquemático

1. EXPLORACIÓN RADIOLÓGICA DE EL APARATO DIGESTIVO

El aparato digestivo es el encargado de suministrar al organismo agua, electrólitos, y sustancias nutritivas, a diario. Así que los alimentos son transportados a lo largo de un tubo digestivo a una velocidad que permite su digestión y absorción.

Forman parte del aparato digestivo el tubo digestivo y las glándulas anejas a él.

El tubo digestivo tiene entre 8 -10 metros de longitud y se encuentra dividido en: cavidad bucal, faringe, esófago, estómago, intestino delgado e intestino grueso.

Las glándulas anejas que ayudan a hacer la digestión de los alimentos son: las glándulas salivares, el hígado y el páncreas.

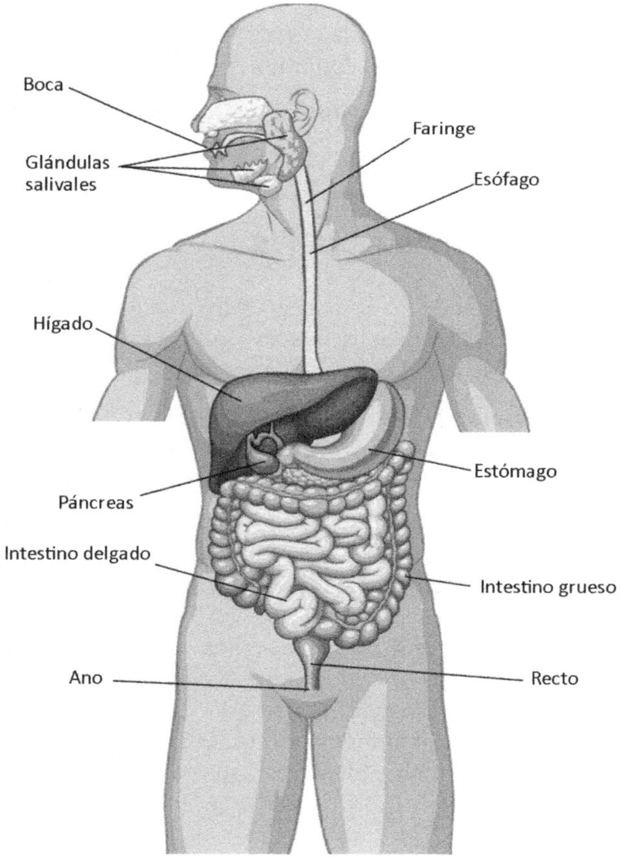

En la exploración de aparato digestivo simple, sin contraste, tiene que haber una mayor diferenciación posible de órganos de la cavidad abdominal, para lo cual, se utilizara técnica de bajo kilovoltaje.

En la exploración debe de estar incluida desde las cúpulas diafragmáticas a la sínfisis del pubis.

El paciente estará en decúbito supino y el tubo de rayos x a una distancia de un metro.

El abdomen simple en decúbito supino es la primera proyección en el estudio radiológico del abdomen y es una técnica preliminar a las exploraciones con contraste como urografías, enemas opacos, etc.

2. CONTRASTES

Cuando se realiza una exploración radiológica para visualizar un órgano o parte del cuerpo, que no presenta en su estado natural ninguna diferencia de absorción con lo que le rosea, este se debe de llenar con algún producto que produzca contraste para producir diferencias en la atenuación de los rayos x, y así obtener una imagen en la que el órgano se pueda diferenciar del conjunto.

Los medios de contraste utilizados normalmente en radiología diagnostica se clasifican en negativos o positivos.

2.1. Medios de contraste negativo

Se utiliza normalmente el aire o el oxígeno puro, tiene una densidad menor que las estructuras adyacentes y absorben menos rayos x, por lo tanto en las exploraciones aparecen como sombras oscuras.

Se emplean en los exámenes gastrointestinales insuflando aire por vía rectal para los estudios de colon o administrando por vía oral un producto efervescente como es el bicarbonato sódico o el dióxido de carbono para el tracto superior del aparato digestivo.

2.2. Medios de contraste positivo

Los productos de contraste positivo son aquellos que contienen sustancias de números atómicos elevados y que se dividen de las partes blandas por su mayor absorción de los rayos x. Estas sustancias suelen estar compuestas por sustancias con compuestos de yodo o bario cuyo número atómico es 53 o 56 respectivamente y en las exploraciones presentan una sombra blanca característica.

2.2.1. Sulfato de bario

Es una sal inorgánica inerte del elemento químico bario radiopaco.

Además para mejorar sus características físico-químicas y organolépticas se le añade para aumentar su viscosidad metilcelulosa, carboximetil celulosa, gomas, pectinas, etc., antiespumantes como la silicona y edulcorantes y saborizantes para mejorar su sabor. Y por último conservantes para evitar ser contaminado por hongos o bacterias.

Es el contraste de elección en el estudio del tubo digestivo por su opacidad, así como porque no es toxico ni irritante para la mucosa digestiva.

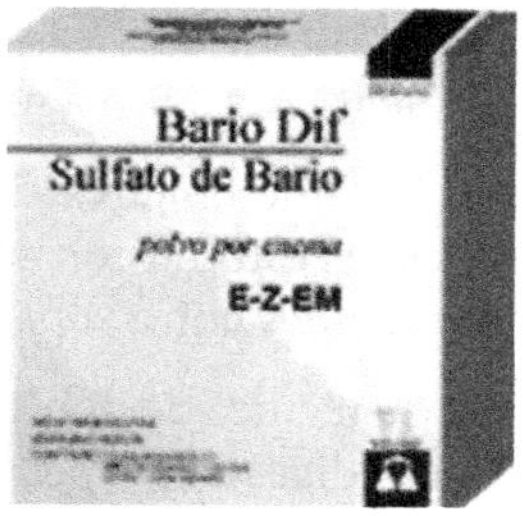

La velocidad de transito del bario dependerá de la concentración del bario que lo hará más lento, sin embargo si tiene gran cantidad de aditivos como la sacarina hará que la velocidad del tránsito sea más elevada. Debemos de tener en cuenta para estudio radiológicos posteriores que el bario no se elimina completamente hasta pasados 8 días.

2.2.2. Compuestos yodados

Se emplean sobre todo para el estudio radiológico del tracto biliar tras una inyección intravenosa.

También se emplean por vía oral para el estudio de fistulas digestivas, ulceras perforadas, fugas en suturas, fallos de anastomosis en los postoperatorios inmediatos.

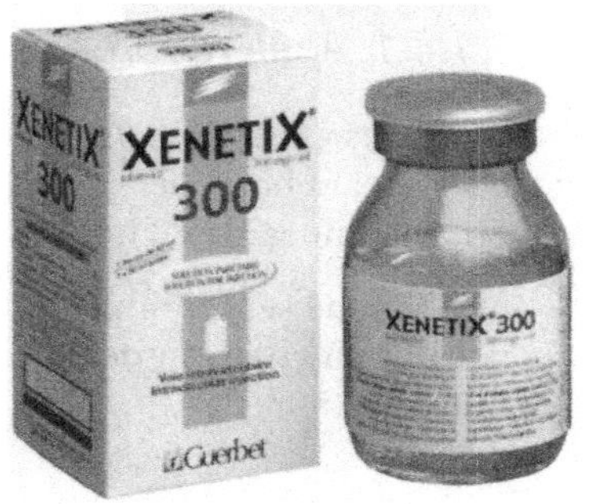

Presentan algunos problemas ya que no se adhiere a la mucosa del tracto digestivo y se diluye por ósmosis. No se puede emplear en procesos diarreicos, ni con niños y lactantes o en casos de oclusión intestinal. Tampoco se pueden emplear con pacientes con hipertiroidismo.

3. ESTUDIOS CON CONTRASTE

3.1. Tipos de estudios

3.1.1. Estudio de la mucosa

Se utiliza un bario de alta densidad que penetre e impregne todos los pliegues mucosos.

La mucosa del colon se valorara en la fase post-evacuación de un enema opaco

3.1.2. Estudio simple mediante repleción total

Una vez llenado el segmento hueco correspondiente del tubo digestivo, con la papilla de bario, podremos visualizar la luz de dicho segmento, pero no sus paredes.

Con este estudio se puede observar los pólipos, neoplasias, nichos ulcerosos, divertículos y las relaciones del tubo digestivo con los órganos adyacentes.

3.1.3. Estudio con doble contraste

Se utiliza tanto a nivel del tracto digestivo superior como a nivel del colon.

Permite objetivar lesiones de pared mínimas o incipientes, no visualizables mediante el estudio con contraste único, ya que el doble contraste diferencia muy bien las densidades entre la pared gastrointestinal y la luz de los segmentos.

La técnica de doble contraste se emplea más en los estudios de colon que en los del tracto digestivo superior.

3.1.4. Técnicas farmacodinámicas

Consiste en el empleo de fármacos que actúen sobre la distensión o la motilidad del tubo digestivo.

3.1.4.1. Aceleradores del tránsito

El más usado es la metoclopramida que acelera el vaciado del estómago hipotónico, o sirve para hacer el despistaje de una estenosis pilórica orgánica, ya que aumenta el peristaltismo gástrico que favorece el vaciamiento gástrico

No debe de ser administrado en el caso del estudio del intestino delgado, ya que provoca fragmentación del bario, lo que se confundiría con un síndrome de malabsorción intestinal.

3.1.4.2. Enlentecedores del tránsito

Se usa en el despistaje entre estenosis orgánica y funcional, sobre todo en los estudios de colon con enema opaco.

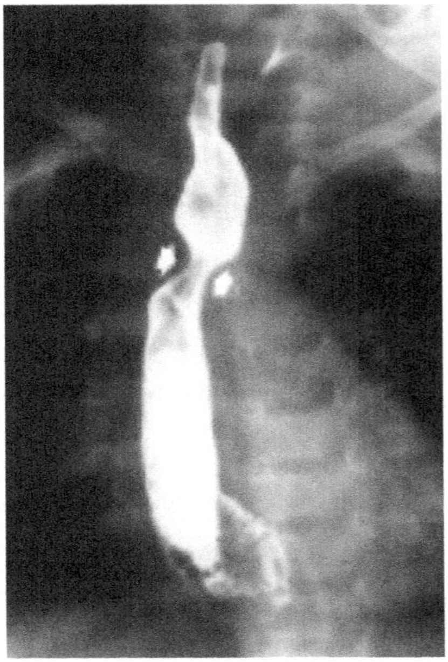

3.2. Estudios con contraste del tracto digestivo superior

Hacemos un estudio dinámico del mismo, se da contraste al paciente y con cada toma de bario se abre la luz del esófago y se realiza radiografía.

3.2.1 Esofagograma

Es el estudio con bario del esófago.

Se llena el esófago de contraste desde la parte inferior del cuello hasta la unión con el estómago (cardias)

El Esofagograma debe realizarse cuando hay una patología concreta de esófago como puede ser sospecha de varices, ya que el estudio sino formaría de una serie compuesta por esófago-estomago-duodeno.

Se le hace proyecciones en AP o PA, en oblicua y en lateral, procurando elevar los brazos para que estos no impidan la visión del esófago.

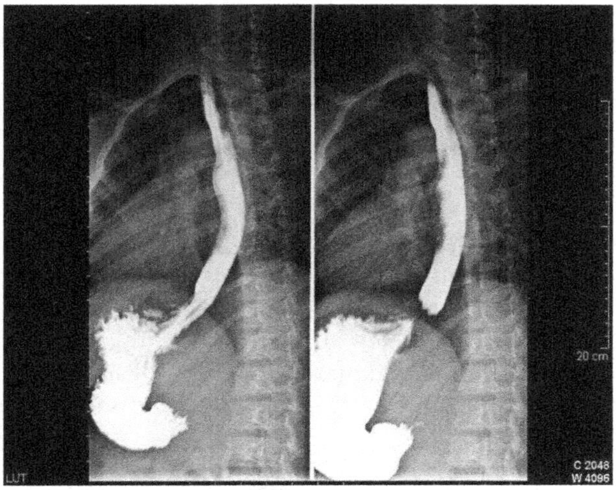

3.2.2. Tránsito esofagogastroduodenal

Se trata del estudio del esófago, estómago y duodeno.

Existen dos sistemas de hacerlo con contraste simple (bario) o con contraste doble (bario y aire).

En cada hospital, en cada tipo de exploración hay un protocolo que se debe emplear, pero a modo de ejemplo exponemos aquí una serie pautada de radiografías.

3.2.2.1. Transito esofagogastroduodenal con contraste simple

PA en bipedestación en la que se ve el tipo y la posición del estómago.

Lateral izquierda en bipedestación para estudiar el espacio retrogástrico izquierdo.

PA en decúbito supino con angulación craneal de 35 grados para ver las superficies gastroduodenales en el plano frontal.

Estudio seriado en decúbito en OAD para delimitar el canal pilórico y el bulbo duodenal.

Lateral derecha para observar el perfil del asa duodenal y estudiar el ángulo de Treitz (unión duodenoyeyunal).

Seriada en decúbito en OPI para demostrar el fundus gástrico.

Descenso de la cabeza de la mesa unos 20-30 grados para demostrar la existencia de hernias hiatales.

Descenso de la cabeza de la mesa unos 10-15 grados rotando el paciente hacia la derecha para ver la unión gastroesofágica que aparece de perfil y el reflujo gastroesofágico.

3.2.2.2. Transito esofagogastroduodenal con doble contraste

Después del estudio con contraste simple, el radiólogo determina este estudio y las proyecciones pertinentes.

3.3. Estudios con contraste del tracto digestivo inferior

3.3.1. Transito del intestino delgado

Es el estudio del intestino delgado (yeyuno e íleon), hasta la zona ileocecal, con especial de la última asa ileal o íleon terminal, ya que es una zona de frecuentes e importantes patologías.

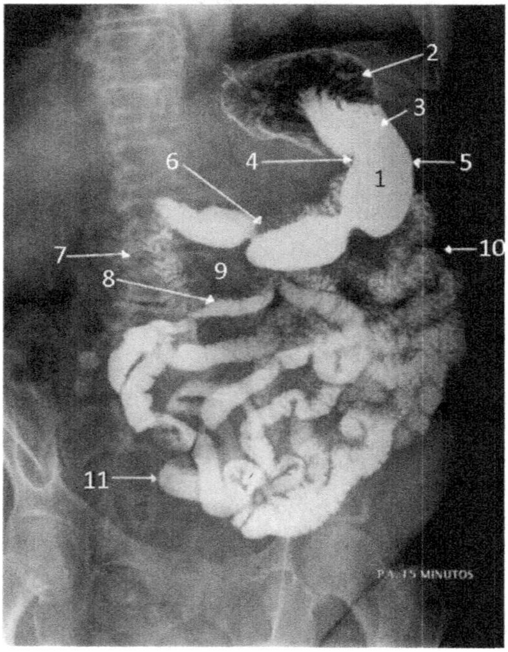

1. Cuerpo gástrico.
2. Fórnix (fundus) gástrico.
3. Pliegues gástrico.
4. Curvatura menor del estómago.
5. Curvatura mayor del estómago.
6. Antro
7. 2ª porción descendente duodenal.
8. 3ª porción duodenal.
9. 4ª porción duodenal.
10. Yeyuno: patrón normal (plumas) de los pliegues mucosos.
11. Ileon: patrón mucoso relativamente atípico en colapsos.

El paciente toma la papilla de bario oralmente y las imágenes se obtienen en decúbito supino.

Primero se hace una radiografía inmediata, posteriormente a los 15 minutos y así sucesivamente a los 15 o 30 minutos dependiendo de los hallazgos.

El estudio puede llegar a durar varias horas.

Las radiografías van marcadas con una señal de tiempo.

La exploración se da por terminada cuando aparece bario en el ciego y hemos estudiado la válvula ileocecal o de Bauhin.

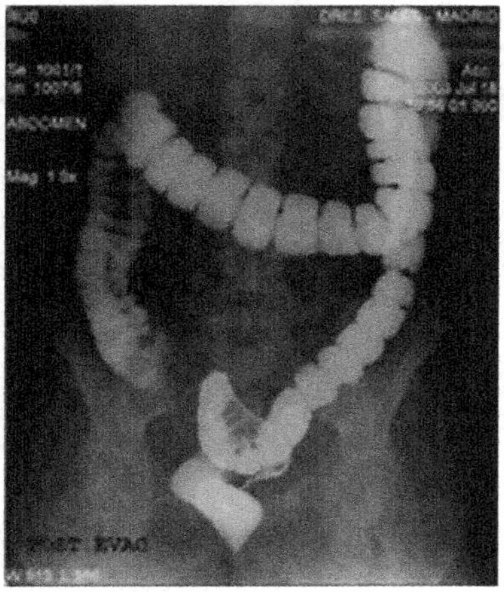

3.3.2. Enema Opaco

Es el estudio con contraste de bario de todo el colon, desde el recto hasta el ciego. Se puede hacer con un enema opaco simple o con doble contraste.

3.3.2.1. Enema opaco simple

Dependiendo de lo que se quiera ver y de los criterios del hospital y del radiólogo se hará normalmente lo siguiente:

- Lateral izquierda o derecha para valorar la zona rectosigmoidea.
- AP con 30-40 grados de inclinación craneal para visualizar la zona rectosigmoidea.
- OAI con angulación de 35-45 grados para valorar el ángulo esplénico y colon descendente.
- OAD con angulación de 35-45 grados para valorar el ángulo hepático, colon ascendente y región sigmoidea.
- AP de abdomen en decúbito supino para visualizar el colon.
- AP de abdomen en decúbito supino post-evacuación para ver la mucosa del colon.

3.3.2.2. Enema opaco con doble contraste (Técnica de Fischer)

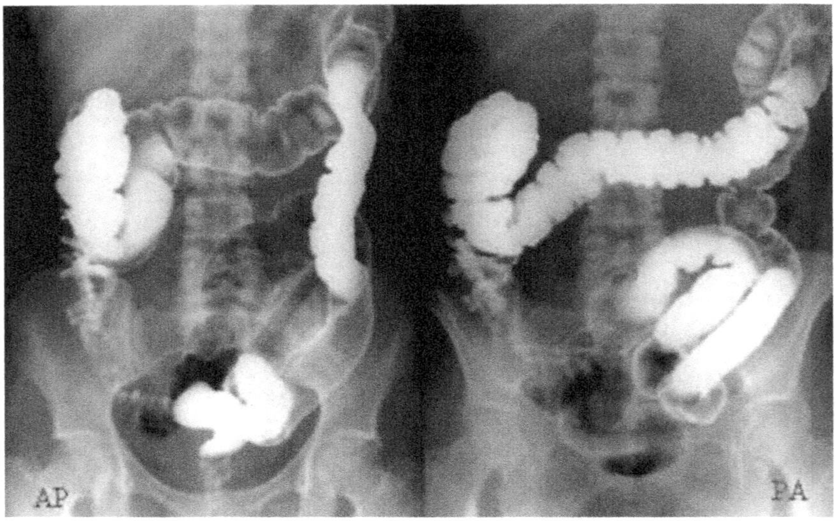

Se utiliza para valorar alteraciones de la mucosa y para visualizar la existencia de pólipos.

Consiste en la inyección y evacuación de una suspensión de sulfato de bario seguida por insuflación del intestino con aire a poca presión.

Generalmente se realiza después de un contraste simple de enema opaco.

El protocolo seria el siguiente:

- AP de abdomen en decúbito lateral derecho con rayo horizontal.
- AP de abdomen en decúbito lateral izquierdo con rayo horizontal.
- AP de abdomen en bipedestación.
- El facultativo determina si hay alguna exploración más.

3.4. Estudio radiológico de la vesícula y las vías biliares

Estos estudios radiológicos están en franca regresión actualmente con la introducción de ecografías y otros métodos más eficaces, como la Resonancia Magnética.

Las exploraciones del tracto biliar se emplean para determinar la función hepática (capacidad del hígado de eliminar el contraste del torrente circulatorio y excretarlo por la bilis), para valorar la permeabilidad y el estado de los conductos biliares y comprobar la capacidad de concentración y vaciado de la vesícula biliar.

Se detectan lesiones como neoplasias, cálculos biliares, estenosis, etc.

3.4.1. Colecistografia oral

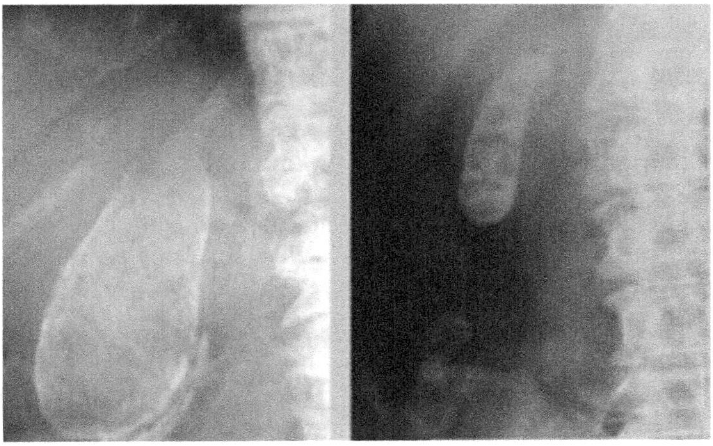

Es el estudio radiológico de la vesícula biliar opacificada por un medio de contraste suministrado por vía oral.

Al paciente se le prepara con dieta pobre en residuos y exenta de grasas durante el día anterior a la exploración.

El intestino debe de quedar libre de gases y heces para poder bien la vesícula, la noche antes de la exploración se hace cena ligera y tras ella se administra contraste yodado hidrosoluble por vía oral(10-12 horas antes de la exploración para obtener la máxima concentración en la vesícula biliar)

Las proyecciones a realizar son decúbito supino, prono, prono OAI, bipedestación.

3.4.2. Colangiografia intravenosa

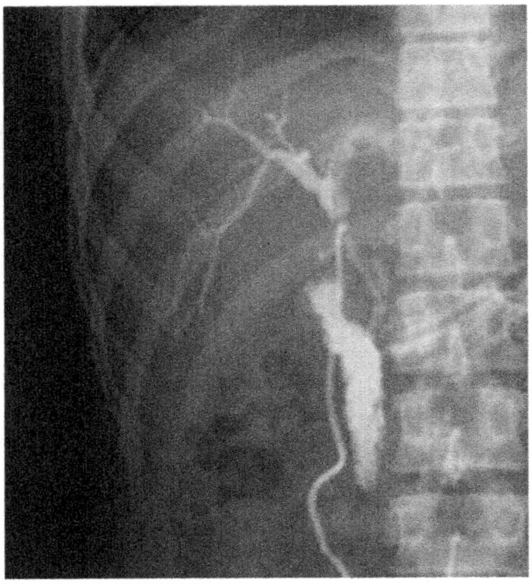

Es el estudio de las vías biliares mediante una inyección intravenosa de un medio de contraste yodado hidrosoluble.

Se utiliza en pacientes colecistomizados, o que no estén colecistomizados pero que no se le pueda realizar la prueba de contraste oral.

Al paciente se le limpia el colon mediante laxantes, dieta restringida y enemas de limpieza.

Primero se le realiza un abdomen en decúbito supino antes del contraste.

Después se coloca el paciente en OPD y se le inyecta el contraste y se le hacen radiografías cada 10 minutos hasta obtener una buena visualización de vías biliares, lo cual se produce a los 30-40 minutos de la inyección de contraste.

En pacientes no colecistomizados, la vesícula biliar se suele hacer visible en unos 30 minutos, pero la opacificación máxima no se obtiene hasta las 2 horas del contraste.

3.4.3. Colangiografia transhepática percutánea (CTP)

Es el estudio de las vías biliares mediante una inyección directa de contraste en los canalículos biliares, esta inyección se realiza mediante punción percutánea del hígado con una aguja de Chiba.

Se utiliza en pacientes con ictericia cuando mediante un tac o ecografía se observa que el sistema de conductos esta dilatado, pero no se sabe la etiología de la obstrucción.

La CTP se utiliza con capacidad terapéutica al colocarle al paciente un catéter de drenaje de la ictericia obstructiva.

El paciente se coloca en decúbito supino, el lado derecho se le prepara quirúrgicamente, la aguja se le introduce a través del noveno espacio intercostal hasta el hilo hepático y se le inyecta el contraste, mediante flouroscopia se ve cuando se rellenan los conductos biliares.

Una vez lleno los conductos biliares se realizan algunas radiografías seriadas.

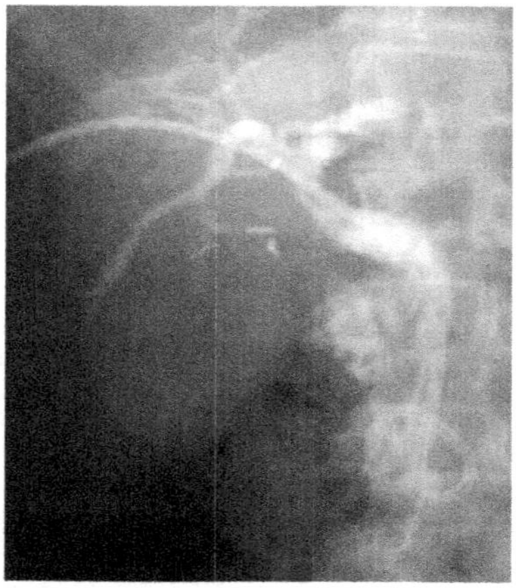

Drenaje biliar externo-interno derecho

3.4.4. Técnica de drenaje biliar y extracción de cálculos

Cuando mediante TAC, eco o CTP se diagnostica una dilatación de las vías biliares se puede pensar en la colocación de un catéter de drenaje biliar.

Se introduce una aguja más gruesa que la aguja de Chiba por la pared lateral del abdomen hasta la vía biliar.

El catéter puede servir como drenaje o puede usarse para intentar extraer pequeños cálculos retenidos, mediante control flouroscópico y el uso de una cesta y un pequeño catéter de balón.

3.4.5. Colangiografía intraoperatoria

Es una técnica que se ha convertido en parte integral de la cirugía del tracto biliar y se utiliza para estudiar la permeabilidad de los conductos biliares, el estado funcional del esfínter de la ampolla de Váter y para detectar posible presencia de cálculos que no se hacen evidentes a la palpación.

Después de resecar la vesícula biliar el cirujano introduce 20-30 ml de contraste en el colédoco.

El anestesista controla los periodos de apnea y se hacen radiografías al principio, al final y pasados 3 minutos después de la inyección de contraste.

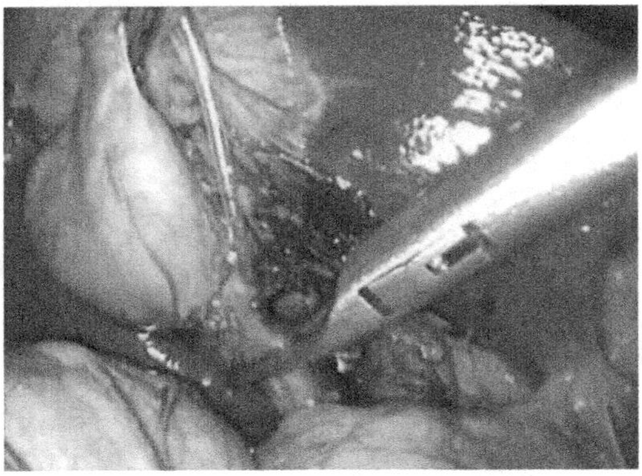

3.4.6. Colangiografía con tubo en T

Consiste en la exploración del tracto biliar a través de un tubo en T colocado en el conducto biliar para un drenaje postoperatorio.

Se utiliza para estudiar la permeabilidad de los conductos biliares, el estado funcional del esfínter de la ampolla de Váter y para detectar posible presencia de cálculos que no se hacen evidentes a la palpación.

La preparación del paciente para la exploración, consiste en pinzar el tubo de drenaje el día previo a para que se rellene de bilis.

El medio de contraste utilizado será yodado hidrosoluble y se recomienda que su densidad no supere el 25-30% para que los cálculos pequeños no queden oscurecidos con una concentración mayor.

El paciente se coloca en OPI, el radiólogo le inyecta el contraste con control flouroscopico y se toman radiografías seriadas del mismo.

3.4.7. Colangiopancreatografia retrograda endoscópica (CPRE)

Es una técnica que se utiliza para diagnosticar la patología biliar y pancreática, y es útil cuando las vías biliares no están dilatadas y no hay obstrucción en la ampolla de Váter.

La CPRE se realiza mediante un endoscopio introducido por la boca hasta el duodeno con control flouroscopico, previa anestesia del paciente.

Una vez localizada la ampolla de Váter se introduce una pequeña cánula a través del endoscopio y se inyecta el contraste.

Se toman radiografías del paciente en oblicuo a criterio del facultativo.

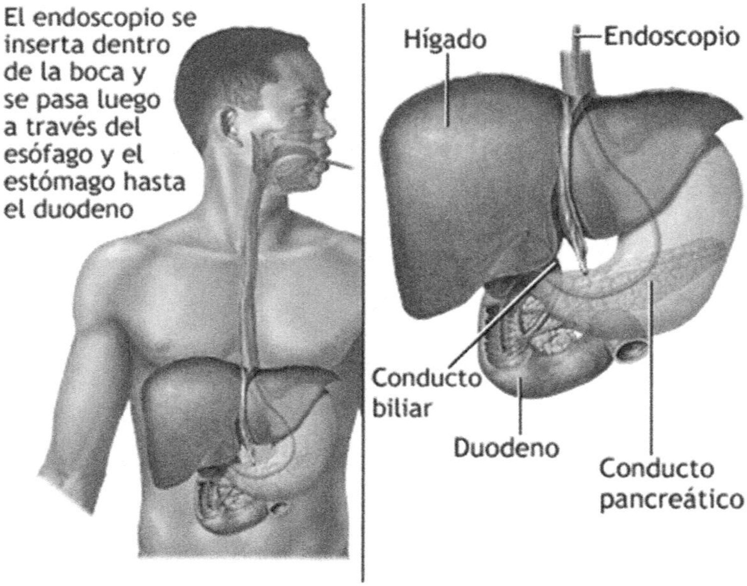

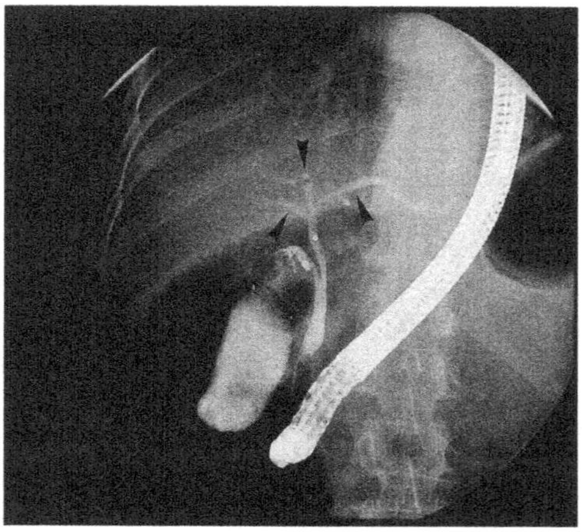

Tema 42

Exploración radiológica del Aparato Urinario. Técnica radiográfica simple. Proyecciones más comunes. Contrastes. Estudios con contrastes

eRodio ediciones

Índice esquemático

1. EXPLORACIÓN RADIOGRÁFICA DEL APARATO URINARIO

El aparato urinario está formado por los riñones, los uréteres, la vejiga y la uretra.

La principal función de los riñones es la regulación del equilibrio hidrolectrolítico y la excreción de los productos de desecho del metabolismo proteico.

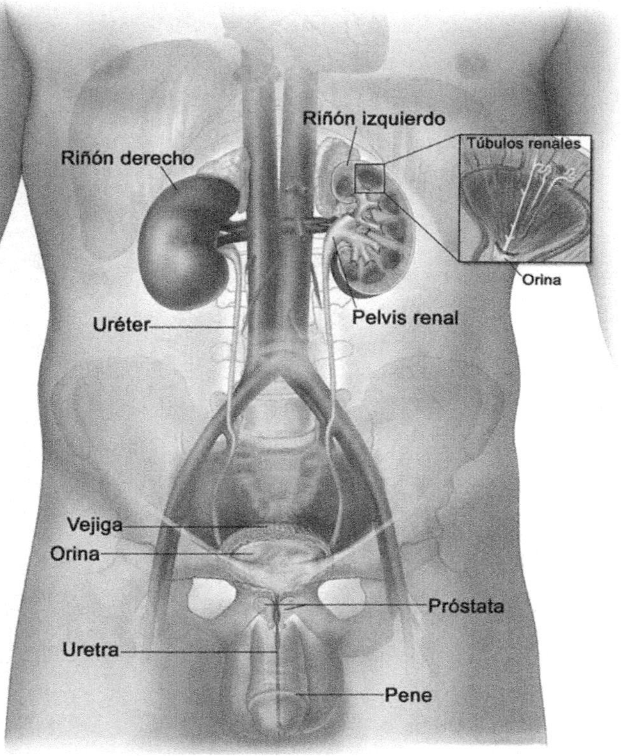

A través de los uréteres, la vejiga y la uretra se evacua la orina que han formado los riñones para eliminar sustancias de desecho.

Los riñones son dos órganos situados en el retroperitoneo que se extienden desde la D12 hasta la L3. El riñón derecho esta situado 2 cm más abajo que el izquierdo debido a la situación del hígado. Miden aproximadamente 10 cm de largo por 5 cm de ancho por 2,5 cm de grosor y pesan aproximadamente 120 gramos.

Los uréteres son dos tubos musculares estrechos de unos 25-30 cm de longitud que llevan la orina desde la pelvis renal hasta la vejiga. Se dividen en varias porciones como son la abdominal, la pélvica y la intramural.

La vejiga es un saco musculomenbranoso que se sitúa en el espacio abdominal limitado por el pubis y el recto, donde se va acumulando la orina que verten los uréteres regular y rítmicamente. La capacidad de la vejiga oscila entre 200 ml y 600ml.

La uretra es la última parte del sistema urinario y es el conducto excretor de la vejiga. En el hombre presenta 4 porciones que son: intramural, prostática, diafragmática y esponjosa.

El estudio del aparato urinario comprende numerosas técnicas en las que se usa algún medio de contraste, pero no hay que olvidar nunca la radiografía simple de abdomen como placa preliminar a cualquier estudio.

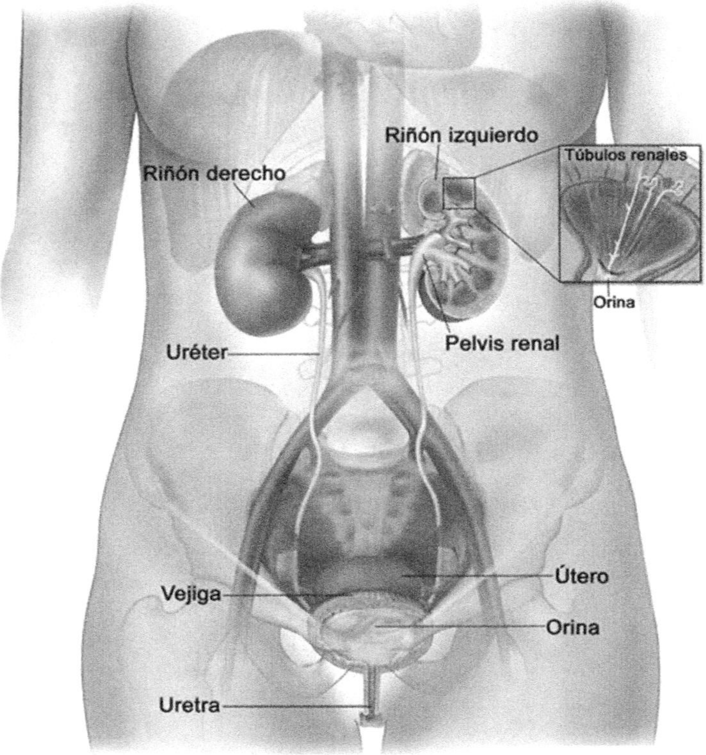

El contraste usado sera el yodo hidrosoluble.

Ademas de la preliminar placa de abdomen en decúbito supino, se puede realizar la AP de abdomen en bipedestación que nos puede demostrar la movilidad de los riñones o bien una proyección lateral u oblicua para determinar la localización de una masa tumoral o llegar a un diagnóstico diferencial entre cálculos renales y vesiculares.

Fundamentalmente en una placa simples buscaran imágenes de densidad anormal, ya sean en el aparato urinario o sean extraurinarias.

Las estructuras que deben de verse son: esqueleto, gases intestinales, partes blandas (calcificaciones, masas), músculos psoas, riñones, vejiga, uretra y próstata.

También la placa simple sirve para ver si la preparación del paciente ha sido buena para el estudio de contraste.

2. ESTUDIOS CON CONTRASTE

2.1. Urografía intravenosa

Esta exploración se realiza mediante la inyección intravenosa de yodo hidrosoluble que es eliminado selectivamente por el riñón y que permite la opacificacion de la orina, la visualización del parénquima renal y de las vías excretoras.

La dosis de contraste variara entre 30-100ml según criterio del radiólogo. En niños y lactantes la dosis varia según el peso y la edad.

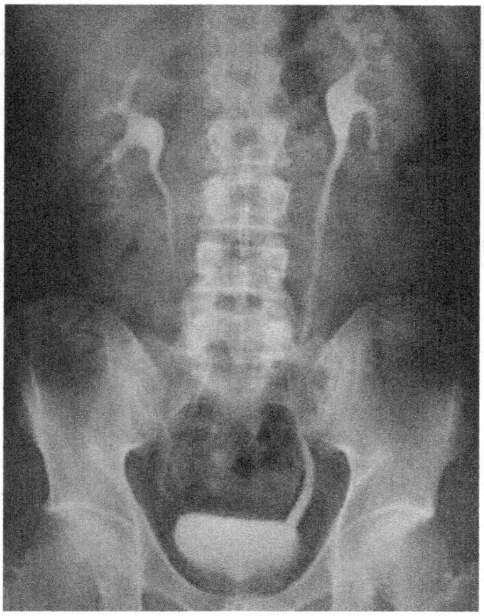

Antes de comenzar la exploración el paciente debe vaciar la orina para evitar la dilución del contraste.

Las **indicaciones** del estudio serian entre otras: hipertensión arterial, anemias, fiebre inexplicable, poliglobulia, afecciones ginecológicas, malformaciones congénitas, gota, diabetes, tumores, adenopatias, etc

Entre las **contraindicaciones** en las que esta desaconsejada esta prueba esta: la insuficiencia renal, intolerancia al yodo, mieloma, embarazo.

La preparación del paciente es muy importante para evitar restos fecales y gases: dieta pobre en residuos 2 días antes de la prueba, ayuno de 6 horas antes para evitar la disolución del contraste por una diuresis, laxante para que no se forme gas intestinal.

No hay un estudio estándar de urografía intravenosa sino que el estudio se adapta a las necesidades del paciente.

Como regla general se hace una exploración de abdomen preliminar y después se inyecta el contraste y se le hacen radiografías a los 5, 15 y 30 minutos.

Como placas complementarias se le haría lo siguiente: **placa postmicciona**l si hay sospecha de obstrucción de la región de salida, **bipedestación** de uropatia obstructiva y vejiga descendida, una **placa tardía** si hay una uropatia obstructiva, una radiografiá en **prono** que complementa las anteriores, radiografiá tras **maniobra de Valsalva** para visualizar los cálices, radiografiá tras **compresión suprapúbica** para ver mejor los cálices y **oblicuas a 30 grados** para ver mejor las calcificaciones.

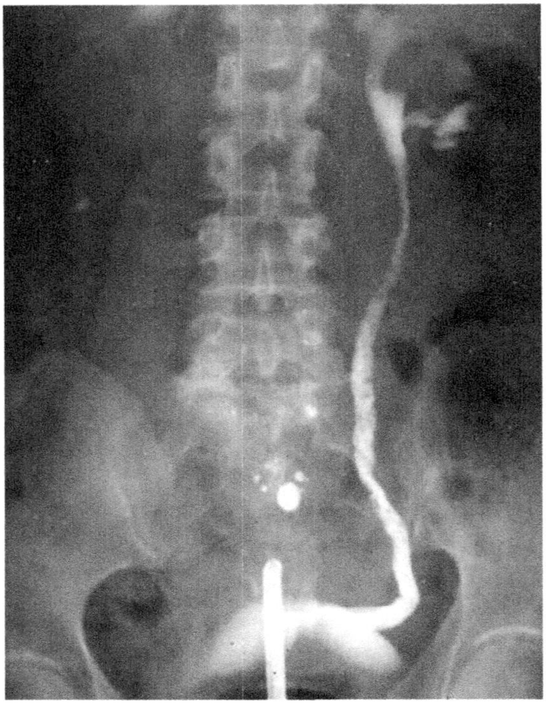

2.2. Pielografía retrógrada

Es el estudio de la pelvis renales mediante la cateterización de ambos uréteres a través de la uretra.

Se valora en este estudio el sistema pielocalical y los uréteres así como la función renal.

Una vez colocado los catéteres se tomara muestras de orina de cada riñón para examinarse en laboratorio y se comprueba la función renal inyectando por vía intravenosa un colorante y se comprueba cuanto tiempo tarda en aparecer en la orina.

Se introduce a continuación 3-5 ml de contraste por el catéter uretral desde la pelvis renal y se realizan radiografiás AP y oblicuas.

Se gira la mesa 335 grados en posición de Trendelenburg, se retira el catéter 2-4 cm se instilan otros 2 ml de contraste y se toma radiografía en AP.

Se revisan las imágenes, se retira mas el catéter y se inyecta contraste hasta llenar el resto del uréter, cuando el catéter se desliza a la vejiga se hace otra placa.

Por ultimo se realiza una placa en bipedestación una vez que el enfermo ha caminado 5 minutos.

Esta técnica está **indicada** cuando no se visualiza o la visualización no es buena de uno o ambos riñones tras practicar una urografía intravenosa, cuando es preciso determinar detalles calicilares ultrafinos, para demostrar el punto exacto de una fístula o un desgarro de un uréter, en enfermos con hematuria no explicada, y para medir el vaciamiento del tramo urinario proximal, cuando de sospecha una obstrucción.

Como **complicaciones** hay que tener en cuenta no ajustar demasiado el catéter, no se debe suministrar excesivo contraste, si hubiera infección aguda de las vías urinarias este estudio se haría con grandes precauciones, hay que tener muy en cuenta una perforación inadvertida del uréter, el desgarro renal, y la formación de una asa en el catéter que impida su extracción.

2.3. Cistografía retrógrada

Es el estudio radiológico de la vejiga mediante un medio o dos de contraste, el contraste yodado se introduce mediante sondaje uretral.

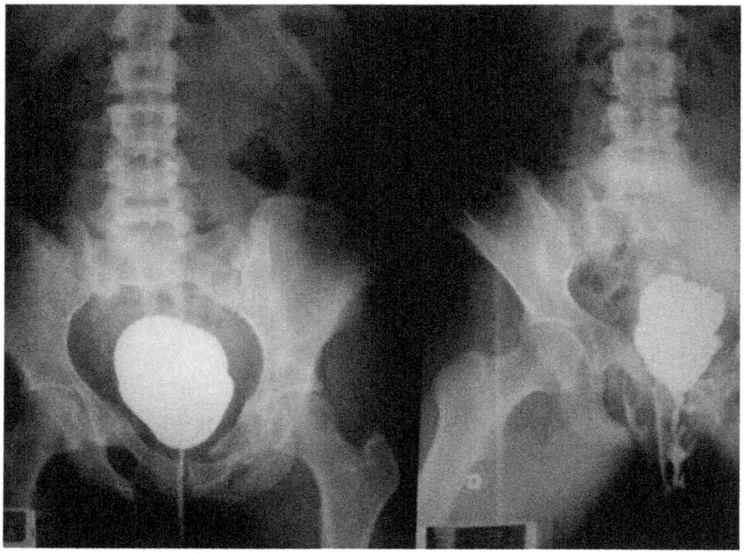

El contraste es yodo hidrosoluble en soluciones del 20-30%, así como contraste negativo como es el aire aplicado sobre la vejiga.

Se realiza ante la sospecha de rotura vesical, presencia de divertículos vesicales y fistulas, no esta muy indicada en tumores.

Después de vaciar la vejiga se hace un abdomen simple, se llena de contraste la vejiga del contraste que tolere el paciente.

Se utilizan proyecciones AP, ambas oblicuas y laterales de modo que quede incluido en la placa desde las extremidades distales de ambos uréteres hasta la parte proximal de la uretra.

Al final del estudio se realiza una radiografía postvaciamiento.

Se pude introducir modificaciones al estudio como el insuflar aire a la vejiga después de haber introducido el yodo (doble contraste), hacer una Cistografía diferida de la vejiga cada 15-30 minutos durante varias horas, hacer solo un estudio con contraste negativo, lo que sería una neumocistografía y como última modificación se puede hablar de una Cistografía con cadena de cuentas para el estudio de incontinencia en mujeres.

2.4. Uretrografía

Hay dos estudios para la exploración radiológica de la uretra, si se quiere estudiar la uretra anterior se hace la uretrografía retrograda y si se quiere estudiar la uretra posterior se hace la uretrografía miccional.

Sirve para valorar estenosis, divertículos, fistulas, tumores y evaluar problemas de intersexo.

En el caso de la uretrografía retrograda el contraste se introduce mediante un dispositivo denominado Clamp de Brodney y caso de no existir también se puede utilizar una sonda Foley.

El paciente se coloca oblicuo 35-40 grados con el pene sobre la cara medial del muslo para ver la uretra de perfil y libre de superposiciones oseas.

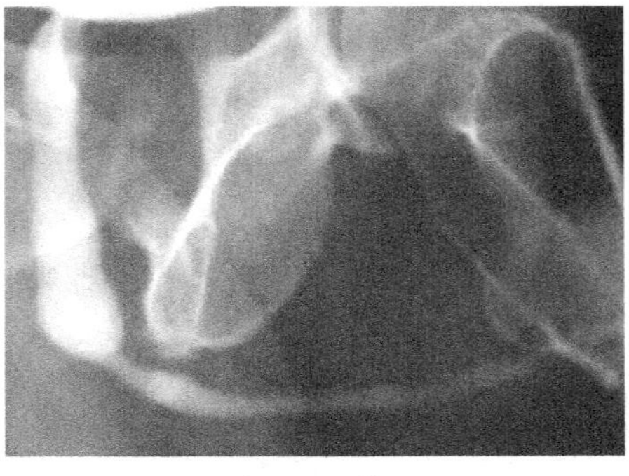

Uretrografía

Se hacen placas mientras se llena la uretra, y después de llenarse la vejiga para hacer un estudio miccional de la uretra.

En la placa se debe incluir la vejiga y el orificio uretral externo.

2.5. Cistouretrografía miccional seriada (CUMS)

Se trata del estudio en fase de llenado y miccional de la vejiga y la uretra tras la introducción de contraste yodado hidrosoluble por vía retrograda ascendente, es necesario el uso de flouroscopia.

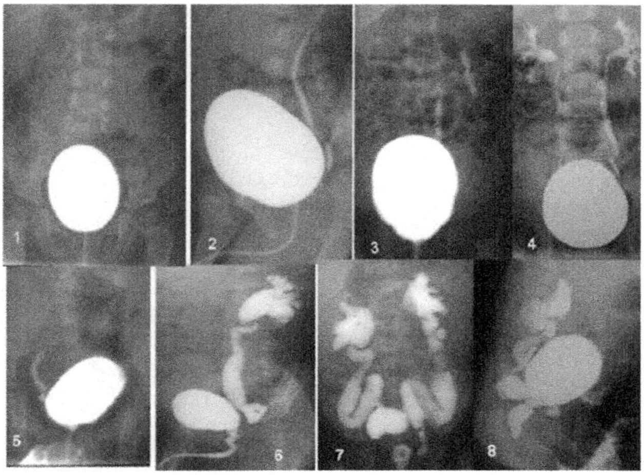

Es estudio de CUMS permite evaluar; el reflujo vesical, problemas asociados a la micción, anomalías congénitas e infecciones de repetición en el tracto urinario.

Se realiza una placa simple de abdomen antes de empezar, se sonda las paciente y se introduce el contraste por la uretra y se toman las siguientes radiografiás:

- Radiografía a la entrada del contraste en la vejiga, con la vejiga en repleción
- Si se detectan anomalías se pueden hacer AP, oblicuas y laterales.
- Se retira la sonda y se hacen radiografiás seriadas mediante la micción.
- Por último se realiza una radiografía tras la evacuación para comprobar la existencia de orina residual.

Tema 43

Principios de tomografía axial computerizada (TAC). Bases físicas y aspectos técnicos. Ventajas e inconvenientes. Equipos para la tomografía axial computerizada. Características y funcionamiento. Técnicas radiológicas de exploración con TAC. Técnicas avanzadas (estudios coronarios, código ICTUS , etc.)

eRodio ediciones

Índice esquemático

1. PRINCIPIOS DE TOMOGRAFÍA COMPUTERIZADA

1.1. Bases físicas

El TC es una de las técnicas que más ha evolucionado y revolucionado el mundo del diagnóstico por la imagen. En 1979, el físico A. Mcleod Cormack (EE UU) y el ingeniero G. Newbold Hounsfield (G. Bretaña) recibieron el Premio Nobel de Fisiología y medicina por la invención del escáner (a principios de los años 70).

1.1.1. Principios físico-técnicos del TC

El TC se puede definir como una técnica para medir la densidad radiológica de los volúmenes elementales de un corte, ofreciéndonos un estudio de densidades cien veces mayor al obtenido en una imagen de radiología convencional. Con esta técnica se crea un plano tomográfico transversal de cualquier parte del organismo y utilizando las medidas de absorción de los rayos X recogidas en múltiples puntos alrededor de la periferia de la zona examinada, el ordenador reconstruye la imagen.

Mediante TC se estudia la atenuación de un haz de rayos X cuando atraviesa un segmento del cuerpo (corte). A diferencia de la radiología convencional, se utiliza un haz de rayos x estrecho (determinado por la colimación del haz y del detector de rayos X). Y un conjunto de detectores (de centelleo o de gas) que permiten cuantificar las medidas con mayor sensibilidad que la película radiográfica. El generador y los detectores se encuentran situados en un sistema mecánico rígido que define un plano de detección, así, cuando el objeto se sitúa en el haz, los detectores nos proporcionan una serie de medidas de la atenuación resultante de haber atravesado los rayos X una franja del cuerpo. Como una sola de estas proyecciones no es suficiente para reconstruir la estructura del corte, el conjunto realiza un movimiento de rotación en torno al eje mayor del objeto examinado, lo que permite registrar una serie de proyecciones de la atenuación (perfiles), que resultan de haber atravesado el mismo corte desde distintas direcciones. Con estos perfiles y mediante un proceso matemático muy complejo denominado filtrado de proyecciones, el ordenador realiza la reconstrucción de la imagen con la distribución de los coeficientes de atenuación a nivel de la sección explorada.

El principio de reconstrucción de la imagen numérica es similar al del cálculo de las cifras contenidas en una matriz de la que solo se conocen las sumas resultantes según los distintos ejes (columnas y filas). En función de las cifras periféricas de absorción medidas por los detectores, el ordenador calcula las diferentes densidades encontradas por la radiación en cada unidad de volumen (voxel). Las mediciones de atenuación de los rayos X se convierten en señales digitales que el ordenador, mediante un gran número de cálculos complejos, utiliza para reconstruir la imagen del corte transversal del objeto. La técnica real y el tiempo necesario para la reconstrucción pueden variar según el equipo y el software utilizado. Con la aplicación de software, cada vez más complejos, es posible cambiar los tipos de reconstrucción, obteniendo la resolución más adecuada para caso.

Hay equipos que poseen un algoritmo de reconstrucción especial para partes blandas, ofreciendo una buena resolución en objetos del mismo tamaño, aumentando su resolución de densidad (podemos diferenciar mejor estructuras con densidades muy similares entre sí). Con el algoritmo especial para la reconstrucción de partes óseas, se aumenta la resolución espacial, aunque a la vez, se disminuye la resolución de densidad.

En la reconstrucciones multiplanares se crean imágenes sagitales o coronales a partir de los cortes transversales (el ordenador reconstruye los datos correspondientes a varios cortes transversales). La imagen de una reconstrucción multiplanar, depende del número y grosor de cortes que se utilizan para la reconstrucción, así cuantos más cortes axiales se tengan y cuanto más finos sean, mejor será la reconstrucción y mayor será la dimensión de la visión obtenida sobre un campo anatómico en las imágenes de reconstrucción multiplanar. Actualmente, también existen paquetes de software tridimensionales, para la visualización de las imágenes en tres dimensiones.

El TC también se puede utilizar para obtener una imagen similar a la radiografía convencional, cuando el tubo de rayos X y el conjunto de detectores se mantienen inmóviles mientras el paciente (tumbado en la camilla), se desplaza longitudinalmente en el gantry. Obtenemos una imagen que se denomina scout view (visión exploradora), topograma o mode ratio. Se realiza para iniciar una exploración y se utiliza como referencia para planificar la secuencia tomográfica (cortes). En general, las tomografías de TC se obtienen en perpendicular al eje longitudinal del cuerpo, pero el gantry puede inclinarse hasta 25 grados (en sentido craneal o caudal) en la mayoría de los equipos para obtener cortes oblicuos.

1.1.2. Características de la imagen

Cuando se hace una exploración convencional a los rayos X, la radiación transmitida pasa a través del paciente y se detecta por una película radiográfica o una pantalla intensificadora de imagen. En este caso, se produce una imagen diagnóstica con densidad y contraste fijos, en la que las estructuras aparecen superpuestas.

La imagen que se obtiene en tomografía computerizada (TC) es diferente de la obtenida en la radiografía convencional. En TC, los rayos X forman una imagen electrónica en los detectores de radiación, que es manipulada a continuación por el ordenador, almacenada temporalmente en la memoria y visualizada como una matriz de intensidades.

La imagen en tomografía computerizada está formada por un conjunto de celdas dispuestas en filas y columnas, que se denomina matriz de imagen.

Cada celda corresponde a un punto determinado de la imagen y se visualiza en el monitor de TV como un nivel de brillo y densidad. Cada celda de la imagen recibe el nombre de pixel (picture element, elemento de imagen). El pixel es una representación bidimensional del correspondiente volumen de tejido. Dicho volumen de tejido, grosor de corte, varia en la actualidad entre uno y diez mm (según los equipos y la región a explorar), se denomina vóxel (volume element, elemento de volumen) y está definido por el tamaño del pixel multiplicado por el grosor de la sección registrada por el barrido. Los cortes más finos dan mayor resolución. El tamaño de la matriz de imagen depende del tipo de equipo y de la capacidad del ordenador, así podremos obtener imágenes con matrices que varían 256 x 256 y 512 x 512, esto representa un buen número de medidas y por tanto una buena definición de la imagen. Con el mismo campo de visión, la resolución es mejor aumentando el tamaño de la matriz (ya que disminuye el tamaño del pixel).

La información contenida en cada pixel (valor del pixel) es un número TC, también denominado unidad Hounsfield (UH). El valor de la UH puede utilizarse para juzgar la naturaleza del tejido que representa, ya que está directamente relacionado con el coeficiente de atenuación de rayos X del tejido del voxel correspondiente.

El ojo humano no puede discriminar más de veinte tonos en la escala de grises, así que es necesario adaptar la imagen a la región a explorar de modo que se aprovechen al máximo las informaciones registradas, ya que encontramos numerosos tejidos que solo se diferencian en muy pocas unidades Hounsfield, sólo se pondrán discriminar en la imagen si se visualiza un pequeño intervalo de la escala de Hounsfield en la escala de grises. El número de UH que se diferencian en la escala de grises en la imagen se denomina amplitud de la ventana (cuanto más reducida sea más importante es la discriminación en densidad) y el valor central de la ventana recibe el nombre de nivel de la ventana o media, que debe ser aproximadamente el valor de la densidad media de los órganos que se desea estudiar. Si se elige una ventana para cubrir, por ejemplo, 100 unidades, para una diferenciación en una escala de 20 tonos de gris, cada tono cubrirá 5 unidades. Todos los voxels con un número TC mayor que el límite superior de la ventana se visualizaran en blanco, y todos los inferiores en negro. Cuanto menor sea la ventana, mayor será el contraste de la imagen, pues existirá un tono de gris por pocas unidades de la escala. Cuanto mayor sea la ventana, más disminuirá el contraste, pues muchas unidades estarán representadas dentro de un mismo tono de gris. Al elevar la media, desaparecen las imágenes de poco valor de atenuación, pues irán quedando en la zona invisible inferior a la escala. Cuanto más baja sea la media, podremos apreciar estructura de menor valor de atenuación.

1.2. Artefactos en TC

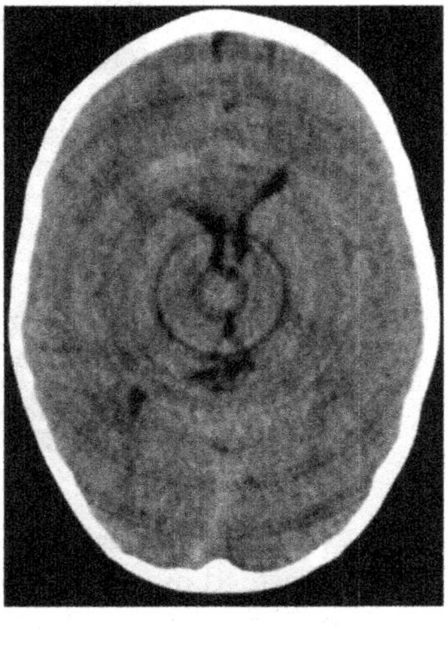

Cuanto más ha evolucionado el TC más perfectas son las técnicas e imágenes. Como en cualquier imagen radiológica es importante reconocer los diversos artefactos que pueden aparecer en la misma, al objeto de evitar interpretaciones erróneas y/o diagnósticos deficientes. Las principales causas de artefactos en el TC son:

1. **Artefactos en diana**: son circulares, característicos de los equipos de 3ª generación y aparecen cuando ay un detector averiado.

2. **Objetos metálicos**: se producen cuando la absorción de los RX es completa a nivel de un objeto denso, suelen aparecer como imágenes en rayo de sol.

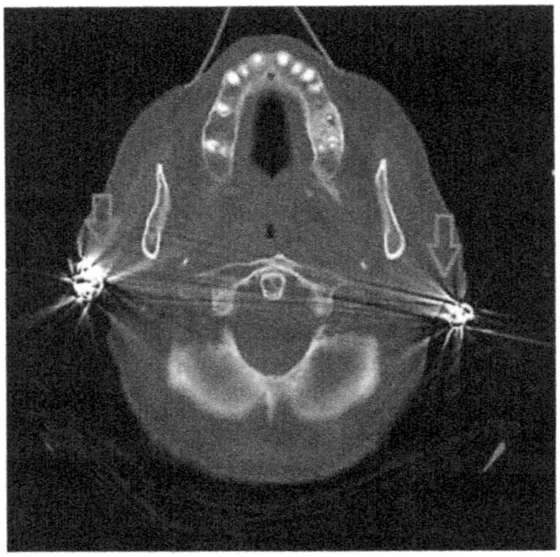

3. **Artefactos de endurecimiento de la radiación**: se producen por una opacidad ósea muy densa.
4. **Movimientos del paciente**: los artefactos por movimiento del paciente pueden llegar a imposibilitar la interpretación de la exploración. Para evitarlos podemos utilizar tiempos de exposición muy cortos, aunque en pacientes agitados y en niños, aun así son difíciles de evitar.

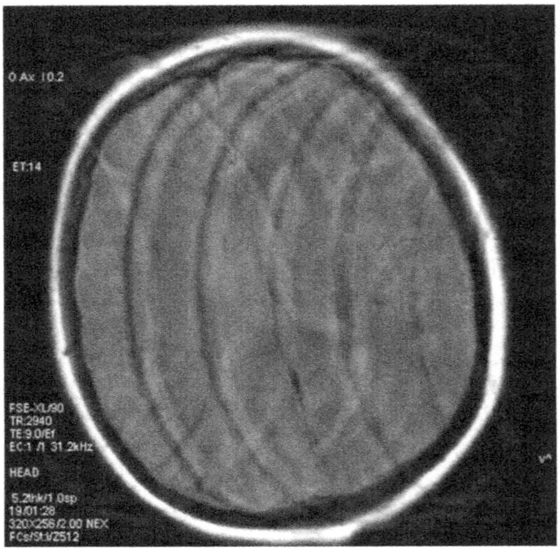

5. **Volumen parcial**: sabemos que el ordenador adjudica a cada vóxel un valor de densidad media. Cuando el espesor de un corte es de 5 mm o superior, puede ocurrir que en dicho corte tengamos aire y hueso a la vez, de forma que el valor

que el ordenador de al vóxel no es exacto, ya que está determinado por la media de la medida de las densidades de las estructuras del corte. Se puede evitar utilizando cortes muy finos en determinadas regiones como el CAI o la silla turca.

1.3. Ventajas e inconvenientes del TC

1.3.1. Ventajas

- Capacidad para representar una imagen topográfica transversal del organismo.
- Se elimina la superposición de imágenes.
- Obtenemos un estudio de densidades muy superior a la radiología convencional.
- Capacidad de manipulación de la imagen para optimizar la presentación de una información diagnóstica.

1.3.2. Inconvenientes

- Alto coste de los equipos.
- Tiempo total de la exploración elevado (tiempo de la toma de datos más el tiempo de la reconstrucción de la imagen, por el número total de cortes realizados). El tiempo necesario para un examen simple es de 15 a 30 minutos o más.
- El personal necesita de unos altos conocimientos sobre la técnica, la anatomía, la fisiología y la patología.

2. EQUIPOS PARA LA TOMOGRAFÍA COMPUTERIZADA. CARACTERÍSTICAS Y FUNCIONAMIENTO

2.1. Características y modos de funcionamiento

Cuando se realiza una radiografía de abdomen simple, la imagen que se obtiene directamente sobre una película radiográfica, no posee la nitidez deseada debido a la superposición de las estructuras internas de la zona que se está radiografiando, así por ejemplo para visualizar mejor los riñones podemos realizar una nefrotomografía, entonces los perfiles renales son más nítidos ya que las estructuras que hay por encima y por debajo del plano del examen aparecen borrosas. Para mejorar aún más la nitidez y el contraste de las estructuras anatómicas a estudiar se puede realizar un TC.

Los principios básicos de funcionamiento del TC los vamos a estudiar tomando el equipo más simple (un haz de rayos X bien colimado y un detector, conectados de forma sincrónica). Cuando el conjunto de la fuente y el detector hace un barrido a través del paciente, las estructuras internas atenúan el haz en función de su densidad hística y su número atómico efectivo. La intensidad de la radiación se detecta en función de ese patrón y se crea lo que se denomina un perfil de intensidades. Al final de un barrido, el conjunto fuente-detector gira y hace otro barrido. Entonces la señal del detector vuelve a ser proporcional a la atenuación del haz provocada por las estructuras anatómicas internas, obteniéndose un segundo perfil de intensidades. Tras repetir esto varias veces, toda la información se almacena en forma numérica en el ordenador y mediante el procesado de los datos, este realiza la reconstrucción de la imagen de las estructuras correspondientes a ese corte, mostrándolas en un monitor.

Hay varios tipos de equipos de un detector, con varios y con distintos patrones de movimiento. A continuación vamos a estudiar por separado las distintas generaciones de escáneres.

2.1.1. Primera generación

El primer equipo estaba diseñado para realizar exclusivamente la exploración del cráneo. Estaba compuesto por un detector y un equipo de RX ordinario que emitía un haz muy bien colimado utilizando colimadores de aberturas muy finas.

Se realizaba un movimiento lineal (traslación) tras el cual, el tubo y el detector giraban alrededor del objeto (movimiento de rotación) en pasos de un ángulo muy pequeño. Tras realizar 180 giros o barridos (de grado en grado), la sección objeto del estudio había sido explorada desde todas las direcciones. Los inconvenientes principales de los Tac de primera generación eran la calidad de la imagen y el tiempo de exploración que era casi de 5 minutos.

Poco después de ese primer equipo, se diseñó una construcción que contaba con 2 haces de RX paralelos, que median simultáneamente con un detector cada uno. Entonces se redujo el tiempo del estudio a 4 minutos, ya que se exploraban a la vez dos secciones paralelas y contiguas.

CT de Primer Generación

Primer Tomógrafo

EMI (*Electric and Musical Industies Ltd.*)

Godfrey N. Hounfield

1960's →

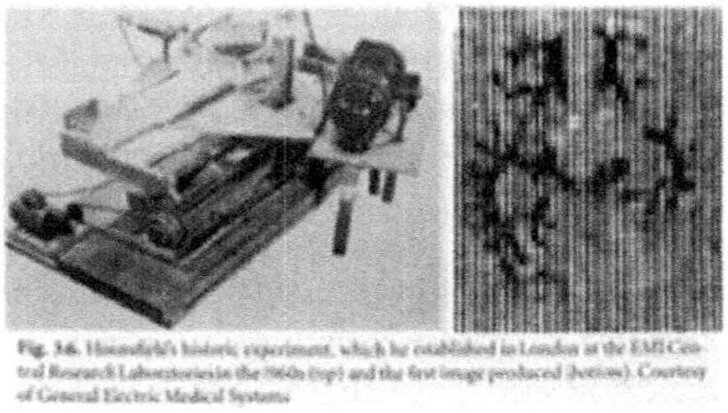

La reconstrucción llevaba 9 días

1972 → Escáner comercial

1979 → Premio Nobel en Medicina

2.1.2. Segunda generación

Estos equipos también utilizaban los movimientos de traslación y rotación. Se pasa de un detector a un conjunto de detectores y de un haz de radiación de tipo lápiz (1ª generación) a un haz en abanico.

Este tipo de haz presenta un inconveniente y es que hay un aumento de la radiación dispersa, pero en equipos posteriores se subsana con la incorporación al aparato de colimadores de prepaciente y predetector. Se acorta el tiempo de exploración, se oscila entre 20 segundos y 3 minutos y se alcanzan mejoras en la calidad de imagen al aumentar el número de detectores. Se les incorporan 5 detectores y posteriormente se llega hasta 30, que se colocan en una matriz lineal. Hacían rotaciones de 10 º con lo que solo era necesario realizar 18 barridos para obtener una imagen de 180 º de barrido.

Sistema de Segunda Generación

- Reconstrucción de ***haz en abanico*** (3-10º) con un matriz de ***detectores lineales***
- Juntos varios detectores de Rx
- < Número de rotaciones angulares
- Pero aún tardaban entre 20 a 30 seg. en hacer un corte y otro tanto precisaba el ordenador para calcularlo.

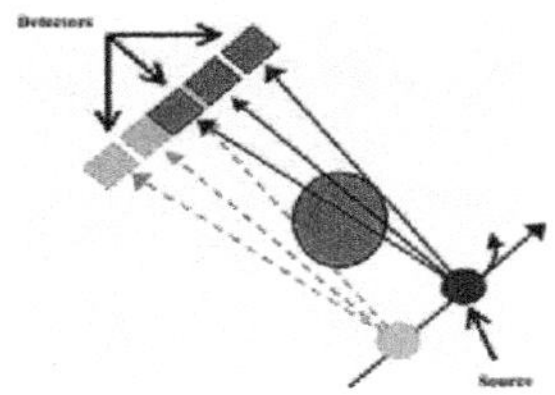

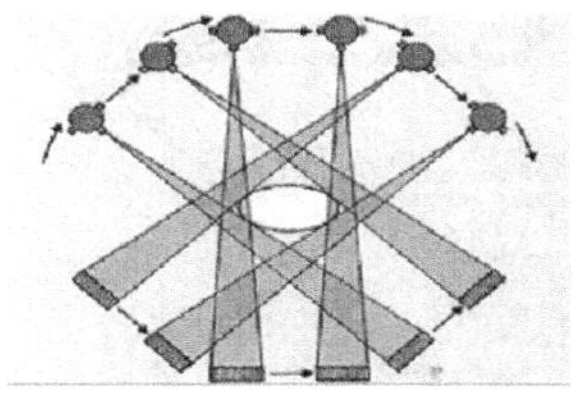

2.1.3. Tercera generación

Gracias al haz en abanico y al conjunto de detectores, las señales simultáneas de los detectores se registran individualmente en la memoria electrónica, con lo que se puede eliminar el movimiento de traslación. Así los escáners de tercera generación solo realizan el movimiento de rotación del tubo de RX y la matriz de detectores en torno al paciente. El abanico de detectores se encuentra en una matriz curvilínea con un mínimo de 30 detectores, pudiendo llegar hasta 100. En estos equipos el haz cubre por completo al paciente durante todo el examen y la matriz curvilínea de detectores permite que la distancia completa entre detector y fuente sea siempre la misma, con lo que se facilita la reconstrucción de imágenes y se permite una mejor colimación (se reduce la radiación dispersa que sale del paciente). Este tipo de colimación se denomina predetector o postpaciente, además se realiza una colimación prepaciente, para reducir la dosis que recibe el organismo. La colimación prepaciente determina el grosor de la sección de tejido que va a ser explorada.

Se mejora considerablemente el tiempo de exploración, llegando a conseguir tiempos de un segundo. La calidad de imagen también se ha mejorado ya que se potencian los ordenadores de los aparatos. Además se puede manipular la imagen una vez obtenida y hacer reconstrucciones en otros planos distintos al axial.

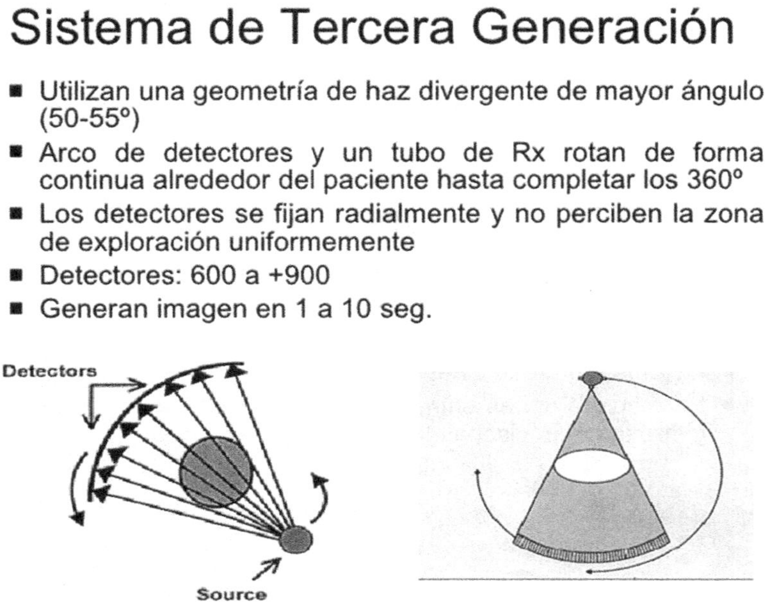

2.1.4. Cuarta generación

Los equipos de cuarta generación realizan solo el movimiento de rotación (igual que los equipos de tercera) pero con la diferencia de que en este caso solo gira el tubo de RX, los detectores permanecen fijos. Estos equipos tienen una circunferencia llamada corona de al menos 1000 detectores alrededor del paciente, pudiendo llegar a los 2400. El haz de radiación también tiene forma de abanico. El perfeccionamiento de los ordenadores y los demás componentes electrónicos, hacen que sean rápidos (la exploración dura un segundo) y proporcionan multitud de posibilidades de manipulación de la imagen.

2.1.5. Quinta generación

En esta clase de TC hay múltiples fuentes fijas de RX que no se mueven y numerosos detectores también fijos. Son muy caros, muy rápidos y con tiempos de corte finísimos. Apenas se utilizaron en ningún lugar del mundo excepto los EEUU.

2.1.6. Sexta generación

Se basan en un chorro de electrones. Es un cañón emisor de electrones que posteriormente son reflexionados (desviados) que inciden sobre laminas de tungsteno. El detector esta situado en el lado opuesto del Gantry por donde entran los fotones. Consigue 8 cortes contiguos en 224 milisegundos. Apenas se utilizaron en ningún lugar el mundo excepto en EEUU, eran carísimos y enormes, poco útiles.

2.1.7. TAC helicoidal multicorte

Se trata de un aparato de TC dotado con un sistema de rotación constante, para lo cual dispone de un sistema de roce o escobillas que mantienen la conexión eléctrica entre las fuentes de alimentación eléctrica y el tubo, y los demás componentes que giran durante el disparo.

Estos aparatos tienen la capacidad de realizar cortes axiales convencionales además de poder realizar exploraciones helicoidales.

Para realizar una exploración helicoidal se combinan a la vez el movimiento rotatorio del tubo y el desplazamiento de la camilla durante el barrido, con lo que se consigue una adquisición volumétrica.

Las imágenes solapadas en este caso no son producto de mayor radiación sobre la zona, sino que son producto de un complejo proceso matemático.

Al factor de desplazamiento se le denomina pitch.

Pitch: Movimiento de la mesa en mm x giro (segundo)/ grosor de corte.

El pitch determina la separación de las espirales, de tal manera que a 10 mm de desplazamiento de la mesa por segundo, si cada giro dura un segundo, y el grosor de corte fuera de 10 mm correspondería un pitch 1 o dicho de otro modo, el índice de pitch seria 1:1. Si, por ejemplo, el grosor de corte fuese de 5 mm y se mantuviese la misma velocidad de desplazamiento tendríamos pitch= (10 mm x 1 seg) / 5 mm = 2; es decir el índice de pitch seria de 2:1.

Cuanto mayor es el valor del pitch más estiradas estarían las espirales, mayor sería su cobertura, menor la radiación del paciente, pero menor sería la calidad de las imágenes obtenidas.

Las ventajas de utilizar el TC helicoidal son:

- Evita discontinuidad entre cortes.
- Reduce el tiempo de exploración.
- Posibilita las exploraciones con menor cantidad de contraste I. V.
- Posibilita la reconstrucción multiplanar de imágenes.
- Mejora la calidad de la reconstrucción tridimensional.
- Permite la angio-TC.
- Fue introducido por la compañía Siemens en el año 1990, actualmente casi todos los equipos que hoy se venden son helicoidales.

2.2. Componentes fundamentales de un equipo de TC

2.2.1. Sistema de recolección de datos

También denominado conjunto-grúa, está compuesto por un generador de alta tensión, el tubo de RX, los detectores, la camilla y por todas las partes mecánicas necesarias para que funcionen todos los elementos anteriores.

Se denomina estativo o gantry a la parte de este sistema que contiene el tubo y los detectores, posee una serie de controles con los que se realiza el centraje y posicionamiento del paciente y otros para angular el conjunto tubo-detectores.

a) Generador de alta tensión

Es trifásico, proporciona picos de potencia característicos como en los aparatos de RX convencionales e incorpora tubos de RX con rotores de alta velocidad. Algunos modelos incluyen el generador dentro del gantry.

b) Tubo de RX

Es similar al de radiología convencional pero cumpliendo algunas exigencias especiales. La capacidad calorífica del ánodo es muy alta. Para disipar mejor el calor se utilizan rotores de alta velocidad (9000 r.p.m.). El punto focal es muy pequeño en los equipos diseñados para obtener una elevada resolución espacial. Trabaja con un haz pulsante y utiliza corrientes de tubo de caso 1000 mA.

c) Detectores

- **Detectores de centelleo**:

  Los primeros detectores de centelleo se componían de un cristal y un tubo fotomultiplicador. Actualmente se han sustituido por grupos cristal-fotodiodo, que son más pequeños, más económicos y tan eficaces como los primeros. Se utilizan cristales de yoduro de cesio y de tungstenato de cadmio. El número de detectores por cm varía entre los distintos modelos de equipos, siendo la cantidad de detectores un determinante de la resolución espacial de la imagen. La eficacia de detección de la radiación oscila sobre un 45%.

- **Detectores de gas**:

  Consiste en una cámara metálica alargada con láminas separadoras en su interior colocadas a intervalo de 1 mm. De forma que la cámara metálica queda dividida en multitud de pequeñas cámaras que actúan como detectores individuales. Usualmente el gas que contienen estos compartimentos es xeron (xe) o una mezcla de xenón y cripton (kr). La ionización del gas de cada detector es proporcional a la radiación incidente en él. Su eficacia de detección es del 45 % igual que los anteriores. Son más económicos que los de centelleo pero su señal es más débil, con lo que se necesita mayor ampliación de dicha señal.

d) Camilla del paciente

En la fabricación de la camilla se deben utilizar materiales de bajo número atómico para no atenuar la transmisión del haz de RX. La camilla posee un cabezal y es móvil, debe desplazarse de forma suave y con extrema precisión. Se controla automáticamente desde la consola del operador.

2.2.2. Sistema de tratamiento de datos en TC

El ordenador es el elemento del equipo que procesa los datos y realiza la reconstrucción de la imagen. Supone aproximadamente el 30 % del coste del equipo entero. Las partes principales del ordenador son el microprocesador y la memoria primaria, que determinan el tiempo de reconstrucción de la imagen (tiempo que se tarda entre la toma de datos y la visualización de la imagen en el monitor). En la actualidad, los tiempos de reconstrucción de la imagen oscilan de 30 a 1 segundo, dependiendo del tipo de ordenador. En los equipos modernos el cálculo de los datos para la reconstrucción de la imagen se realiza durante el tiempo de medida, lo que se denomina imagen en tiempo real. Algunos ordenadores necesitan condiciones especiales de temperatura (inferior a 20 º) y de humedad (menor del 30%) para trabajar en condiciones óptimas.

2.2.3. sistema de visualización

La consola de control está formada por la consola del operador y la consola del médico. Aunque no todos los equipos poseen ambas consolas, si se encuentran ya en la mayoría y están conectadas entre sí.

a) Consola del operador

Posee diversos controles con los que se pueden seleccionar los valores de la exposición, como kilovoltaje y miliamperaje, se puede seleccionar también el tiempo de barrido que en los equipos modernos oscilan entre 1 y 5 segundos. Además tiene controles para ajustar el grosor de corte, que generalmente varia de 1 a 10 mm, y la separación entre dos cortes que se programa con los controles de la posición de la camilla. Permite seleccionar el algoritmo de reconstrucción y todos los demás aspectos técnicos de la exploración. Puede estar provista de uno o dos monitores, de forma que en uno aparece la imagen obtenida y en el otro se presentan los datos referidos al hospital (identificación del centro), al paciente (nombre, edad, sexo, resumen clínico, servicio de procedencia) y a la exploración (número de estudio, tipo, si es con o sin contraste, la posición del paciente y la referencia anatómica).

b) Consola del médico

Con esta consola el facultativo tiene acceso a la información del ordenador y puede estudiar las imágenes para emitir un diagnóstico. Además de observar la exploración que se está realizando en ese momento, se pueden recuperar otros estudios realizados a pacientes anteriores. Las imágenes pueden ser manipuladas, de forma que existen controles para el contraste, el brillo, la amplitud de la ventana, medir volúmenes y densidades, realizar una ampliación, realizar reconstrucciones, etc.

2.2.4. Sistema de almacenamiento de datos en TC

Las imágenes que aparecen en el monitor se pueden grabar, en película radiográfica mediante una cámara multiformato o láser (su coste es más elevado que la cámara multiformato) de forma que en un mismo film se pueden incluir hasta 12 imágenes. Evidentemente todos los datos de las exploraciones realizadas no se pueden conservar en el ordenador de modo permanente. Por regla general el almacenamiento de las imágenes se realiza dependiendo del equipo, en cinta magnética o en disco óptico (tiene mayor capacidad). Posteriormente un determinado estudio puede ser recuperado para una nueva valoración.

3. TÉCNICAS RADIOLÓGICAS DE EXPLORACIÓN CON TC

3.1. Estudios de alta definición

El estudio de alta definición (alta resolución) solo es útil solo cuando se analizan lesiones pequeñas (dilatación bronquial, síndrome intersticial), se pueden detectar y caracterizar patologías difusas del pulmón. Mediante la alta definición se muestra la anatomía pulmonar con mayor resolución espacial, en pacientes con síntomas respiratorios y con radiografías de tórax normales. En este tipo de estudios se seleccionará un grosor de corte de 1 mm con un intervalo de 20 mm. Se utilizará la ventana de hueso. La dosis de radiación es mayor que en un estudio habitual de tac torácico. En este caso oscila entre 120 y 130 mA.

3.2. Densitometría ósea

En los últimos 20 años la densitometría ósea se ha convertido en una técnica diagnóstica esencial para la valoración indirecta de la resistencia de los huesos y el análisis del riesgo de fractura individual. Desde las fases más precoces de su desarrollo, esta técnica ha combinado aspectos relacionados con la física, el análisis cuantitativo, la estadística y la imagen.

Como indica su denominación la principal aplicación de este método es la medición cuantitativa de la densidad de los depósitos minerales de los huesos, que condicionan sus propiedades mecánicas. Las personas que cuentan con una densidad mineral ósea (DMO), significativamente más bajas que otras de similar edad y sexo, son más susceptibles de padecer fracturas. La DMO justifica hasta un 85 % de la resistencia efectiva y por ese motivo la medición de la DMO es tan importante para la evaluación del estado del esqueleto.

3.2.1. Técnicas de medición

Bajo la denominación de densitometría ósea se incluyen varias técnicas que permiten de forma incruenta el cálculo preciso y fiable de la masa ósea. En su mayoría estas técnicas se basan en el uso de los RX, pero también se utilizan los ultrasonidos. Desde un punto de vista operativo, estas técnicas pueden clasificadas en dos tipos: a: las que pueden medir la DMO en cualquier región del esqueleto (o incluso en el esqueleto completo) con aplicación al análisis de la composición corporal, lo que se conoce como densitometría central o axial y b: aquellas que miden la masa ósea en una única región ósea, y localizada en el esqueleto periférico (extremidades), que son los métodos de densitometría periférica. La densitometría central aventaja a la periférica en cuanto al rendimiento diagnóstico debido a su capacidad para explorar las regiones de mayor interés clínico.

3.2.2. Métodos de estudio

La densitometría central puede realizar las mediciones en las regiones que cuentan con una mayor riqueza de hueso trabecular, que solo constituye el 20 % de la masa ósea del paciente, pero que justifica el 80% del metabolismo óseo, debido a su mayor vascularización, superficie y proximidad con la médula ósea. Se considera que el hueso trabecular es 10 veces más activo metabólicamente que el componente cortical.

A) Fundamentos físicos

El propósito de estos métodos es medir cuantitativamente los depósitos minerales asumiendo que éstos mantienen una composición química constante. La técnica de densitometría ósea más difundida es la absorciología radiológica de doble energía (DXA). Esta técnica se basa en los trabajos de Cameron y Sorensen en1963 que usaron una fuente emisora de radiación gamma de una única energía. La limitación principal de las fuentes monoenergéticas es la presencia de cantidades importantes de tejidos blandos, como se da en la cadera, columna, tronco o esqueleto completo. Esta limitación se resolvió con el uso de la doble energía, ya que permite la corrección de la variación del grosor de los tejidos blandos. El paso siguiente fue la sustitución de las fuentes emisoras isotópicas por generadores de RX, lo que dio lugar a la absorciometría de doble energía (DXA). La explicación básica de cómo funcionan este tipo de sistemas consiste en que el haz de radiación de baja energía cede parte de esta energía al interaccionar con la materia que atraviesa; dicho de otra forma, el haz de radiación experimenta una atenuación, que depende de la energía de los rayos, de la naturaleza (número atómico) de los componentes que atraviesan y del grosor del material.

B) Unidades

Los resultados de las mediciones con DXA se suelen ofrecer en forma de valores absolutos y relativos, es decir, una vez que se han comparado con los valores de referencia. En los resultados absolutos, el contenido mineral CMO o masa ósea se ofrece en gramos (g) o miligramos (mg) equivalentes de hidroxiapatita, si bien la forma de g/ cm2 es la más difundida cuando se mide la DMO ya que traslada el contenido mineral en el área proyectada (en dos dimensiones) por el hueso que es explorado. Con el uso de los ultrasonidos, la información se ofrece en forma de modificación de la velocidad del haz (SOS) atenuación del mismo (BUA) o una combinación de ambas, en forma de índice de calidad.

C) Comparación con valores de referencia

En todas las técnicas de densitometría, los resultados relativos se ofrecen de forma similar, se utiliza la puntuación T y la puntuación Z. La puntuación T (conocida también como Tscore o índice T) supone la comparación de la medición obtenida respecto al valor medio máximo que se alcanza en el momento de mayor madurez del esqueleto (pico de masa ósea). Los valores de la población de referencia muestran una dispersión natural, de la que se toma su magnitud mediante la determinación de la desviación estándar (DE). La puntuación T es la diferencia en número de DE respecto con respecto al valor del pico de masa ósea.

La puntuación T permite, gracias a unos criterios diagnósticos aceptados (criterios de la OMS): 1. Afirmar o descartar la presencia de enfermedad, en este caso osteopenia u osteoporosis. 2. Graduar la severidad de la desmineralización analizando el riesgo de fractura regional y general, pero 3. La puntuación T no sirve para lo monitorización de los pacientes.

La puntuación Z (Z score o índice Z) es la comparación con respecto al valor medio de la población de similar sexo y edad que el paciente. De forma análoga se utiliza como unidad la desviación estándar del pico de masa ósea de la población de referencia. Una alteración de la puntuación Z (por debajo de -1 DE) obliga al diagnóstico diferencial de la causa de la desmineralización. También se utiliza como elemento diagnóstico en la población infantil y adolescente, que aún no ha alcanzado la madurez de su esqueleto.

D) Regiones de interés

La mayor calidad en la capacidad de predicción de fracturas por la densitometría se obtiene cuando las mediciones se efectúan en la misma región que se desea evaluar. La importancia clínica de las fracturas de columna y fémur proximal, y el hecho de disponer de una mayor proporción de hueso trabecular, convierten a estas regiones en las preferidas para el diagnóstico de osteoporosis.

Aunque la osteoporosis es una condición que se asocia con la disminución generalizada de la masa ósea en todo el esqueleto, la tasa de recambio metabólico y la pérdida ósea no es uniforme en todos los componentes del esqueleto. Los sectores del esqueleto que habitualmente son considerados como patrón oro en el diagnóstico de osteoporosis son la columna lumbar y el tercio proximal del fémur.

Columna lumbar

La región de interés preferida por su mayor reproducibilidad es aquella que abarca las cuatro primeras vertebras (L1—L4) en la proyección posteroanterior. Ocasionalmente pueden darse condiciones que afecten a los resultados de alguna vertebra. En esta situación deben ser excluidas de la valoración global, como ocurre con los aplastamientos o acuñamientos vertebrales, osteoartritis, escoliosis, artefactos de origen quirúrgico, etc. Por lo general la exclusión debe hacerse cuando existe una divergencia en los valores regionales superior a 1DE.Una exploración de columna puede estimarse como válida si se pueden utilizar al menos dos vértebras.

Tercio proximal del fémur

Los programas de análisis permiten la posibilidad de ofrecer las mediciones en varias subregiones (cuello del fémur, trocánter, triangulo de Ward) o globalmente (área total). El triángulo de Ward es la región de menor precisión y, además probablemente un umbral diagnóstico de osteoporosis distinto de T< - 2.5, porque utilizando este criterio, la prevalencia de la enfermedad exceda al riesgo de fractura de cadera a lo largo de la vida, e incluso al de todas las fracturas osteoporóticas combinadas. Hoy se aconseja también prescindir del trocánter. Por ello el diagnóstico se establecerá a expensas de la presencia de un valor patológico en cualquiera de las otras dos regiones: cuello de fémur o área total.

Otra de las regiones estándar es el antebrazo, esta región debe ser medida cuando la cadera y la columna no pueden ser medidas con exactitud (escoliosis severa, osteoartritis importante, amplia manipulación quirúrgica, múltiples fracturas, recambio protésico bilateral y obesidad). La medición en antebrazo está indicada en el hiperparatiroidismo primario, ya que esta enfermedad tiende a afectar más al hueso cortical que al trabecular.

E) Interpretación de los resultados

Densidad ósea y riesgo de fractura: la capacidad predictiva de la densidad ósea en relación con el desarrollo de la fractura es comparable en magnitud a la que tiene la presión sanguínea en relación con el accidente vascular cerebral, y es mejor que la del colesterol sérico para la enfermedad coronaria, el riesgo relativo de fractura aumenta de 1.5 a 2.5 veces por cada disminución de una desviación estándar en la DMO respecto a controles de la misma edad. Existe una relación exponencial entre la perdida de DMO y el incremento en el riesgo de fractura. Por tanto, no existe un valor determinado de DMO por debajo del cual aparecen las fracturas y por encima del cual no se den.

En 1994, la OMS publicó un informe en el que se recomendaba el uso de la siguiente clasificación de la población en 4 categorías, mediante los resultados de la puntuación T.

- Normal: cuando la puntuación T sea superior a -1DE.
- Osteopenia: puntuación T entre -1.5 DE y 2.5 DE

- Osteoporosis: puntuación T igual o inferior a -2.5 DE y osteoporosis severa o establecida cuando además haya presencia de fractura.

Estos criterios diagnósticos han sido diseñados para una población blanca y post menopáusica. No existen criterios para la población femenina premenopaúsica y en hombres. Las recomendaciones actuales son que se utilicen también la puntuación T, tomando en el caso de los hombres el valor de pico de masa ósea de la población masculina.

F) Monitorización con densitometría

Una de las principales utilidades de la densitometría ósea es el seguimiento de los cambios en el contenido mineral de una región ósea. Es posible la cuantificación en cada paciente de los cambios óseos que se dan con el envejecimiento, en enfermedades o ante factores secundarios. Es importante también su cuantificación para valorar la eficacia de tratamientos específicos.

En los pacientes que no reciben tratamiento, es importante conocer si existe pérdida de masa ósea y su cuantía. En cambio, en aquellos que si reciben tratamiento, el objetivo de las mediciones seriadas con densitometría es detectar los pacientes que mantienen una pérdida significativa a pesar del mismo.

Utilizando la DXA, la mejor región ósea para monitorización es la columna lumbar en proyección postero-anterior. El área total del fémur debe realizarse cuando los resultados de la columna sean técnicamente inválidos. A excepción de pacientes que pueden padecer una pérdida ósea rápida (tratamiento con glucocorticoides), el intervalo entre mediciones debe ser como mínimo de un año. La medición de sectores del sistema periférico no debe ser utilizada para el control de cambios óseos.

3.3. Mielografía tomográfica computerizada

De forma general se conoce como mielografía a la exploración radiológica de las estructuras del SNC situadas dentro del canal espinal, mediante la introducción de un agente de contraste yodado hidrosoluble en el espacio subaracnoideo, a través de una punción espinal en el interespacio L2-L3, en el L3-L4 o en la cisterna cerebelo bulbar.

La mielografía se realiza utilizando condiciones estériles, el técnico explicara al paciente en qué consiste la prueba que se va a realizar, de esta forma se reducirá su ansiedad y se obtendrá mayor colaboración.

Cuando se realiza una punción lumbar, algunos facultativos prefieren posicionar al paciente en decúbito prono para la punción, aunque lo más habitual es colocarle en decúbito lateral, con la columna flexionada para que los espacios interespinosos se ensanchen, facilitando así la introducción de la aguja.

La mielografía-TC demuestra el tamaño, la forma y la posición de la médula espinal y las raíces nerviosas. Es técnica de elección en casos de lesión compresiva o cundo se necesita demostrar la extensión de los desgarros durales que conducen a la extravasación de LCR, se limita a sitios específicos de la columna. El producto de contraste mejora la visualización de estructuras dentro del canal medular sin disminuir la calidad de componentes óseos de la zona.

3.4. Intervencionista

3.4.1. Biopsias

A) Indicaciones

Tumores de naturaleza desconocida, lesiones metastásicas, osteolíticas vertebrales o de huesos largos, adenopatías profundas de etiología desconocidas y estudios de extensión de lesiones malignas.

B) Contraindicaciones

Trastornos de coagulación, tumores ováricos, feocromocitoma. No se utilizan en tumores pequeños de difícil control ni en lesiones pulmonares pequeñas, muy móviles. Las complicaciones son raras.

C) Técnica

Se realiza la punción en el plano de corte con la aguja perpendicular a la superficie de la piel, el trayecto debe ser lo más corto posible, para el tórax y el mediastino de debe intentar la punción extrapleural. Se utilizan agujas y trocares especiales, dependiendo del tipo de lesión y de la profundidad.

3.4.2. Drenajes

A) Indicaciones

Drenaje de los abscesos abdomino-pélvicos, drenaje de los pseudoquistes pancreáticos, evacuaciones de colecciones residuales de hematomas, drenajes biliares percutáneos, drenajes de derrame pleural tabicado y abscesos mediastínicos.

B) Complicaciones

El paciente puede presentar sobreinfecciones del trayecto de la punción, hemorragia y muy raramente septicemia.

C) Técnica

En los drenajes directos se utilizan agujas muy gruesas y cuando se usan catéteres deben tener agujeros laterales para facilitar el drenaje.

4. EXPLORACIONES RADIOLÓGICAS CON TAC

Los aspectos técnicos que se presentan en este texto son generales para las distintas exploraciones de tomografía computerizada, debemos tener en cuenta, que puede haber variaciones de la técnica dependiendo del contexto clínico, región estudiada, patología sospechada, tipo de equipo o facultativo, por tanto, el protocolo general puede sufrir modificaciones sobre cada paciente en particular, si fuese necesario.

Las exploraciones más comunes en TC son:

- **Cabeza**: encéfalo general, traumatismos, tumores y patología vascular.
- **Cráneo**: óseo, órbitas, senos y fosas nasales, peñasco, base del cráneo, glándulas salivares, cuello general, faringe, tiroides.
- **Tórax**: exploraciones con C.I.V.
- **Abdomen**: exploraciones de abdomen general, hígado, vías biliares, páncreas, bazo, glándulas suprarrenales, riñones.
- **Pelvis**.
- **Columna**: cervical, dorsal, lumbar, patología infecciosa, traumatismos de columna.
- **Osteoarticular**: hombros, caderas, rodillas, brazos, codos, manos piernas y pies.

4.1. Encéfalo

Los elementos técnicos más importantes en el estudio del encéfalo son: planos de referencia, grosor de corte, separación entre cortes, el uso o no de un medio de contraste y las ventanas de visualización.

Dentro del plano axial, se pueden obtener imágenes en el plano orbitomeatal (POM), es el más utilizado, se usa de rutina en la mayoría de los estudios. También se realizan cortes axiales en el plano neuroocular (PNO), es perpendicular al eje del tronco cerebral y tiene una oblicuidad de 15 a 20 º respecto al POM. Se usa para exploraciones de órbita, macizo facial, base de cráneo lóbulos temporales, hipófisis y tronco cerebral.

En el plano coronal, el paciente se encuentra en decúbito prono con la cabeza flexionada y el estativo tiene inclinación. Es imprescindible para la región sellar, órbitas, base de cráneo y peñascos.

El grosor de los cortes viene determinado por la estructura anatómica a examinar. La separación entre los cortes está determinada por el movimiento de la camilla.

La dosis habitual de contraste es de 2 ml/ kg de un agente yodado al 38%. Normalmente, la técnica de inyección es el bolus, con el que se obtiene mayor calidad de opacificación en lesiones con BHE rota. La inyección del producto de contraste no se encuentra estandarizada, quedando a criterio del facultativo y según el estado y patología del paciente.

Para el parénquima cerebral se utilizan ventanas estrechas para destacar las pequeñas diferencias de densidad (sustancias blanca y gris), estableciendo el nivel medio de ventana entre estas dos estructuras. Se puede asociar un filtro numérico de contraste e densidad.

Para estructuras óseas se utilizan ventanas anchas con un nivel medio de ventana elevado y un filtro numérico de resolución espacial.

Si hay dudas diagnósticas en el periodo subagudo, se realiza con contraste yodado IV.

Se realiza sin contraste IV.

4.2. Cráneo, macizo facial y cuello

4.2.1. Cráneo óseo general

Scout view: lateral, cortes desde la línea OM hasta completar el barrido craneal.

Sin contraste IV.

Observaciones: ventana ósea. La colocación simétrica del cráneo es importante. El paciente está en decúbito supino. Generalmente, este estudio se realiza en el transcurso de una exploración de encéfalo (solo hay que cambiar la ventana de visualización).

4.2.2. Órbitas

Scout view: lateral. Planificación de cortes desde la línea IOM hasta el techo de la órbita.

Contraste IV: normalmente el estudio se realiza sin contraste. Si hay sospecha de patología vascular se realiza con contraste IV en perfusión rápida.

Observaciones: la posición de los ojos debe ser neutra o mirando hacia arriba. Es importante que no se mueva durante la exploración. Para visualizar el canal óptico y la patología ósea se utiliza una ventana de hueso. Para valorar patología del techo y suelo de la órbita se realiza corte coronal directo. Se hace la prueba fisiológica (desviación lateral de la mirada a derecha e izquierda, 20 º) cuando la patología afecta a los globos y nervios ópticos. Las principales indicaciones son: los traumatismos y patología malformativa congénita, vascular, tumoral, inflamatoria y endocrina.

4.2.3. Senos y fosas nasales

Scout view: en lateral, los cortes se realizan en el PNO completado por el plano coronal, cortando desde las órbitas hasta la base del cráneo.

Contraste IV: se utiliza sistemáticamente inyección en bolus, excepto en los traumatismo.

Observaciones: la exploración se visualiza en las ventanas óseas y de partes blandas. Las indicaciones principales son: diagnóstico de extensión de los tumores malignos hacia las estructuras adyacentes, seguimiento quirúrgico y/o radioterápico de los tumores, traumatismo cráneofacial grave y sinusitis complicada.

4.2.4. Peñasco

Scout view: lateral.

Corte axial: los cortes se realizan sobre la LOM o sobre la LIOM desde el límite inferior al superior del CAE.

Corte coronal: desde el límite inferior al superior del CAE. El paciente se encuentra en decúbito supino con la cabeza en hiperextensión.

Contraste IV: normalmente no es necesario.

Observaciones: se utiliza la ventana de oído. Las indicaciones más frecuentes son: lesiones traumáticas de los huesecillos, traumatismos del peñasco, diagnóstico de otitis crónica y sospecha de otitis colesteatomatosa.

4.2.5. Base del cráneo

Scout view: lateral, cortes desde la LIOM hasta el techo de la órbita.

Contraste IV: se realiza el estudio sin y con contraste en perfusión rápida, para explorar partes blandas y estructuras vasculares.

Observaciones: el paciente se encuentra en decúbito supino. Se visualiza en ventana de partes blandas y en ventana de hueso. La cabeza del paciente debe colocarse simétricamente.

4.2.6. Glándulas salivares

Scout view: se realizan los cortes desde el trago al hueso hioides en un plano paralelo al POM.

Contraste IV: serie sin y/o con contraste.

Observaciones: podemos valorar el lóbulo profundo de la parótida. Este examen se puede realizar también tras una sialografía. Está indicado fundamentalmente en el estudio de extensión de los tumores malignos y benignos.

4.2.7. Cuello general

Scout view: lateral, cortes desde C1 hasta D1

Contraste IV: examen sin y con contraste intravenoso en bolus de 50 cc y en perfusión rápida de 100 cc.

Observaciones: es importante evitar la deglución durante la exposición.

4.2.8. Faringe- laringe

Scout view: lateral. Cortes desde el borde inferior de la mandíbula hasta el primer anillo traqueal.

Contraste IV: estudio en vacio, tras el que se realiza un estudio contrastado con inyección en bolus de 50 cc y perfusión rápido de 100 cc.

Observaciones: paciente en decúbito supino con el cuello hiperextendido. Se utilizan las ventanas de partes blandas y de vías aéreas. El estativo se encuentra en el plano de las cuerdas vocales, casi paralelo al borde inferior de la mandíbula. Se seguirán las siguientes fases de la respiración: en general apnea o inspiración lenta, para tumores supraglóticos fonación "e", para valorar divertículos laríngeos inspiración "e", y para el estudio de los senos piriformes es vasalva.

4.2.9. Tiroides-paratiroides

Scout view: en AP. Cortes desde el cartílago tiroides hasta la carina (invasión ganglionar o extensión de un bocio).

Contraste IV: estudio en vacío y con contraste intravenoso en bolus de 50 cc y perfusión rápida de 100 cc.

Observaciones: el cuello está hiperextendido. Se utiliza la ventana de partes blandas. El paciente se encuentra en apnea y sin realizar el movimiento de deglución. Las principales indicaciones son: diagnóstico de extensión y evolución del cáncer de tiroides, bocio, adenoma cervical, adenoma mediastínico, quistes paratiroideo, etc.

4.3. Tórax

4.3.1. Técnica de exploración

Scout view: en AP. Cortes desde el límite superior de las clavículas hasta las glándulas adrenales.

Contraste IV: la administración de contraste intravenoso también depende de la patología estudiada, de forma que, en los tumores mediastínicos se hace el estudio sin y con contraste, no se utiliza contraste en las metástasis pulmonares, la dilatación bronquial y el síndrome intersticial. Se realiza solo con contraste para las anomalías vasculares y cardiacas, el cáncer de esófago y pulmón, los hilios y la patología pleural y parietal.

4.3.2. Observaciones

La apnea en inspiración profunda durante el corte hace que se despliegue el parénquima pulmonar, con lo que se facilita su visualización y análisis. Los cortes de alta resolución se utilizan cuando se valoran lesiones pequeñas (dilatación bronquial, síndrome intersticial) o cuando se busca una lesión ósea (patología parietal).

En el estudio del tórax se utilizan tres ventanas de exposición. La ventana mediastínica, que se utiliza para ver claramente el contenido del mediastino y los elementos no óseos de la pared torácica, pero no para ver los pulmones (aparecen negros). No se ve la pare bronquial, la ventana pulmonar solo permite el análisis de los pulmones, en esta ventana los nódulos pulmonares aparecen en blanco. La ventana hiliar muestra los bronquios lobares y segmentarios así como el esqueleto. Se ven bien las paredes bronquiales. No sirve para mediastino ni para parénquima pulmonar.

4.4. Abdomen y retroperitoneo

4.4.1. Abdomen general

Scout view: en AP. Cortes desde el apéndice xifoides hasta la sínfisis púbica (en la sospecha de lesión pélvica o adenomegálias inguinales) o hasta la cresta ilíaca superior (si no es necesario incluir la pelvis).

Contraste oral: 400 cc de gastrografin (yodado hidrosoluble) muy diluido 45 m. antes de empezar y 200 cc más 15 minutos antes de pasar a la sala de examen.

Contraste IV: se realiza un estudio sin contraste IV y otro contrastado con 50 cc en bolus más perfusión rápida de 100 cc.

Observaciones: los cortes se realizan con el paciente en espiración suspendida. Se utiliza la ventana de abdomen. Las principales indicaciones son: tumores primitivos o metastásicos, investigación de ascitis, investigación de absceso intraperitoneal, etc.

4.4.2. Traumatismo abdominal

Scout view: AP. Cortes desde el diafragma hasta el límite inferior del abdomen, dependiendo de la sospecha diagnóstica.

Contraste oral: si la situación clínica del paciente lo permite se administran 400 cc antes de la exploración y 100 cc antes de empezar.

Contraste IV: si la situación clínica es mala y no se sospechan estructuras de alta densidad (esquirlas óseas, objetos metálicos, etc.) intraabdominales es conveniente realizar el estudio con contraste intravenoso de principio, se inyectan 50 cc en bolus y 100 cc en perfusión rápida, si no hay fracaso renal agudo asociado.

Observaciones: espiración suspendida. Ventana de abdomen y de hueso si se sospecha fractura vertebral o pélvica.

4.4.3. Hígado

Scout view: AP. Cortes axiales desde la parte superior de la cúpula derecha al polo inferior del lóbulo derecho.

Contraste oral: se realiza opacificación digestiva con yodado hidrosoluble diluido.

Contraste IV: se hace un estudio sin contraste IV, tras el que se inyecta un bolus de 50 cc más 100 cc en perfusión rápida para estudio de lesión portal, un hígado traumático, metástasis o masa hepática.

Observaciones: espiración suspendida. Ventana de abdomen.

4.4.4. Vías biliares

Scout view: en AP. Se programan cortes axiales desde la cúpula hepática hasta el polo inferior de la vesícula o la terminación del colédoco (incluyendo la cabeza del páncreas).

Contraste: se realiza opacificación digestiva. Se administra contraste IV en bolus en caso de colecistitis.

Observaciones: espiración suspendida. Ventana de abdomen. Las indicaciones más frecuentes son: ictericia de tipo obstructivo y tumores de las vías biliares o de la vesícula.

4.4.5. Páncreas

Scout view: en AP. Cortes axiales desde borde superior del páncreas a la 3ª poción duodenal.

Contraste oral: 200 cc de Gastrografin muy diluido 15 minutos antes de empezar.

Contraste IV: se realiza un estudio antes del contraste IV. Después se inyectan 50 cc en bolus y 100 cc en perfusión rápida.

Observaciones: espiración suspendida. Ventana de abdomen. En caso de cáncer de páncreas, se debe hacer una seria hepática, primero sin y luego con contraste IV. Las indicaciones principales son: investigación de complicaciones de una pancreatitis crónica, estudio de extensión de un cáncer, punción dirigida, diagnóstico de tumores, etc.

4.4.6. Bazo

Scout view: en AP sobre el que se programan cortes axiales hasta cubrir la zona de estudio.

Contraste: se realiza opacificación digestiva. Primero se hace un estudio sin y luego tras inyección IV en bolus.

Observaciones: paciente en espiración suspendida. Se utiliza la ventana de abdomen. Las indicaciones son: estudio de extensión de masas, investigación de una lesión esplénica postraumática, estudio de extensión de linfomas, etc.

4.4.7. Glándulas suprarenales

Scout view: AP. Desde el diafragma hasta el plano medio renal, o todo el riñón en la sospecha de feocromocitoma, o todo el abdomen, pelvis y mediastino en la sospecha de feocromocitoma extraadrenal.

Contraste oral: 400 cc de Gastrografin muy diluido de 15 a 30 minutos antes de la exploración.

Contraste IV: primero siempre un estudio sin contraste y luego estudio contrastado con bolus y perfusión rápida.

Observaciones: apnea estricta. Ventana de abdomen. Las indicaciones principales son: enfermedad de Addison, feocromocitoma, síndrome de Cushing, síndrome de Conn, adenoma, metástasis y quistes.

4.4.8. Riñones

Scout view: AP. Cortes axiales cubriendo toda el área renal.

Contraste oral: 500 cc de gastrografin muy diluido 30 minutos antes de empezar el estudio.

Contraste IV: prácticamente siempre estudio sin inyección intravenosa, tras el que se administra un bolus de 50 cc y perfusión rápida de 100 cc.

Observaciones: ventana de abdomen. Espiración suspendida. Las indicaciones fundamentales serian: estudio prequirúrgico de un cáncer, búsqueda de absceso renal, valorar trauma renal, punción dirigida y masa del parénquima o la vía excretora.

4.5. Pelvis

Scout view: AP. Desde la cresta iliaca hasta la sínfisis púbica.

Contraste oral: 600 cc de gastrografin muy diluido 45 minutos antes de la exploración.

Contraste IV: siempre estudio en vacío. Después contraste IV con técnica de bolos más perfusión rápida.

Observaciones: espiración suspendida o respiración normal. Ventana de abdomen y ventana de hueso para valorar pelvis ósea. Se utiliza un tampón vaginal en mujeres para visualizar mejor la vagina. La indicación formal es el diagnóstico de extensión de tumores malignos.

4.6. Columna

En el estudio de columna mediante TC se debe reducir al máximo el segmento de la zona de la columna a explorar para evitar radia en exceso al paciente. Se utilizan ventanas parénquima y óseas, se angula el gantry en función de la curvatura fisiológica. Cuando se generan dudas se hacen reconstrucciones sagitales para facilitar diagnóstico y a partir de cortes finos.

De forma general se utiliza medio de contraste para procesos infecciosos, inflamatorios y tumorales, no se utiliza contraste para estudios óseos, traumatismos, malformaciones, tumores estrictamente vertebrales y estenosis del canal.

4.6.1. Cervical

Patología discal y degenerativa

Scout view: lateral. Se realizan cortes axiales sobre espacios discales.

Contraste IV: el estudio se hace directamente con 1 inyección I.V. del contraste. Se debe realizar una reconstrucción de conjunto, se mide el diámetro sagital del canal (ventana ósea).

4.6.2. Lumbar

Patología discal y degenerativa

Scout view: lateral. Se programan cortes axiales en los tres últimos espacios discales.

Se realiza **sin contraste IV** excepto en sospechas tumorales o infecciosas.

4.6.3. Patología infecciosa

De perfil para cervical, dorsal alta y lumbar, en AP para columna dorsal baja. Cortes axiales sobre el disco patológico.

En principio sin contraste y ventana ósea y partes blandas.

Traumatismo de columna. Como el anterior y a destacar que hay que tener mucha precaución al movilizar al paciente.

4.7. Osteoarticular

En el estudio de estructuras óseas pares es fundamental la realización de exámenes comparativos, con una colocación correcta, para que se puedan valorar simétricamente estas estructuras.

Cuando se disminuye el grosor de corte para aumentar el detalle y la definición, debemos aumentar la dosis de exposición para evitar el ruido en la imagen, para mejorar la calidad y el detalle óseo se utilizan los programas de alta definición.

En líneas generales se utiliza contraste IV en la patología tumoral e infecciosa, con técnica de bolus y perfusión rápida, se emplean técnicas de partes blandas y óseas.

4.7.1. Hombros

Scout view: AP, se programan los cortes desde la articulación acromio-clavicular hasta la parte inferior de la articulación escapulo- humeral.

El paciente en decúbito supino con los brazos extendidos a lo largo del cuerpo.

4.7.2. Caderas

Scout view: en AP y L, cortes desde el techo del acetábulo hasta la parte superior del trocánter menor.

Está indicada en osteonecrosis aséptica de cadera y artritis.

4.7.3. Rodillas

Scout view: en AP y L, cortes desde el borde superior de la rótula hasta la tuberosidad tibial superior.

Se utiliza para la búsqueda de cuerpos extraños, estudio de ligamentos cruzados, meniscos, etc.

4.7.4. Manos - pies

Scout view en AP y L, cortes sobre la región de interés.

El paciente se coloca con las palmas de las manos o las plantas de los pies sobre la camilla, en la muñeca se utiliza para estudiar el síndrome del túnel carpiano, estudios finos de traumatismos complejos, en el pie sirve para el estudio de articulaciones y huesos en patologías traumáticas, degenerativas y reumáticas. Estudio de tumores óseos y partes blandas.

5. TÉCNICAS AVANZADAS

Siguiendo el temario oficial del Servicio Andaluz de Salud hablaremos de los estudios coronarios de tac que han representado un gran avance dentro del estudio de las arterias coronarias, ya que son estudios con mucho detalle y de una forma mínimamente invasiva ya que no es necesaria la punción de la arteria ni la introducción de catéteres en la misma para su estudio.

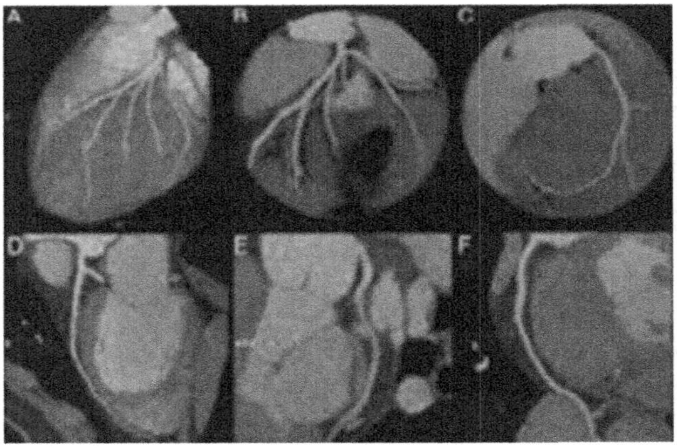

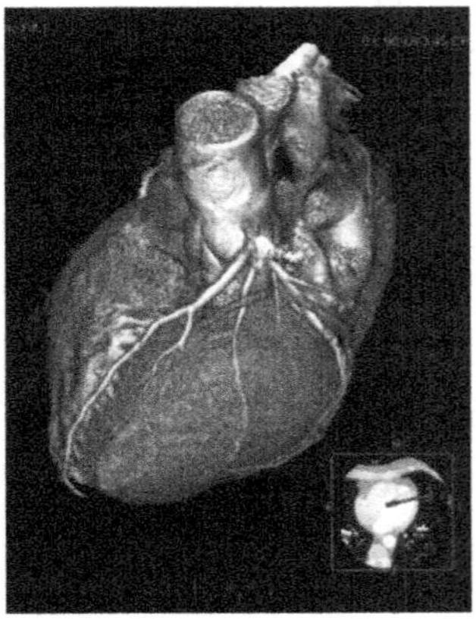

Por otro lado hablaremos de los estudios de código ictus, mediante el tc con multidetectores que se realiza como protocolo diagnostico dentro de muchas unidades de ictus de ámbito hospitalario.

Por ultimo nombraremos otros estudios que se desarrollan con los modernos tac multicorte o multidetectores como son los estudios angiográficos.

5.1. TAC coronario

Es un estudio novedoso que permite valorar el estado de las arterias coronarias gran detalle y de una forma mínimamente invasiva.

Este estudio nos permite visualizar las arterias coronarias y detectar en ellas la presencia de lesiones. Se trata por lo tanto, de una coronariografía no invasiva (ya que no se necesita la punción de una arteria y la introducción de catéteres), que solo ayuda en el diagnóstico pero no permite el tratamiento de las obstrucciones en las arterias coronarias. Los equipos multidetectores actuales (de 16 y 64 canales) presentan una alta resolución espacial y temporal, lo que permite analizar estructuras pequeñas y en movimiento, como las arterias coronarias. Los tiempos de adquisición son muy breves, de unos 8-12 segundos en el caso del TC de 64 canales.

El TAC multicorte de arterias coronarias permite hacer un diagnóstico precoz de la presencia de arteriosclerosis con un estudio en el que no se requiere la administración de contraste en el sistema circulatorio. Si se administra contraste lo que se consigue es obtener imágenes en 3 dimensiones de alta resolución de las arterias coronarias.

El paciente no requiere ingreso hospitalario. Se realiza habitualmente de manera ambulatoria. Aunque la adquisición de las imágenes es muy breve, el estudio puede prolongarse unos 30 minutos. Y al terminar el mismo el paciente vuelve a su domicilio.

El paciente estará acostado y con monitorización electrocardiográfica (se ponen electrodos para obtener un electrocardiograma y monitorizar al paciente durante la prueba).

La frecuencia cardíaca debe ser baja (inferior a 70 latidos por minuto) y regular, por lo que se administran **fármacos** que disminuyen dicha frecuencia. También puede emplearse medicación sublingual (nitroglicerina) para dilatar y mejorar las imágenes de las arterias coronarias.

Hay que administrar al paciente en la fase de adquisición contraste yodado a través de la una vía venosa periférica, normalmente en el brazo, seguido de un bolo de solución salina que permite disminuir la cantidad de contraste al compactar el mismo.

La adquisición de las imágenes se hace en apnea de unos 8 - 12 segundos.

La prueba sin embargo tiene una serie de limitaciones que dificultan el estudio:

a) **El ritmo cardíaco** irregular (fibrilación auricular), las frecuencias cardíacas rápidas, la presencia de dispositivos metálicos, la obesidad o el movimiento del paciente, dificultan la obtención de imágenes adecuadas.

b) Aunque se trata de una técnica no invasiva, emplea **radiación y contraste yodado;** este último puede causar daño a nivel del riñón, por lo tanto, se deben tomar precauciones en el caso de pacientes con **insuficiencia renal** o **alergia** al mismo.

c) La **calcificación** importante de las arterias coronarias dificulta la interpretación de las imágenes y constituye una de las principales limitaciones de esta técnica.

El estudio está indicado para descartar enfermedad coronaria en pacientes seleccionados que tengan probabilidad baja o moderada de tener enfermedad coronaria y cuyo resultado del TAC de coronarias sea normal. Entre las aplicaciones del TAC multicorte se incluyen:

- Presencia de dolor torácico atípico.
- Pruebas de esfuerzo no concluyentes.
- Pacientes sin síntomas con múltiples factores de riesgo cardíaco.
- Pacientes en los que interesa descartar patología coronaria previa a cirugía cardíaca no coronaria.
- Objetivar que los stents (muelles) coronarios e injertos. mamarios funcionan (son permeables).
- Miocardiopatías de origen desconocido.
- Alteraciones de las arterias coronarias y otras anomalías cardíacas congénitas (de nacimiento).
- Enfermedades del pericardio.
- Estudio de las venas pulmonares.

5.2. Código ictus

Los estudios de código ictus mediante TC multidetector se realizan actualmente como protocolo diagnóstico dentro de muchas Unidades de ictus. Este estudio incluye **TAC craneal sin contraste**, **un estudio de perfusión** y **un angioTC de troncos supraaórticos y polígono de Willis:**

a) El TC basal sin contraste es adecuado para descartar un origen hemorrágico o una lesión simuladora de ictus y para valorar la existencia de signos precoces. Si el diagnóstico es hemorragia se detiene el procedimiento y el procedimiento termina.

b) El TC de perfusión nos permite conocer la presencia y extensión de tejido isquémico infartado (no recuperable) y de tejido en riesgo o zona de penumbra (potencialmente recuperable) denominada "mismatch", pudiéndose seleccionar así más apropiadamente los pacientes candidatos a tratamiento en la distancia precoz de fibrinolíticos. El TC de perfusión consiste en monitorizar el primer paso de una embolada de contraste yodado a través de la circulación cerebral, realizándose imágenes continuas en modo cine durante 45 segundos en un determinado número de secciones cerebrales.

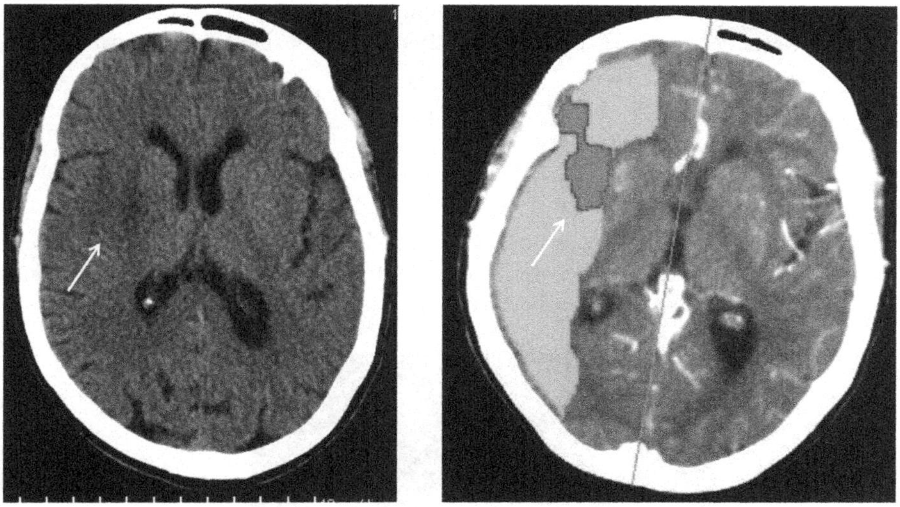

c) **El angioTC de troncos supraaórticos** cuyo papel es valorar el estado de arterias cervicales e intracraneales, su utilidad en el ictus arterial viene determinada por su capacidad de demostrar el sitio de oclusión o estenosis, es capaz también de detectar una disección arterial, valorar presencia de flujo sanguíneo colateral y caracterizar enfermedad aterosclerótica.

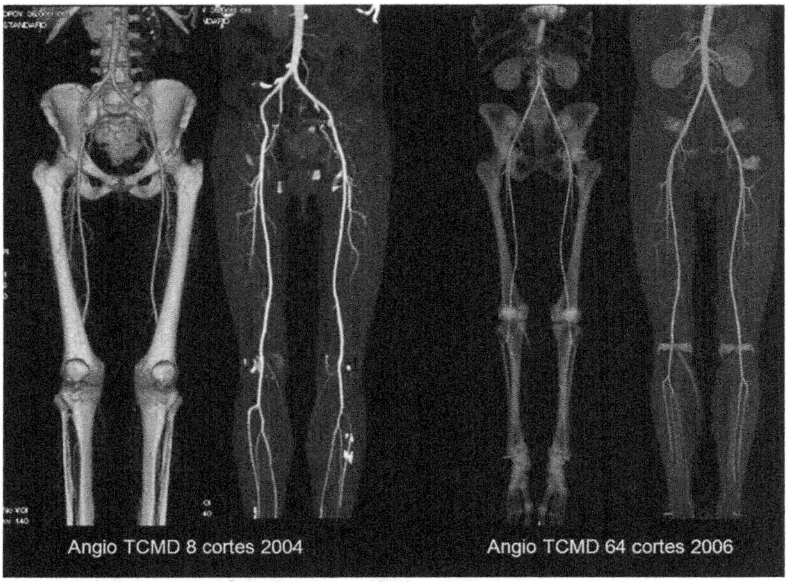

Estos estudios son realizados en condiciones de extrema rapidez y deben ser interpretados de forma sencilla y organizada por el radiólogo de guardia (habitualmente no especializado en Neurorradiología). En teoría, las guías publicadas asumen que el paciente debería llegar al TAC en menos de 25 minutos desde su ingreso, y salir de allí en menos de 20 minutos.

5.3. Otros estudios

Cabe mencionar aquí los estudios vasculares de tac que van desde los troncos supraaórticos, el estudio de trombo embolismo pulmonar TEP, aorta completa con gating (sincronizacion cardíaca) o, el estudios de miembros inferiores.

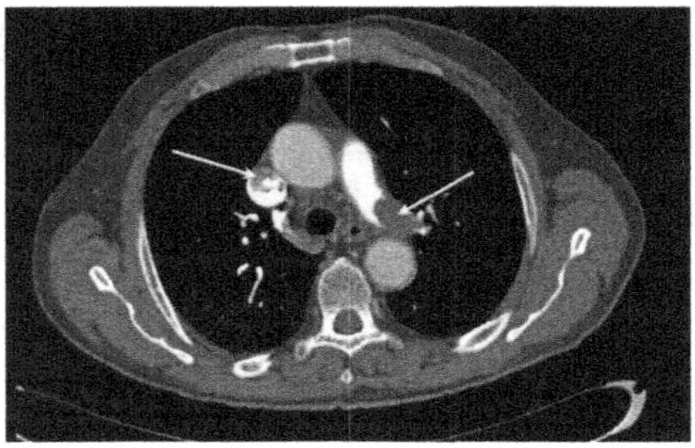

TEP

AORTA COMPLETA CON GAITING

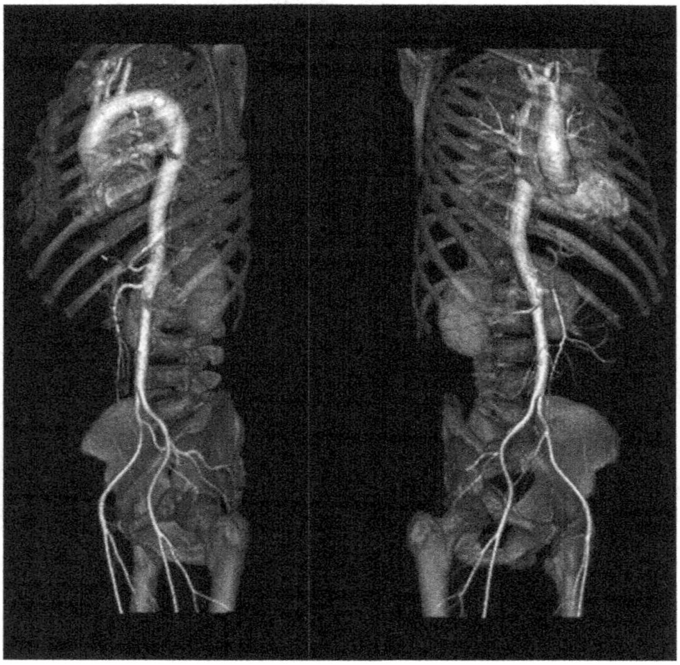

ANGIOTC DE MIEMBROS INFERIORES

Por otro lado cabe mencionar a los estudios de hígado dinámico con 3 -4 o 5 hélices que comienzan con una hélice sin contraste y después se estudia el hígado y todo el abdomen en fase arterial, portal, equilibrio y tardía.

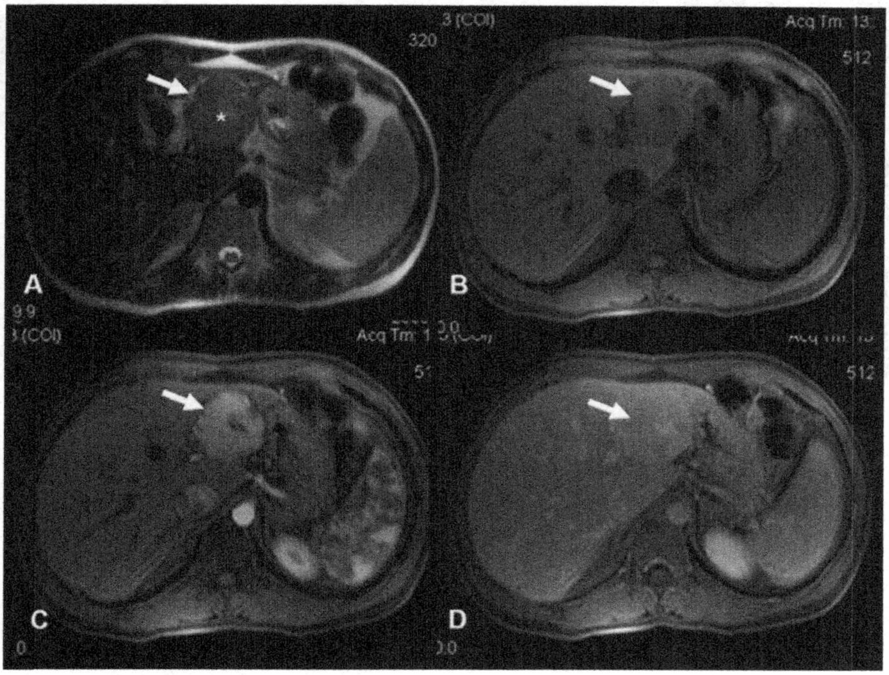

También cabe mencionar los estudios anteriores tanto de rm como de tc de oídos para después hacer un implante coclear.

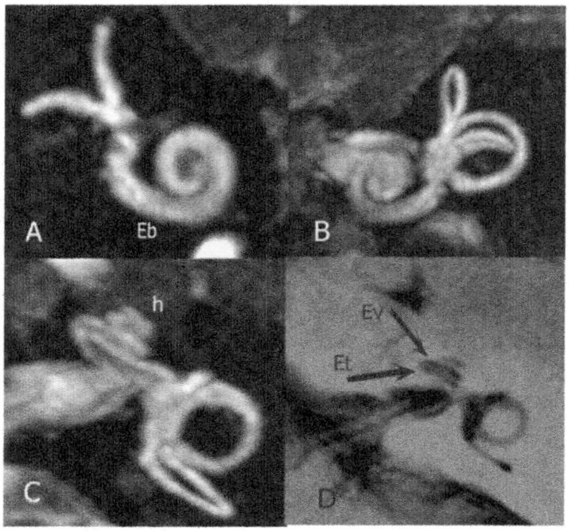

Y por último también cabe mencionar el estudio de valoración de perforantes de la arteria epigástrica inferior profunda mediante angioTC previa a la reconstrucción mamaria.

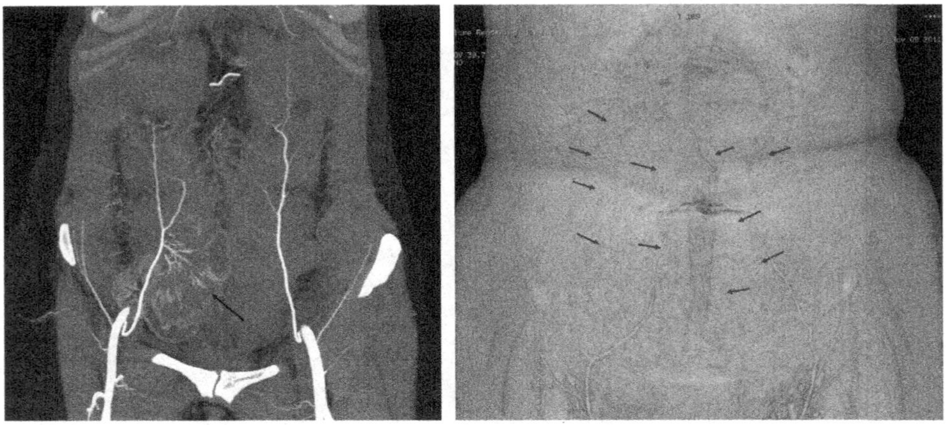

Tema 44

Principios de Resonancia Magnética (RM). Principios de los campos magnéticos. Aspectos técnicos de la RM. Equipos para la RM. Tipos, características y funcionamientos. Obtención de imágenes en RM. Secuencias de pulso: imágenes potenciales en T1, T2 y densidad protónica

eRodio ediciones

Índice esquemático

1. PRINCIPIOS DE RESONANCIA MAGNÉTICA (RM). PRINCIPIOS DE LOS CAMPOS MAGNÉTICOS

La base de la RM estriba en que cuando determinados núcleos atómicos se colocan en un campo magnético, pueden estimularse mediante ondas de radio de la frecuencia correcta. Después de la estimulación, estos núcleos liberan la energía que han absorbido de las ondas de radio. Esta energía o señal de RM la recibe una antena y se analiza. Los tiempos de relajación son medidas de la velocidad con la que se libera dicha energía.

En los años 40, dos grupos distintos de investigadores, dirigidos respectivamente por Felix Bloch y Edward Purcell (recibieron el Nobel de física de 1952), estudiaban el comportamiento de los núcleos atómicos en un campo magnético. Descubrieron que los núcleos absorbían energía de las ondas de radio de ciertas frecuencias específicas. Posteriormente, Raymond Damadian demostró que existían diferencias significativas en los parámetros de RM entre los tejidos sanos y diversos tumores. En 1973, Paul Lauterbur publicó las primeras imágenes obtenidas mediante técnicas de RM.

Sabemos que el átomo consta de un núcleo central, donde se encuentran los protones y los neutrones, rodeado por una nube electrónica que contiene los electrones girando en sus órbitas alrededor del núcleo. Los protones poseen una carga eléctrica positiva y están girando constantemente alrededor de un eje, este movimiento se denomina spin. Por tanto, la carga positiva del protón es una carga eléctrica en movimiento, o sea, una corriente eléctrica. Sabemos que una corriente eléctrica produce un campo magnético. Por ello, el protón tiene su propio campo magnético, con lo que podemos considerarlo como un pequeño imán.

Cuando colocamos los protones en un campo magnético externo potente y uniforme, al ser como pequeños imanes, se alinean con dicho campo. Lo hacen de 2 formas, en paralelo (con sus polos en la misma dirección del campo externo, paralelos a él) o en antiparalelo (en dirección opuesta). Estos tipos de alineación están a diferentes niveles de energía. El estado de alineación preferido es el que necesita menos energía, por lo que hay más protones en el nivel de menor energía, paralelos al campo magnético externo.

Los protones además de estar alineados en paralelo o antiparalelo a las líneas del campo magnético, se mueven alrededor de él, este movimiento se llama precesión y es similar al de una peonza (el eje realiza un giro de forma cónica).

La velocidad a la que procesan los protones puede medirse como frecuencia de precesión, es decir, el número de veces que procesan los protones por segundo. La frecuencia de precesión depende de la intensidad del campo magnético en la que se encuentran los protones y puede calcularse mediante la ecuación de Larmor:

Esta ecuación establece que la frecuencia de precesión es mayor cuanto más elevada es la intensidad del campo magnético. La constante giro magnética es distinta para cada elemento, por ejemplo el valor para el protón de hidrógeno es de 42.5 MHz/T.

Los núcleos que poseen este movimiento de precesión pueden absorber energía cuando son expuestos a impulsos de ondas de radiofrecuencia (RF), si estas tienen la misma frecuencia que la precesión nuclear. El proceso a través del que se produce esta absorción de energía se denomina **resonancia**.

Cuando desaparecen las ondas de RF, los núcleos excitados se relajan, es decir, liberan el exceso de energía que han absorbido en forma de onda de RF. Esta onda de radio que es transmitida por los núcleos no es pulsátil y constituye la señal de RM. Esta imagen la capta una antena sensible, se amplifica y es procesada por el ordenador para obtener la imagen de un corte del organismo, que se visualiza en un monitor de televisión donde se puede manipular para conseguir la mayor información diagnóstica.

El número de núcleos en precesión (densidad de spines) en un volumen determinado de tejido es un determinante de la intensidad de las señales. La señal liberada por los núcleos excitados es proporcional al número de núcleos presentes (concentración o densidad de núcleos). Esto se conoce como densidad de protones, ya que el hidrógeno posee solo un protón en su núcleo. Las imágenes denominadas de densidad protónica (DP9 permiten una buena definición anatómica, generalmente son de alta señal y poco contraste.

La intensidad de la señal RM también depende de los tiempos de relajación de los núcleos (proceso de liberación de energía por los núcleos excitados) y sucede a diferentes velocidades en los distintos tejidos. Nos encontramos dos procesos por los que se relajan los núcleos excitados. Por un lado tenemos la relajación spin-malla que sucede cuando los núcleos liberan el exceso de energía hacia el medio circundante en general. La tasa de este proceso de relajación se denomina T1. El otro proceso, la relajación spin-spin, ocurre cuando se libera la energía a través de interacciones entre los mismos núcleos excitados. La tasa de este proceso se conoce como T2.

Para comprender mejor los parámetros T1 y T2 veremos que sucede cuando los núcleos que procesan absorben energía de un pulso de RF. Es necesario establecer un sistema de coordenadas en el que el eje z esté en la dirección de las líneas del campo magnético externo, donde se van a representar los protones como vectores con flechas pequeñas. El tamaño del vector representa una cierta intensidad (tamaño de la flecha) que actúa en una determinada dirección (punta de la flecha).

Sabemos que las fuerzas magnéticas en direcciones opuestas se cancelan una a otras, pero como hay más protones en paralelo que en antiparalelo, al final tendremos protones orientados a favor del campo magnético, que suman sus fuerzas magnéticas en dicha dirección, la del eje z. El vector resultante indica la magnetización neta (M0) de los núcleos de hidrógeno.

Cuando sometemos al paciente a un pulso de RF a la frecuencia de Larmor, algunos protones alineados con el campo magnético absorben energía de la onda RF y se alinean en contra del campo. Hay un giro del vector de magnetización neta desde la posición vertical (longitudinal). Cuanto más fuerte es el pulso de RF y tiene mayor duración, más protones giran y más se separa de la vertical el vector de magnetización neta. El pulso de RF se puede regular de forma que la magnetización neta gire un determinado ángulo (por ejemplo 90 º hasta el plano xy), los pulsos de RF se designan por dicho ángulo (pulso de 90º o pulso de 180 º). Al cesar el pulso de RF los protones vuelven lentamente a su estado de equilibrio, liberando la energía absorbida (emiten la señal de RM), lo que se conoce como relajación.

La mayor señal se recibe cuando la magnetización neta está en el plano xy (Mxy). A medida que vuelve a su posición de equilibro, Mxy se reduce con lo que la señal disminuye proporcionalmente. Cuando la magnetización neta alcanza el eje z la señal RM desaparece y Mxy se hace 0.

Hay dos procesos en los que se relajan los núcleos excitados:

- El primero es cuando los protones se invierten uno a uno para alinearse con el campo magnético B0, como resultado de este fenómeno tenemos una mayor magnetización a lo largo del eje z (longitudinal) para alcanzar el valor M0. Este crecimiento es exponencial en relación con el tiempo y su constante de tiempo se denomina tiempo de relajación T1. Como la relajación T1 se realiza a lo largo del eje z y del campo magnético B0, también se conoce como tiempo de relajación longitudinal. Al volver a su posición original, los núcleos transfieren su energía al medio que los rodea, por lo que T1 además se llama tiempo de relajación spin- malla.
- En el segundo proceso el pulso de RF hace que los protones de los núcleos de hidrógeno precesen en fase, o sea, adopten una coherencia de fase. Tras un pulso de 90º, la magnetización neta gira en el plano xy a la frecuencia de Larmor. Ahora todos ellos se orientan en la misma dirección, al mismo tiempo, por lo que sus vectores magnéticos se suman en esta dirección (transversal). El desfase de los protones en el plano xy produce una reducción armónica hasta 0 de la señal de RM. El tiempo de disminución de la señal se llama tiempo de relajación T2. Como esta disminución se debe al paso de unos protones cerca de otros, también se denomina relajación spin-spin y al suceder en un plano perpendicular a B0, se la conoce además como tiempo de relajación transversal.

El T1 es más largo que el T2. En los tejidos biológicos T1 es aproximadamente de 300 a 2000 m/seg. Y T2 de unos 30 a 150 m/seg. El T1 varía con la intensidad del campo, de forma que es más largo con campos magnéticos intensos. El agua tiene un T1 largo y la grasa un T1 corto. El T2 del agua es más largo que el T2 de los líquidos impuros (aquellos que contienen moléculas más grandes).

Las señales producidas en RM contienen información sobre la densidad de protones (DP), T1 y T2. Cuando estimulamos los núcleos con ciertas secuencias de impulsos de ondas de RF específicas, estos núcleos emiten una señal que puede tener más información sobre DP, sobre T1 o sobre T2. Así es posible obtener imágenes potenciadas para cualquiera de estos 3 parámetros. Un T1 corto (tasa de relajación spin malla rápida) nos ofrece una señal RM alta en la imagen potenciada en T1. Y un T2 largo (tasa de relajación spin-spin lenta) da una señal alta en las imágenes potenciadas en T2.

2. ASPECTOS TÉCNICOS DE LA RM

La RM es una técnica de imagen compleja, en la que disponemos de numerosos parámetros ajustables. La adquisición de cada corte en RM necesita un tiempo que puede oscilar normalmente entre 2 y 5 minutos. Se pueden obtener imágenes de RM en los planos sagital, coronal y transversal (axial) con la misma resolución. Recordemos que en TC se obtenían datos solo en el plano transversal, construyendo las imágenes sagitales y coronales a través de la información contenida en las imágenes transversales (axiales), lo que hacía que se perdiera resolución. Con un grosor de corte elevado se dispone de más señal RM con lo que las imágenes serán mejores. Pero corremos el riesgo de dejar atrás lesiones patológicas pequeñas, que necesitan cortes finos para su localización y estudio. Así, el grosor de corte debe ajustarse a la patología que se estudia.

Los aspectos técnicos generales de la exploración con RM pueden variar dependiendo del centro hospitalario, el criterio del facultativo, el estado clínico del paciente y los hallazgos durante el estudio.

A continuación se describen los estudios más comunes en RM:

Encéfalo; cráneo, cara y cuello (temporal, peñasco, órbitas, senos y fosas nasales, nasofaringe, laringe, tiroides y paratiroides, glándulas salivares), columna vertebral, tórax, abdomen (hígado, vesícula, bazo, páncreas, riñón, suprarrenales, obstetricia), pelvis, musculoesquelético.

3. EQUIPOS PARA LA RM, TIPOS, CARACTERÍSTICAS Y FUNCIONAMIENTO

La secuencia básica de funcionamiento en un estudio de RM es: tras colocar al paciente dentro del imán, se crea un campo magnético externo que hace que se alineen los protones, esta alineación se rompe con un pulso de radiofrecuencia (RF), cuando se apaga el pulso de RF los protones se realinean con el campo magnético externo, la señal se detecta durante el realineamiento y se utiliza para reconstruir la imagen.

3.1. Tipos, características y funcionamiento

La resonancia magnética utiliza un campo magnético estático con intensidad suficiente como para producir imágenes que den una señal capaz de proporcionar una buena definición anatómica. Además, es fundamental que el campo magnético sea homogéneo ya que directamente determina la frecuencia de precesión y hace que la imagen no contenga artefactos que puedan conducirnos a errores diagnósticos. La homogeneidad se expresa en términos de ppm (partes por millón) en un volumen definido. Los equipos de RM se pueden clasificar de acuerdo con la intensidad del campo magnético y la forma de generar dicho campo.

3.1.1. Intensidad del campo magnético

La intensidad de campo magnético se mide en Gauss (G) o en Tesla (T). La correspondencia entre ambas unidades se define por la relación 1 Tesla= 10.000 Gauss. Los equipos de RM utilizados en diagnóstico médico, poseen una intensidad de campo magnético que varía de 0.2 a 2 T (el campo magnético de la tierra oscila entre 0.3 y 0.7 G). En general, hoy se habla de equipos de campo alto (superior a 1 T), de campo medio (entre 0.3 y 1 T) y de campo bajo (inferior a 0.3 T).

3.1.2. Formas de crear un campo magnético

Imán permanente

Es similar a los imanes convencionales. Se construye a base de elementos magnéticos motivo por el que tiene un peso elevado que guarda relación con la intensidad del campo magnético, de forma que para 0.3 T el peso es de unas 100 toneladas. Como ventajas de este tipo de imán tenemos que siempre está magnetizado, posee un campo magnético limitado al paciente, se pueden introducir en la sala equipos de reanimación, no es necesaria una instalación eléctrica especial, no utiliza criógenos y se puede instalar por piezas. Los inconvenientes son tener un peso elevado y una intensidad de campo magnético limitada (0.3 T).

Electroimán

En este caso el campo magnético se produce al circular la corriente por cables en espiral. Este tipo de imán se puede dividir a su vez en resistivo y superconductor.

Imán resistivo

Necesita una elevada corriente eléctrica continua, que circula por cables a temperatura ambiente. Presenta magnetismo mientras circula la corriente por él. Tiene las ventajas de no necesitar criógenos y ser más económico que el anterior. Entre los inconvenientes se encuentra que no posee un campo magnético limitado, precisa apantallamiento magnético y como presenta resistencia al paso de la corriente eléctrica se genera mucho calor cuando está en funcionamiento, por lo que tiene que ser refrigerado con agua. Se han creado imanes resistivos híbridos, con un núcleo de hierro, que tienen las características del permanente y del resistivo, combinando algunas de sus ventajas.

Imán superconductor

Actualmente es el más utilizado en los equipos de RM. También denominado imán superconductivo, utiliza un conductor especial de la corriente (generalmente titanioniobio) que opera a la temperatura de los superconductores (próxima al cero absoluto), lo que permite que la corriente circule sin resistencia (superconductividad) y no se genere calor. El imán se sitúa en el interior de un criostato para mantener esta baja temperatura, con cámaras de vacío y cámaras de nitrógeno líquido y helio líquido. Como no hay resistencia, la corriente eléctrica fluye permanentemente, creando un campo magnético constante. De esta forma es posible usar imanes más potentes que darán lugar a campos magnéticos de mayor intensidad. Las ventajas son poseer un campo magnético elevado (hasta 2T) y ofrecer una excelente homogeneidad. Los inconvenientes serían que precisa de la reposición de criógenos (helio y nitrógeno), es necesario apantallamiento magnético y tiene un costo elevado.

3.2. Componentes fundamentales de un equipo de RM

Los principales componentes de un equipo de RM son el imán principal con sus bobinas homogeneizadoras, las bobinas de gradiente, el modulador-decodificador de radiofrecuencia (RF) y el procesador de imágenes.

Imán principal y bobinas homogeneizadoras

Este debe producir un campo magnético extremadamente homogéneo (para que la calidad de imagen sea buena), se ayuda de pequeños campos magnéticos añadidos. Este imán puede ser permanente, resistivo o superconductor. Para conseguir una mejor homogeneidad se realizan una serie de ajustes mecánicos y eléctricos. Se llama este proceso shimming y se utilizan bobinas de homogeneidad o compensadoras, estas bobinas se encuentran en el interior del imán principal y producen una homogeneidad en el campo magnético final (B0).

Bobinas de gradiente

Se utilizan para variar sistemáticamente el campo magnético, al producir campos electromagnéticos lineales adicionales, permitiendo seleccionar el corte y obtener la información espacial. Como existen tres dimensiones en el espacio, hay tres juegos de bobinas de gradiente que se denominan con las letras x, y, z.

Cuando se activa la bobina de gradiente x, se realiza un corte coronal, cuando se activa y se realiza un corte sagital y cuando se activa la bobina z el corte es axial (transversal). Cuando se activan las tres se realiza un corte oblicuo.

Las gradientes de campo producen una alteración en el campo magnético, son electroimanes resistivos (x,y,z) que se apagan y encienden muchas veces durante la secuencia RM produciendo el ruido típico dentro del imán.

Estos gradientes se usan para las 3 operaciones básicas en la formación de la imagen: selección del plano tomográfico, codificación de fase y codificación de frecuencia.

Modulador-decodificador de radiofrecuencia

La finalidad del sistema de radiofrecuencia es irradiar el cuerpo del paciente con la cantidad de RF para inclinar o abatir el vector de magnetización (M0) de los protones que precesan. El modulador de RF controla la anchura de banda y el nivel de potencia de la RF transmitida.

La bobina detecta las radiaciones de RF emitidas por el sujeto durante el proceso de resonancia y envía la señal al demodulador que determina las tres propiedades de eco (frecuencia, fase y amplitud).

Las bobinas de RF son antenas que se utilizan para transmitir la onda de RF al paciente y recibir la señal. Se clasifican en bobinas de volumen y bobinas de superficie.

En todas las unidades de RM se utilizan bobinas de volumen, que rodean completamente la zona corporal que se estudia. Pueden ser de cuerpo o de cabeza.

Las bobinas de superficie se colocan directamente en el área de interés y tienen distintas formas (rectangulares, circulares, etc.)

Actualmente existen bobinas llamadas cuadráticas que son dos bobinas situadas en el mismo eje pero giradas 90 grados una respecto a la otra, la señal recibida en cada bobina se reajusta y se suma.

Diseño de las instalaciones de RM

La sala de Resonancia Magnética necesita de unas condiciones especiales de diseño y ubicación, en este caso no trabajamos con radiaciones ionizantes pero nos encontramos que el gran campo magnético estático que se crea en el equipo de RM limita la localización del sistema, ya que este campo se extiende fuera del equipo. Puede atraer objetos metálicos e influir en los aparatos mecánicos y eléctricos (ordenadores, monitores, marcapasos, etc.).

De todas formas la unidad de RM debe situarse en el servicio de diagnóstico por la imagen o cerca de este ya que puede necesitar el apoyo de otras técnicas. Siempre con un estricto aislamiento magnético para que no se interfieran los equipos.

También se tienen en cuenta otras características de ubicación como son: tener accesos cómodos para pacientes hospitalizados y ambulatorios, la resistencia del suelo y la ausencia de equipos y elementos férricos que puedan alterar el campo magnético.

La unidad de RM necesita dos tipos de apantallamiento: magnético y de radiofrecuencia.

Con la excepción de los imanes permanentes, el resto necesita un sistema que aísle el campo magnético del exterior e impida a la vez influencias externas de objetos ferromagnéticos que puedan deteriorar la imagen. Existen diversas formas de conseguir este aislamiento: Colocar la unidad en un edificio separado, se puede bloquear el imán con láminas de hierro o crear otro campo magnético opuesto al principal.

Sabemos que todo el espacio está lleno de ondas de radio. Para evitar interferencias entre las ondas de radio externas y las del equipo de RM todo el sistema está blindado por una jaula de Faraday o escudo de RF. Además de los generadores externos de RF los objetos metálicos grandes en movimiento (ascensores, coches, etc.) también pueden influir en el campo magnético.

4. OBTENCIÓN DE IMÁGENES EN RM. SECUENCIAS DE PULSO. IMÁGENES POTENCIALES EN T1 Y T2 Y DENSIDAD PROTÓNICA

La mayoría de las imágenes de RM se basan en el elemento hidrógeno, en cuyo núcleo solo hay un protón. Es el elemento más abundante en el cuerpo. El núcleo de hidrógeno es el que produce la señal de RM más potente.

Las imágenes de RM son más complejas que las producidas mediante otras técnicas de imagen para el diagnóstico (radiología convencional, TAC), ya que contienen información sobre tres propiedades de los tejidos que contribuyen a la intensidad de la señal de RM: densidad protónica y los tiempos de relajación T1 y T2. El ordenador convierte la intensidad de la señal en un tono de gris en la imagen. De forma que las señales intensas aparecen en la imagen como blancas y las débiles como negras.

Para procesar las imágenes la señal que mide la bobina se almacena en función del tiempo y se convierte en función de su frecuencia mediante las transformadas de Fourier y un procesador vectorial.

Tras determinar la intensidad relativa de cada píxel de un plano tomográfico, según una escala de grises, se forman las imágenes y se representan en el monitor digital, desde el que se pueden fotografiar. Estas imágenes se pueden almacenar en el disco duro del ordenador, en soporte magnético o en disco óptico para posteriores manipulaciones.

Secuencias de pulso

El pulso más sencillo es la secuencia de saturación parcial. Hay un único pulso de radiofrecuencia (RF) de 90º repetido a intervalos constantes (TR, tiempo de repetición de una secuencia de pulsos). Actualmente esta técnica está en desuso.

La secuencia spin-eco (SE) consiste en un pulso de RF de 90º seguido de otro de 180º en un tiempo TE/2. Esto origina una señal en un tiempo TE (tiempo de eco) tras el primer pulso de 90º. La señal se denomina eco porque parece reflejar el pulso de 180º. El proceso de spin-eco se puede repetir constituyendo una secuencia multiecos. Con esta secuencia se pueden conseguir imágenes potenciadas en T1 (SE-T1), en T2 (SE-T2) o en densidad protónica (SE-DP). Para TE cortos domina el contraste DP y T1, para TE largos contribuye en mayor medida T2. Así secuencias SE con TR corto (<500 mseg) y TE corto (<30 mseg) estarán potenciadas en T1. Secuencias con TR largo (>1500 mseg) y TE largo (>80 mseg) estarán potenciadas en T2 y secuencias con TR largo y TE corto estarán potenciadas en densidad protónica.

La secuencia de recuperación de la inversión (IR) consiste en un pulso de inversión de 180º seguido tras un tiempo de recuperación, de un pulso de 90º y otro posterior de 180º. Tras el pulso de 90º la magnetización longitudinal (Mz) se recupera en un tiempo TR-TI. El TE es el tiempo entre el pulso de 90º y su eco (obtenido tras el pulso de 180º). Respecto a la potenciación de la imagen, el factor T1 está determinado por el TR y el TI (tiempo de inversión), mientras que el TE determina el T2. Cuando se reduce el TR se reduce la intensidad de señal relativa de tejidos con T1 largo. En función del TI las secuencias de recuperación de la inversión se clasifican en: TI corto o STIR (de 0 a 250mseg), TI medio (de 250 a 750), y TI largo (>de 750).

Eco de gradiente (EG) es la secuencia en la que los ecos se generan, no por un pulso de RF de 180º, sino por la inversión del gradiente de lectura. No existe el pulso de 180 y la excitación de RF utiliza un ángulo inferior a 90º, tras el cual, el vector de magnetización longitudinal (eje z) se inclina un determinado ángulo. El pulso se puede repetir al realizar la lectura de la señal. Al aplicar un gradiente de lectura después del pulso de RF los spines de los protones tienen distintas frecuencias (velocidades). Al invertir el gradiente se altera la velocidad y en un tiempo dado los protones estarán produciendo una señal de eco. Con TR largos y un ángulo >de 45º se potencia la imagen en T1 con un TE<15 mseg (EG-T1). Con un ángulo menor se potencia en T2 con TE>20 mseg (EG- T2) o en densidad protónica con Te<15 mseg (EG-DP).

Tema 45

Técnicas de Exploración con RM. Técnicas avanzadas (Estudios corazón, vasculares, espectro, funcionales del cerebro, tractografía cerebral, entero-RM). Contraindicaciones y precauciones en RM

Rodio ediciones

Índice esquemático

1. TÉCNICAS RADIOLÓGICAS DE EXPLORACIÓN EN RM

1.1. Tórax

La Resonancia Magnética Nuclear (RM) es una técnica para el diagnóstico de carácter no invasivo; con ella podemos visualizar huesos, órganos, tejidos blandos y en general casi todas las estructuras internas del cuerpo.

Una RM de tórax típica consiste en dos a seis secuencias, cada una de las cuales da imágenes de cortes a través de las estructuras del pecho. Los cortes están aproximadamente un cuarto de pulgada (0,5 cm) entre sí y se presentan en diferentes planos: de izquierda a derecha, de adelante hacia atrás, de arriba hacia abajo. Además de estas imágenes bidimensionales, el ordenador produce imágenes tridimensionales de diversos tejidos.

Vamos a describir el protocolo del estudio de **RM de Aorta Torácica**:

Al paciente se le canaliza una vía y se le conecta a un equipo de suero. Se ensaya con él la técnica de apnea (en inspiración o espiración), para poder reproducir las secuencias.

Se centra al paciente con la bobina, de manera que la cabeza sea lo que se introduce primero y en posición decúbito supino, si es posible se le colocan los brazos por encima de la cabeza para evitar artefactos de sobremuestreo; si no es posible se colocan a lo largo del cuerpo.

Para centrar al paciente palpamos el esternón y colocamos la bobina unos cm por encima para poder visualizar la región en estudio.

En el protocolo aparecen reflejadas las siguientes secuencias:

- Secuencia potenciadora en T2: se utiliza como localizador para seguir el recorrido de los grandes vasos. Para controlar el momento en que el contraste llegue a las arterias.

  Se puede realizar bien con un inyector automático o mediante embolada manual 0,1 mmol de Gd/kg de peso del paciente, a una velocidad de perfusión de 2,3 ml/s.
- Se utilizan como localizadores, secuencias potenciadas en T2. El Trufi obtiene una señal "blanca" y brillante de la sangre.

El equipo de RM se encuentra en una habitación especial protegido de los campos magnéticos externos.

El paciente se sitúa en decúbito prono sobre una mesa angosta que se desliza dentro del tubo en forma de túnel. Normalmente se le coloca algún dispositivo de inmovilización sobre la región torácica para ayudarle a quedarse quieto, y se usan almohadones para mantener la posición correcta. Le pondrán un dispositivo llamado espiral sobre el pecho o envolviendo el pecho. Si es necesario usar algún medio de contraste, el enfermero se lo inyectara, normalmente por vía intravenosa, en el brazo, después de la inyección se obtienen más imágenes.

Cada juego de imágenes tarda unos 15 minutos en obtenerse, y todo el examen dura una hora, y a veces más.

El fuerte campo magnético que se usa en la resonancia magnética nuclear (RM) de tórax puede ejercer una fuerza sobre los objetos de metal que contienen hierro.

Algunos ejemplos son válvulas cardiacas artificiales, dispositivos intrauterinos (DIU), puertos de acceso vascular, placas, pines, tornillos, grapas quirúrgicas, prótesis y bombas de administración de medicamentos hechos de metal. Si usted tiene un marcapasos cardíaco implantado no se debe hacer la RM.

En la mayoría de los casos los objetos metálicos usados en cirugía ortopédica no plantean ningún riesgo. Sin embargo, una articulación artificial recién implantada podría significar que es necesario hacer otro procedimiento de imagen es en vez de la RM. En caso de duda, se realizara una radiografía para detectar los objetos de metal que pueda haber. La radiografía está indicada si hay posibilidad de que tenga metralla o una bala en el cuerpo. La RM podría ser problemática para personas que han trabajado con chapa metálica o que han estado expuestas a pequeños fragmentos de metal.

Le pedirán que se quite todos los artículos de metal como joyas, reloj, gafas y pinzas del cabello. También se debe quitar todos los aparatos de ortodoncia. Los lapiceros, anteojos o cuchillas pueden convertirse en peligrosos proyectiles cuando se activa el imán. Los colorantes rojos que se usan en los tatuajes pueden contener hierro, pero esto casi nunca causa problema.

Las personas que tienden a ponerse nerviosas cuando están en un espacio cerrado pueden sentirse muy incomodas dentro de la unidad cerrada de RM, y les cuesta mantenerse quietas. En estos casos un sedante puede aliviar la ansiedad. Otra opción es usar una unidad de RM abierta, si está disponible, que da menos sensación de encierro que las unidades convencionales.

Las reglas sobre comer y beber antes del examen pueden variar en los distintos centros donde se hace RM.

1.1.1. Indicaciones de la RM

La resonancia magnética nuclear (RM) de tórax proporciona imágenes detalladas de las estructuras de la cavidad torácica como el corazón y los pulmones, desde casi cualquier ángulo.

Es posible detectar crecimientos anormales, como el cáncer de pulmón u otros tejidos, y determinar su tamaño y grado de diseminación para propósitos de estatificación. La RM muchas veces puede distinguir entre tumores, otras lesiones, y tejidos normales.

La RM puede revelar enfermedad de las válvulas del corazón en una etapa cuando es más fácil operarlas sin peligro.

La RM muestra los ganglios linfáticos y los vasos sanguíneos. Es un método no invasivo para mostrar si el flujo sanguíneo es normal o esta disminuido.

Una forma especial de RM llamada angiografía por resonancia magnética (ARM), puede mostrar un estrechamiento de las arterias coronarias o una obstrucción por depósitos de grasa o un coagulo sanguíneo, que a menudo precede a una enfermedad cardíaca con manifestaciones clínicas. La ARM también puede mostrar una dilatación anormal de la pared de una arteria (aneurisma) o un desgarro de la capa interna de una arteria (disección).

Los trastornos de las costillas y el esternón se pueden estudiar con una RM de tórax.

La RM puede detectar cáncer de mama en una etapa temprana.

La RM puede guiar visualmente un procedimiento de intervención o la toma de una muestra de tejido (biopsia).

La RM de tórax puede aportar más datos sobre algún hallazgo encontrado en una radiografía o en una tomografía axial computada e incluso aclarar algún dato sobre la sintomatología del paciente que haya presentado con anterioridad ambas imágenes como normales.

1.1.2. Ventajas e inconvenientes del RM de Tórax

Las **ventajas** que ofrece la Resonancia Magnética Nuclear frente a otros estudios, son las que se indican a continuación:

- La resonancia magnética nuclear (RM) de tórax da más información que otros procedimientos de imágenes para diferenciar tejidos blandos. Da imágenes claras y detalladas de los órganos internos del tórax sin obstrucción por los huesos. Los tejidos se pueden visualizar desde distintos ángulos.
- La RM es una técnica totalmente no invasiva que no requiere exposición a la radiación.
- La RM de tórax puede ayudar a diagnosticar masas anormales y da la información necesaria para estadificarlas. Es posible distinguir tumores de otras lesiones y de tejidos normales.

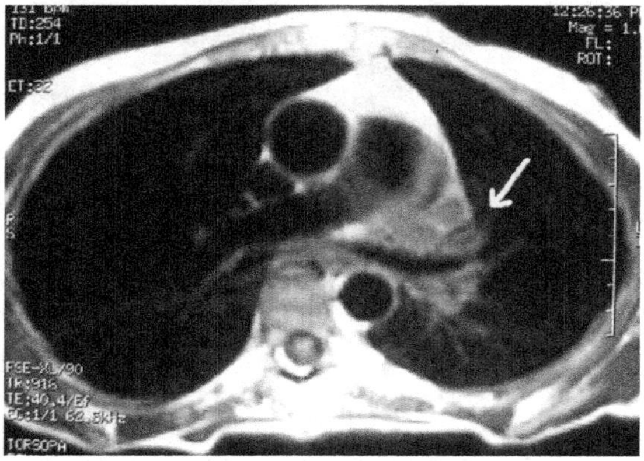

- Se puede evaluar el flujo sanguíneo sin el riesgo de los efectos secundarios de la angiografía.
- El medio de contraste que se usa en algunos exámenes de RM de tórax no contiene yodo, de forma que es poco probable que produzca una reacción alérgica.

En cuanto a los **inconvenientes**:

- Si bien no hay razón para creer que la resonancia magnética nuclear (RM) le hace daño al feto, no se conocen bien los efectos de un campo magnético fuerte. Por esta razón se recomienda que las mujeres embarazadas no se hagan una RM.
- Si se da un sedante, hay peligro de la sedación excesiva, y el tecnólogo vigila los signos vitales del paciente para reducir el peligro.
- Algunos pacientes han sufrido lesiones por no quitarse los objetos metálicos de la ropa, o cuando el paciente anterior dejo estos objetos en el cuarto.
- Existe un muy bajo riesgo de reacción alérgica si el medio de contraste es inyectado. Estas reacciones por lo general son leves y se controlan fácilmente con medicamentos. También hay un muy pequeño riesgo de infección de la piel en el sitio de la inyección.

Otra limitación muy importante es que existen ciertos pacientes que, debido al sobrepeso que presentan, es imposible introducirlos en estos dispositivos.

En general no se recomienda la RM para pacientes con lesiones agudas, porque los dispositivos de tracción y de apoyo vital deben mantenerse alejados del área estudiada. Además, los resultados podrían no estar disponibles inmediatamente, como suele suceder en casos de traumatismo.

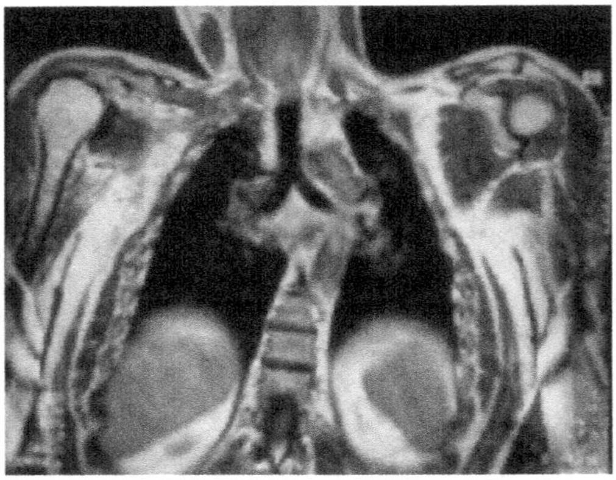

1.2. Abdomen

La Resonancia Magnética permite obtener imágenes del abdomen en diferentes planos axiales, sagitales y coronales, mostrando la diferencia en cuanto al contenido acuoso de los diferentes tejidos, haciendo que estos se puedan distinguir fácilmente y permitiendo evaluar tanto su estructura como su función.

Mediante la resonancia magnética, que proporciona imágenes claras de los diferentes tejidos blandos, se pueden examinar el hígado, páncreas (aunque en este caso la técnica de elección es la TC), bazo, riñones y vasos sanguíneos abdominales, permitiendo así la detección y evaluación de tumores y de trastornos funcionales. Además, dado el carácter inofensivo de las radiofrecuencias, la resonancia magnética suele ser, junto con la ecografía, la técnica de diagnóstico preferida para realizar el estudio radiológico de la pelvis y de las estructuras situadas a ese nivel, como el aparato reproductor o la vejiga.

En la exploración por resonancia magnética se realizan una serie de secuencias de imagen en las que se incluyen cortes abdominales en diferentes planos axiales, sagitales y coronales, según el estudio. Al igual que en la TC, el paciente se colocara en decúbito supino sobre la mesa de exploración, debiendo estar cómodo para evitar cualquier movimiento durante las diferentes secuencias. Además, no suele necesitarse ninguna preparación previa al examen.

Pero en algunos estudios se administraran laxantes y/o enemas para la limpieza del colon o será necesario un ayuno de unas horas. Por último, señalar que es importante que el paciente no lleve ningún objeto metálico, ya que estos serían influidos por el campo magnético generado durante la exploración.

Pueden utilizarse medios de contraste para hacer más visibles las estructuras huecas, aunque estas sustancias son de naturaleza diferente a las empleadas en radiografía o en TC.

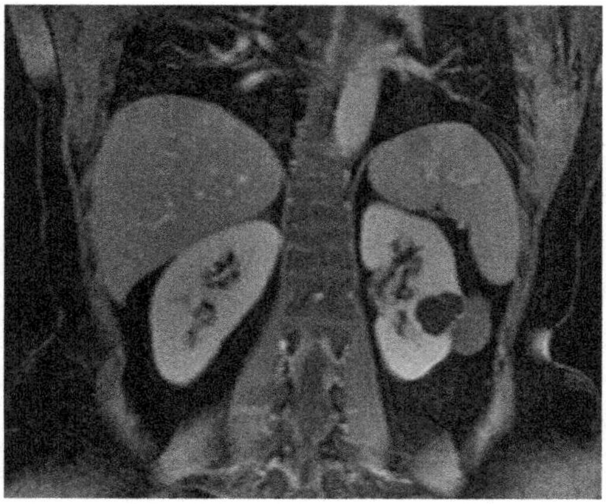

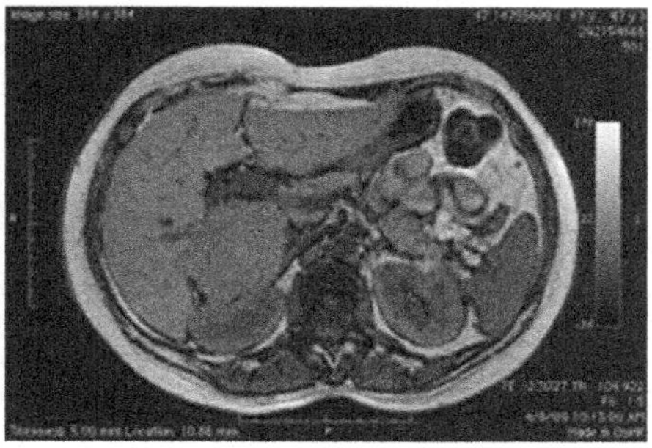

1.3. Aparato genito-urinario

1.3.1. Preparación del paciente

Ante la realización de la RM el paciente se suele encontrar nervioso e intranquilo al desconocer cómo se realizara la prueba. Por ello debemos informarle de cómo se lleva a cabo la técnica, mediante una hoja informativa en la que se incluye las características de la prueba a realizar, y asimismo se le deben aclarar verbalmente todas las posibles dudas que le pudieran surgir.

El paciente debe rellenar un cuestionario de seguridad y firmarlo.

Hay que descartar a todos los pacientes que no puedan acceder a la sala, como son los que tienen marcapasos, los de materiales de osteosíntesis, prótesis auditivas internas (implantes).

Se le debe proporcionar una sala para que pueda cambiarse de ropa y ponerse la bata y desprenderse de todos los objetos metálicos que tengan tales como relojes, anillos, pendientes, etc.

Se le realizara una pequeña historia que constara fundamentalmente de una anamnesis general, incluyendo antecedentes alérgicos, etc.

El paciente en todo momento ha de estar informado de los pasos a seguir.

Se colocara al paciente en la mesa de exploraciones lo más cómodamente posible, se le ensenara a manejar el timbre de aviso, etc.

Si ha de tomar algún contraste o inyectarsele, se debe tener todo lo necesario a mano y vigilar cualquier reacción adversa que el paciente pudiera presentar.

1.3.2. Técnica

Entre las técnicas que vamos a comentar se encuentran el estudio de útero y la urografía por RM.

A) Estudio de útero

La realización de la RM para el estudio de útero está indicada en caso de existencia de pólipos en el endometrio, ante una sospecha de carcinoma endometrial o de cérvix o antemiomas.

Debemos preparar a la paciente como en el punto anterior y si se debe realizar con contraste se debe coger una vía y acoplarla a un equipo de suero; previamente debe estar en ayunas al menos de 6 horas.

La paciente se debe colocar en la mesa de exploraciones en decúbito supino, entrando en el imán con los pies primero. El centraje se realiza a nivel de pelvis. Se utiliza una antena que es la *torsopa.*

Las secuencias de rutina son las siguientes:

- Se realiza un axial estricto: Spin ECO (SE)-T1: propuesto para el estudio morfológico abarcando desde la pelvis renal hasta la sínfisis púbica. Nos reconoce las adenopatías de la zona en contraste con la grasa intrapelvica, ya que las primeras se ven hipointensas y la segunda hiperintensa.
- Oblicuas al cuerpo del útero: Coronal T2, Sagital T2 y Axial T2: Turbo espín ECO-T2 con matriz 512X512: aporta una gran resolución y contraste miometrial. Este contraste nos va a permitir distinguir el miometrio de la cavidad endometrial.

- Oblicuas con o sin contraste (gadolinio): Coronal T1, Sagital T1 y Axial T1 todas con saturación grasa: nos ayuda a poder discriminar entre el miometrio muy vascular izado y la cavidad endometrial, observándose el primero de forma hiperintensa y el segundo de manera hipointensas. De esta forma se segrega cómodamente las tumoraciones existentes dentro de la cavidad.

B) Urografía por RM

La urografía por RM se realiza como una alternativa a la convencional, debido a que los pacientes presenten algún tipo de alergia al contraste yodado, etc.

También está indicada en casos de tumores localizados en uretra, ante cólicos nefríticos de repetición, estenosis uretrales, etc.

El paciente debe realizar un ayuno durante 6 horas y se debe orinar justo antes de la realización de la prueba.

Hay que cogerle una vía intravenosa e introducir unos 500 cc de suero fisiológico y posteriormente se le inyecta el contraste tipo Furosemida por vía intravenosa, normalmente es de 0,1 cc por cada kilo de peso del paciente.

El enfermo se debe colocar en la mesa de exploración en decúbito supino, entrando en el imán por los pies primero. Se centra a nivel de crestas iliacas, colocando la antena (torsopa) de forma que se tenga una buena señal desde el polo superior de los riñones hasta la vejiga.

Las secuencias de rutina son las que siguen:

- Se realiza en plano sagital y coronal TSE- T2 single shot: secuencia que está muy potenciada en T2 con saturación grasa lo que nos va a permitir observar los líquidos estacionarios, siguiendo el trayecto en pelvis, uréteres y vejiga.
- Axial Haste: un barrido que recorre todo el abdomen que nos sirve para obtener localización anatómica y visualizar los posibles cálculos que existan.
- En plano coronal se realiza una secuencia SPIN ECO (SE) o TSE- T1 con o sin contraste:

Para el estudio morfológico y otra en FLASH 3D dinámico con saturación grasa, para estudiar la función de los riñones y función excretora de los cálices, uréteres y vejiga.

Tras inyectar el contraste se obtienen las imágenes a los 5, 10 y 20 minutos.

1.4. Cuello, cara, cráneo

1.4.1. Cuello

En la RM cervical se trata de estudiar la anatomía/patología del cuello mediante resonancia magnética.

Como en todos los estudios de resonancia magnética, antes de comenzar, se le explicara al paciente con paciencia y comprensión en que consiste el estudio que le vamos a realizar, ya que si la resonancia con la que trabajamos es cerrada o semicerrada, la cabeza/cuello del paciente quedara justo en el centro del imán. Cuanto más tranquilo y mejor informado este el paciente menos posibilidades de que se mueva o se inquiete, y esto se traduce en que el estudio será de mayor calidad.

Es posible que haya que administrar contraste (gadolinio) IV al paciente; en ese caso ha debido de leer y firmar el consentimiento para la administración del mismo. El que se le ponga el contraste o no dependerá de por qué acude el paciente a realizarse la prueba, normalmente en la petición del especialista que solicita el estudio debe de especificarse si el estudio será con contraste o no. Es habitual que, aunque en la petición de la prueba no lo pidan, el Radiólogo lo solicite de forma expresa para un mejor diagnóstico, ya que hay muchas lesiones en las que es imprescindible ver cómo reaccionan ante la presencia del gadolinio, y en la mayoría de los casos es lo que determina el diagnostico final.

Vamos a entender por cuello desde la articulación temporo-mandibular hasta la articulación esterno-clavicular.

En este estudio nos interesa ver todo lo que hay dentro de esta región anatómica: columna cervical, canal medular, médula, músculos, parótidas, hueso hioides, tiroides, arterias y venas, laringe, tráquea, esófago...

El estudio lo comenzaremos con paquetes de cortes axial o transversal en Spin Eco (SE) o turbo SE (TSE) en T1 e inmediatamente después haremos otra con el mismo planteamiento exactamente igual que la anterior pero en SE o TSE en T2; una secuencia complementa a la otra.

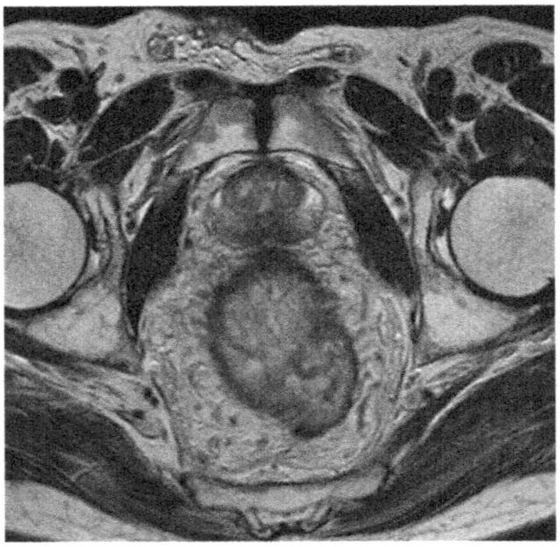

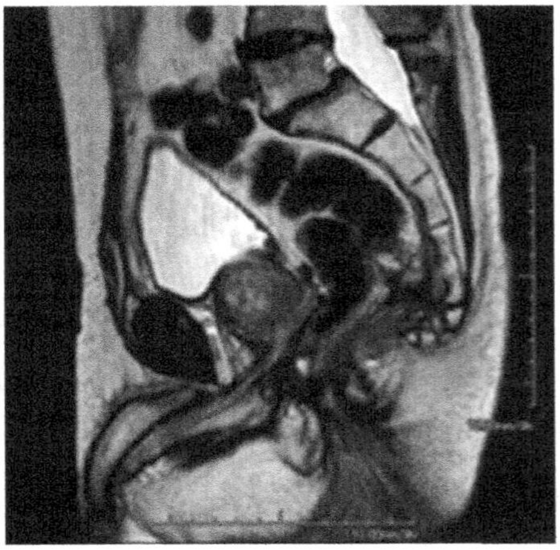

La secuencia en T1 es más anatómica, mientras que la T2 es más patológica, nos interesa que el grosor de corte no supere los 8-10 mm con separación de los mismos de 0,80-1,00 mm, ya que estamos en una región anatómica relativamente pequeña con una multitud de estructuras diferentes, de distintas densidades y características.

Continuaremos haciendo un paquete en sagital SE o TSE T1 y otro en coronal en SE o TSE T2, igual que en el caso anterior una secuencia complementa a la otra.

Sería interesante añadir alguna secuencia en técnica de inversión-recuperación, como por ejemplo un STIR, que es supresora de grasa y realza de gran manera las distintas estructuras de diferentes densidades. Esta secuencia no debe faltar ante la presencia de neo formaciones o lesiones ocupantes de espacio y patología de parótidas.

Las secuencias DP-SPIR (densidad protónica más inversión-recuperación), también son de gran utilidad ante casos de neo formaciones o lesiones ocupantes de espacio. El planteamiento será en el plano en que anteriormente mejor se haya visto la lesión, si hay alguna duda se puede hacer en varios planos diferentes.

Si el problema observamos que está en la médula o canal medular, la secuencia que añadiremos sería una en sagital en FLAIR (también es inversión-recuperación) centrada en columna cervical con un grosor de corte no superior a 5 mm con separación de 0,50 mm, esta secuencia es muy útil para valorar lesiones infiltrantes y/o inflamatorias.

Si hubiera que administrar contraste, no haría falta usar el inyector ya que la cantidad es tan solo de 15 cc y no necesita ser introducido a ninguna velocidad en concreto. Esperaremos unos minutos, 2 o 3, para continuar con el estudio. Añadiremos secuencias en planos axial, coronal y sagital en TSE o SE en T1, centrado principalmente sobre la lesión que estemos estudiando.

1.4.2. Cara, cráneo

Una RM de la cabeza es un procedimiento no invasivo, que utiliza imanes y ondas de radio potentes para elaborar imágenes claras y detalladas de los tejidos cerebrales.

A diferencia de las radiografías convencionales y los estudios radiológicos de TC que hacen uso de los rayos X, potencialmente dañinos, que pasan a través del paciente para generar imágenes, las RM se basan en las propiedades magnéticas de los átomos.

Para este procedimiento, un imán potente genera un campo magnético con una potencia aproximada de 10.000 veces superior a la de la tierra y solo una pequeña cantidad de átomos de hidrogeno en el cuerpo se alinean con este campo.

El termino nuclear del nombre original (imagen por resonancia magnética nuclear), y que ya casi no se usa, se refiere al protón en el núcleo del átomo de hidrogeno y no implicara radiactividad.

Cuando se emiten los pulsos de ondas de radio cortas focalizados hacia los átomos de hidrogeno alineados en los tejidos objeto de estudio, estos envían de regreso una señal propia.

Las diferencias sutiles en dicha señal de tejidos diferentes es lo que permite a una RM diferenciar entre diversos órganos y potencialmente brindar un contraste entre tejidos benignos y malignos (cancerosos).

Cualquier plano de imagen o corte, se puede proyectar y luego almacenar en un ordenador o imprimirse en una película.

Una RM se puede realizar fácilmente a través de la ropa y de los huesos, sin embargo, ciertos tipos de metal dentro o alrededor del área que se estudia pueden causar errores significativos en las imágenes reconstruidas (llamados distorsiones).

El examen de RM sigue el siguiente procedimiento:

Dado que una RM hace uso de ondas de radio muy cercanas en frecuencia a las de las estaciones de radio FM ordinarias, se debe colocar el escáner dentro de un cuarto especialmente protegido para evitar la interferencia del exterior.

Al paciente se le pide acostarse en una camilla angosta que se desliza dentro de un tubo grande similar a un túnel dentro del escáner. Además, se puede colocar un pequeño dispositivo alrededor de la cabeza para el estudio, el cual consiste en una espira especial puesta en el cuerpo que envía y recibe los pulsos de las ondas de radio y que esta diseñada para mejorarla calidad de las imágenes.

En caso de administrarse un medio de contraste, se coloca un acceso intravenoso, generalmente en una vena pequeña de la mano o del antebrazo.

Un técnico opera la máquina y observa al paciente durante todo el procedimiento desde un cuarto contiguo. Normalmente se requieren varias series de imágenes, cada una de las cuales toma de 2 a 15 minutos, para un tiempo total de una hora o más para todo el procedimiento; sin embargo, los escáneres más modernos con imanes más potentes que utilizan programas actualizados y secuencias avanzadas, pueden completar el proceso en menos tiempo, haciéndose el estudio entero en 15 minuto, y en 20 minutos caso de necesitar contraste.

1.5. Columna vertebral

El estudio de resonancia magnética nuclear (RM), está **indicado** para el diagnóstico de las siguientes enfermedades:

- *Detectar* un disco vertebral protuberante o patológico o una *hernia de disco.*
- En la RM son visibles los *nervios comprimidos e inflamados.* En algunos casos se puede demostrar la causa de la compresión del nervio, sea una hernia de disco, artritis u otra alteración.
- La RM se hace a menudo para ayudar a *planificar la cirugía* de la columna como la descompresión de un nervio o la fusión vertebral. La RM realizada después de la cirugía muestra los cambios que han ocurrido y si hay cicatriz o infección postoperatorias.
- Puede ayudar a diagnosticar o descartar *infección o tumores* que aparecen en la columna o que se han diseminado a ella; algunos canceres comunes son los de próstata, pulmón y mama.

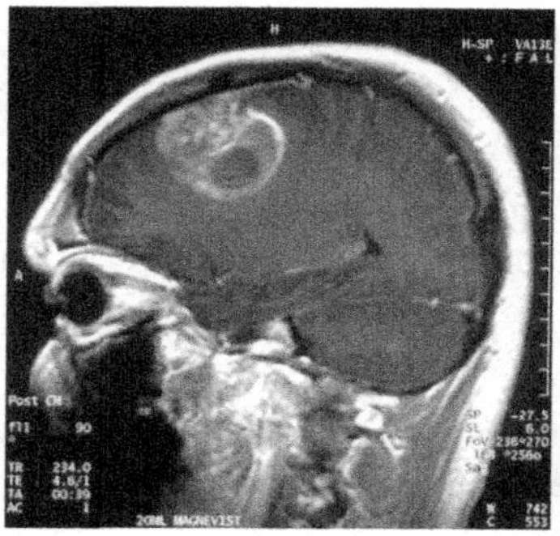 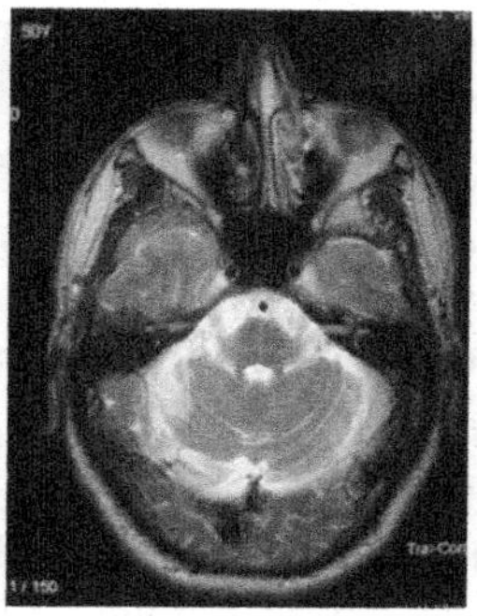 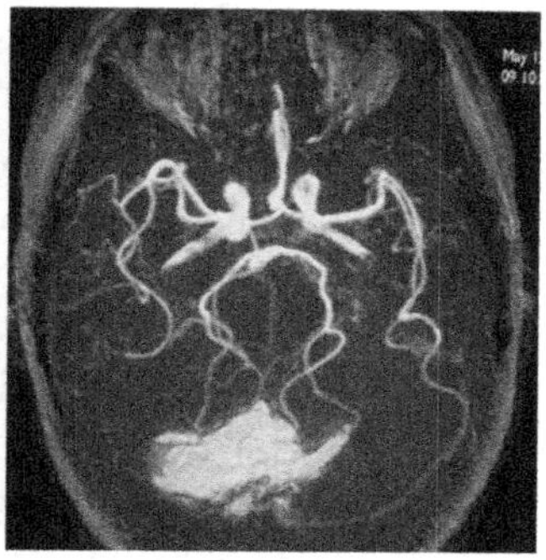

Un examen de RM típico consiste en dos a seis secuencias de imágenes que producen vistas transversales de la columna en distintos planos: de izquierda a derecha, de adelante hacia atrás, de arriba hacia abajo. Las vistas a menudo se hacen a intervalos de 0,6 cm, lo que da una imagen detallada de todos los tejidos que conforman la columna vertebral. Las imágenes se pueden almacenar en el ordenador y verse en la pantalla posteriormente, o se pueden almacenar en una película como la de las radiografías. Según la ubicación de los síntomas se podría estudiar solo una parte de la columna: la porción cervical (el cuello), torácica (el pecho) o lumbar (la parte baja de la espalda).

Vamos a realizar un breve recordatorio de la anatomía del disco intervertebral, que consta de tres partes:

1. El platillo cartilaginoso.
2. El anillo fibroso.
3. El núcleo pulposo.

El complejo disco-vertebral deriva del mesodermo y de los restos de la notocorda. La notocorda inicialmente es paralela a las dos barras mesenquimales divididas entre 42 y 44 somitas por vasos intersegmentarios.

Las células de la notocorda del núcleo pulposo disminuyen al final de la primera década de vida y son reemplazadas por células de la región interna del anillo fibroso. Al principio de la vida hay una línea de demarcación entre el anillo fibroso y el núcleo pulposo, esto no se aprecia bien con la resonancia magnética.

Durante el envejecimiento, el fibrocartílago que deriva del anillo fibroso y del platillo cartilaginoso reemplaza al material mucoide del núcleo degenerado y disminuye la altura y volumen del disco. En la degeneración la frontera entre dos componentes del disco está muy relacionada con la presencia de proteoglicanos, como el condroitin-6-sulfato, el queraltan sulfato y el ácido hialurónico.

Las propiedades bioquímicas del disco dependen del estado de hidratación (el núcleo tiene un 90% de agua y el anillo el 80%).

El anillo fibroso de colágeno forma un círculo completo alrededor del núcleo y su función es resistir las tensiones radiales de las cargas verticales que se producen sobre el disco en bipedestación. El anillo se inserta en los cuerpos vertebrales adyacentes, en el lugar en el que el anillo epifisiario se fusiona con las fibras de Sharpey y en los ligamentos longitudinales anterior y posterior.

El estudio de la columna con resonancia magnética necesita un examen en dos planos ortogonales. Normalmente se suelen utilizar imágenes de spin-eco (SE) potenciadas en T1 con un TE corto y un TR corto y otra potenciada en T2, una adquisición rápida con realce de la relajación (RARE), una imagen de spin-eco rápida (FSE) o una imagen de eco-gradiente con ángulo pequeño.

La utilización de bobinas de superficie es imprescindible, ya que proporciona una alta resolución de las estructuras anatómicas normales y patológicas. Los protocolos del estudio de las distintas alteraciones patológicas son:

1. Enfermedad degenerativa en un paciente sin cirugía previa: cortes sagitales y axiales potenciadas en T1 de 3 o 4 mm de grosor. TR 4000; TE 96.
2. Enfermedad degenerativa en un paciente con cirugía previa: cortes sagitales y axiales potenciadas en T1 antes y después de la administración del contraste. El estudio sagital (FSE) potenciado en T2.
3. Infección del espacio discal y osteomielitis vertebral: sagitales y axiales potenciadas en T1 y la secuencia sagital FSE potenciada en T2 sin contraste y otra con contraste.
4. Enfermedad metastásica: sagitales y axiales potenciadas en T1 desde D12 a S1.
5. Tumores intracelulares y lesiones leptomeningeas: imágenes sagitales y axiales potenciadas en T1 antes y después de administrar gadolinio.
6. Alteraciones congénitas de la médula lumbar. Secuencias sagitales y axiales potenciadas en T1. Cuando hay alteraciones lumbares es necesario estudiar la región cráneo medular, y el resto de la columna en imágenes potenciadas en T1.

Para el estudio de RM de columna, esta se divide en regiones:

- Estudio de columna cervical.
- Estudio de columna dorsal.
- Estudio de columna lumbar.

1.5.1. RM de columna cervical

Se centra al paciente con la bobina a nivel del mentón, la parte central de la bobina se sitúa unos 5 cm por encima para que el estudio abarque toda la región cervical.

Las secuencias que aparecen reflejadas en el protocolo son:

- Localizador coronal.
- Sagital T2.
- Sagital T1.
- Axial T2.

Lo primero que vamos a realizar es lanzar el localizador; mediante este vamos a obtener la imagen coronal, sobre esta programaremos posteriormente los cortes sagitales T2, buscando aquella imagen que nos proporcione una mayor información. Los cortes los programamos siguiendo la dirección de la columna y dándole la misma angulación que tengan los discos.

Los sagitales T1 los copiamos de la programación anterior, es decir, de los cortes sagitales T2; pero para esto debemos comprobar que tiene los mismos parámetros.

1.5.2. RM de columna dorsal

En esta región de la columna vamos a colocar un marcador graso a nivel de la C7, para poder contar el nivel en que nos encontramos.

La bobina se centra en la zona media del esternón, situándose por encima para la realización del estudio. Las secuencias y el protocolo que se siguen son iguales que en el caso anterior.

1.5.3. RM de columna lumbar

En este tipo de estudios suelen darse 12 cortes para estudiar los discos lumbares pero en la secuencia de cortes axiales suelen estudiarse en tres bloques de 4 cortes cada uno.

Se centra al paciente con la bobina y para la realización de un óptimo estudio debemos palpar las crestas iliacas situando la parte central de la bobina 2 cm por encima de estas, para que así salga en el estudio desde L3, ya que de no ser así no se vería en el estudio la primera vértebra lumbar.

En el protocolo que se utiliza aparecen reflejadas las siguientes secuencias:

- Localizador coronal.
- Sagital T2.
- Sagital T1.
- Axial T2.

En primer lugar lanzamos el localizador que me va a proporcionar una imagen coronal; sobre esta programaremos posteriormente los cortes sagitales T2, buscando aquella imagen que nos proporcione una mayor información. Los cortes los programamos siguiendo la dirección de la columna y dándole la misma angulación que tengan los discos. Los sagitales T1 los copiamos de la programación anterior, es decir, de los cortes sagitales T2; pero para esto debemos comprobar que tiene los mismos parámetros.

Posteriormente y una vez que ya han salido las imágenes sagitales sobre estas, programamos los cortes axiales separando los 12 cortes en tres grupos de cuatro o en cuatro grupos de tres, dependiendo de los discos que tenga afectados.

Además también se pueden realizar estudios de resonancia magnética de dos tramos (cervicodorsal y dorsolumbar) y de tres tramos, con lo cual se realizaría la columna completa.

1.6. Extremidades

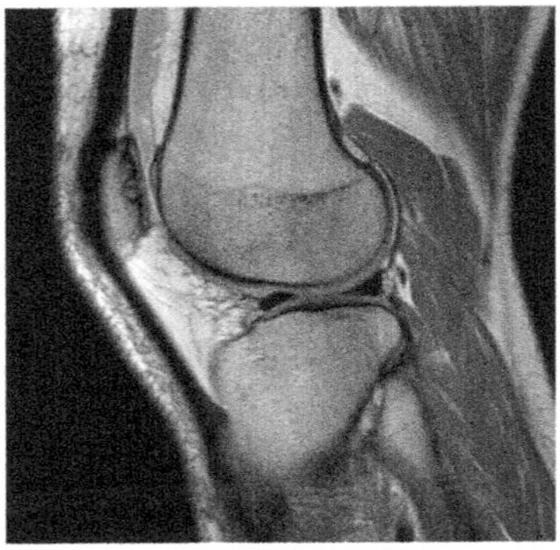

Estudiaremos aquí los estudios más frecuentes de miembros que se hacen en resonancia magnética.

1.6.1. RM de rodilla

El paciente se posiciona en la camilla en decúbito supino, entrando los pies primer hacia el gantry y se debe situar la rodilla en el centro de la antena.

Se emplea la antena de extremidades y el protocolo a seguir es el de rodilla, que posee las siguientes secuencias:

- Localizador.
- Sagital T1: sobre una imagen axial se aplican 15 cortes de derecha a izquierda alineando el plano con la línea exterior de la rodilla.
- Sagital DP.
- Coronal DP FS: sobre una imagen axial, se aplican 15 cortes de delante a atrás, alineándola con los cóndilos femorales. La rotula no interesa excesivamente, por lo que la cortamos un poco.
- Axial DP FS: sobre una imagen sagital, se aplican 16 cortes de arriba abajo, cogiendo la rótula entera, que se alinea paralela a la articulación de la rodilla.

Si es necesario estudiar la rótula o patela, por sospecha de condropatia o por condromalacia, haremos otra secuencia en axial DP FAT SAT, con 12 cortes a 4 de 0,4 centrándonos en la misma.

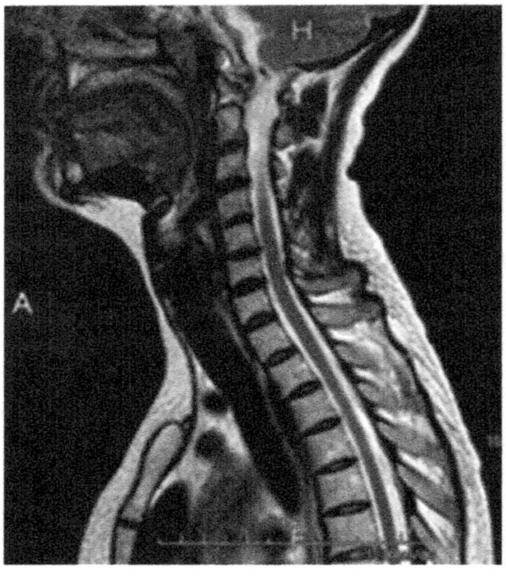

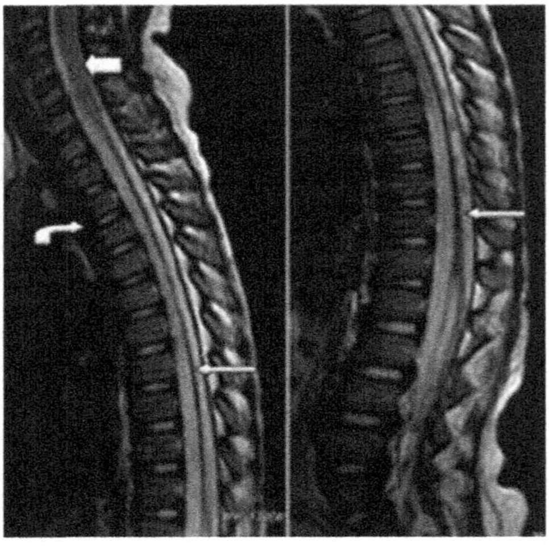

1.6.2. RM de Hombro

El paciente se posicionara en la mesa de exploración en decúbito supino, entrando la cabeza primero.

Se colocara para el estudio la antena de hombro. El protocolo de trabajo a seguir es el de hombro, que tiene las siguientes secuencias:

- Localizador.
- Axial T1: sobre un plano coronal se programan 12 cortes de arriba abajo, paralelos al musculo supraespinoso.
- Coronal DP FAT SAT: sobre un plano axial se programan 12 cortes de delante hacia atrás, y se angula paralelo al musculo supraespinoso.
- Coronal T2 FAT SAT.
- Sagital T2 FAT SAT: sobre una imagen axial se programan 12 cortes de lo exterior a lo interior, paralelos a la articulación del hombro. Se coge cabeza femoral completa y uno de los cortes debe pasar por la articulación del hombro.

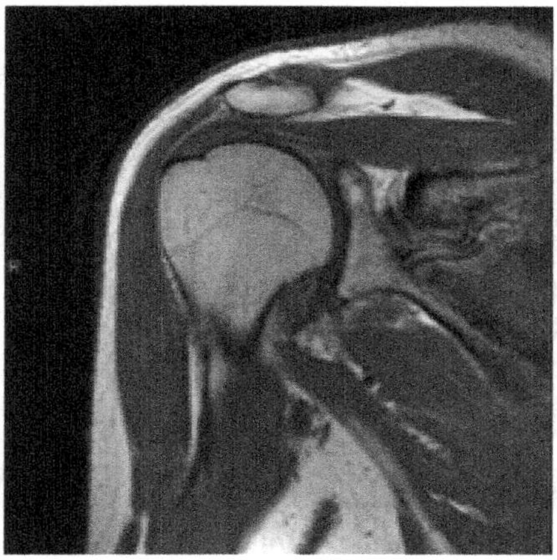

1.6.3. RM de muñeca

Se coloca al paciente en decúbito prono sobre la mesa de examen, con el brazo extendido y la muñeca colocada en el centro de la antena de extremidades.

La cabeza es la estructura anatómica que entra primero en el gantry. Se toma el protocolo de rodilla para hacer el estudio, pero retocaremos las series a estudiar. Estas serán las siguientes:

- Localizador.
- Coronal T1: sobre el plano axial aplicamos de 10 a 12 cortes de lo anterior a lo posterior, que serán paralelos a la articulación del carpo. El estudio debe abarcar todos los huesos de la muñeca.

- Axial DP/T2 FAT SAT: sobre el plano coronal aplicamos de 15 a 16 cortes, angulando con la línea media de la articulación del carpo en el sentido de arriba a abajo.
- Axial T1.
- Sagital T2: sobre el pl.ano axial, aplicamos 15 cortes de derecha a izquierda, perpendiculares a la línea media de la articulación de la muñeca.
- Coronal DP FAT SAT.

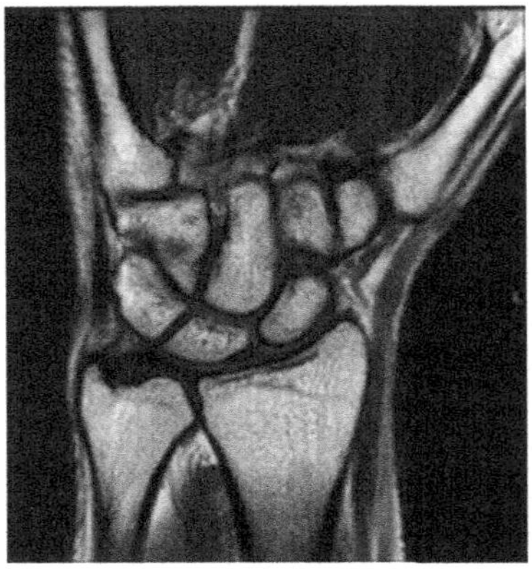

1.6.4. RM de tobillo

El paciente se coloca en la mesa de examen en decúbito supino, situando el tobillo en el centro de la antena de extremidades e intentando formar un ángulo recto entre el pie y la zona de tibia/peroné.

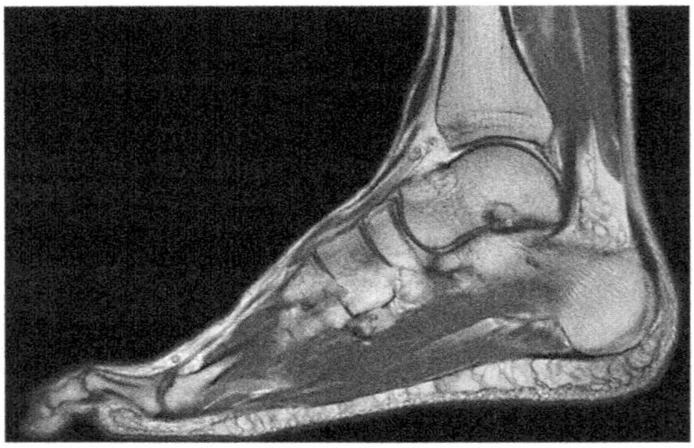

Los pies del enfermo son las estructuras corporales que entran primero en el gantry. Y se emplea para realizar el examen el protocolo de rodilla, retocándolo al igual que en el estudio anterior. Serían las siguientes secuencias:

- Localizador.
- Sagital T1: sobre un plano axial, aplicamos 15 cortes de izquierda a derecha, angulando con la cara lateral del astrágalo o con el calcáneo.
- Axial DP FAT SAT: sobre el plano sagital, aplicamos 16 cortes de arriba abajo, angulandolos con los "dos piquitos" de la tibia (crestas intercondileas).
- Axial T2 FAT SAT.
- Coronal DP FAT SAT: sobre el plano sagital, aplicamos 16 cortes de lo anterior a lo posterior, angulando la línea de los cortes con las crestas de la tibia. Centramos el estudio justo en la zona media de la articulación del tobillo.
- Axial T1.

1.6.5. RM de pierna

Se ubica al paciente en la camilla exploratoria en la posición de decúbito supino, colocando la pierna objeto de estudio en la antena de extremidades.

Los pies entran primero hacia el gantry. Se emplea el protocolo de rodilla, con sus variaciones pertinentes, quedando el estudio secuencial de la siguiente manera:

- Localizador.
- Sagital T1: sobre el plano coronal, se dan 15 cortes de izquierda a derecha, angulando con el eje de la pierna.
- Axial T1: sobre el plano sagital, damos de 15 a 16 cortes en dirección de arriba abajo, sobre la zona que queremos estudiar.
- Axial DP/T2 saturando.
- Sagital STIR.
- Axial T2: si utilizamos contraste, después le volveremos a hacer un sagital T1 y una axial T1.

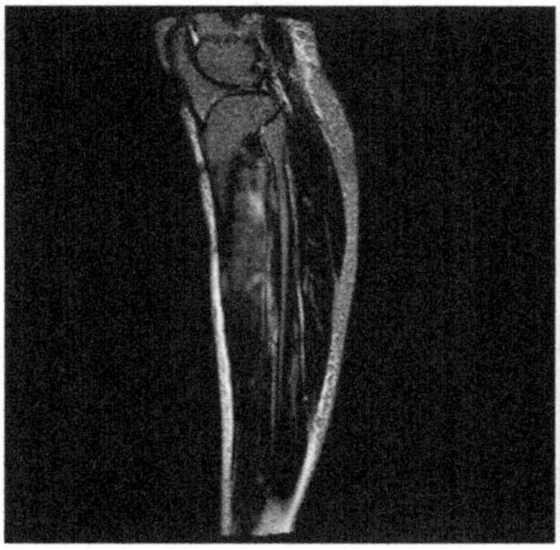

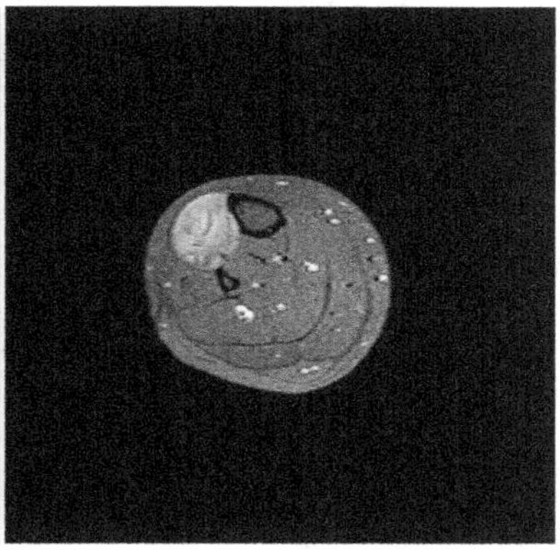

1.6.6. RM de pie

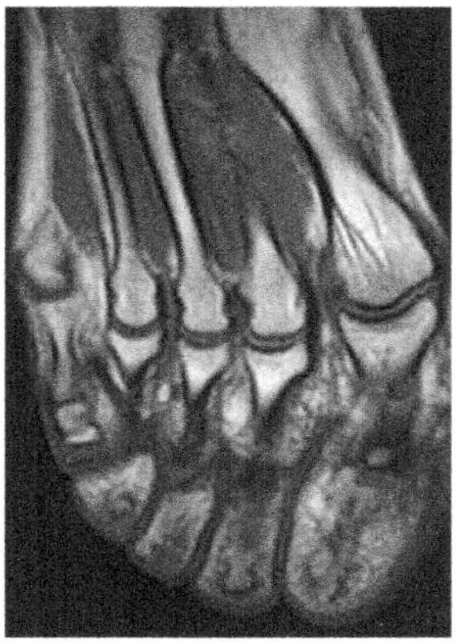

Es un examen que se realiza de forma poco usual; no obstante depende un poco del facultativo que la prescriba, del propio radiólogo, o de la patología específica que se padezca.

Al paciente se le coloca en la mesa de examen en decúbito supino, flexionando la rodilla y plantando el pie en el centro de la antena de extremidades. Entrando primero al gantry los pies.

Las secuencias que se siguen son:

- Sagital T1.
- Sagital DP SAT.

- Coronal T1.
- Coronal DP SAT.

1.6.7. RM de mano

Es un estudio poco rutinario en resonancia magnética, por los motivos similares que esgrimíamos con el pie.

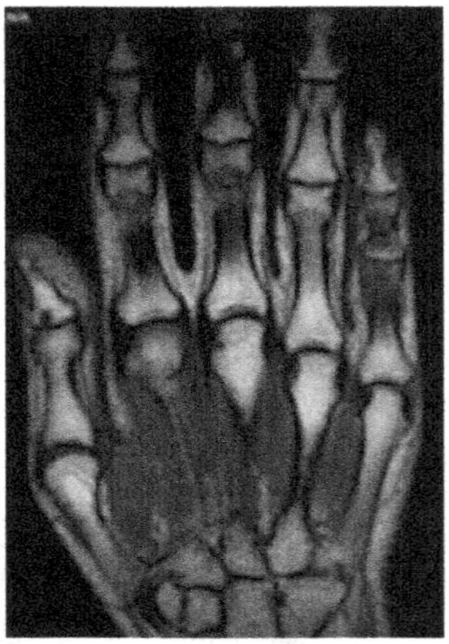

Se coloca al paciente en decúbito prono sobre la mesa de examen, con el brazo extendido y la mano colocada en el centro de la antena de extremidades.

Las secuencias a seguir en el examen son las siguientes:

- Axial T1.
- Axial DP SAT.
- Coronal T1.
- Coronal DP SAT.
- Sagital T1.
- Sagital T2.

1.7. Aparato digestivo

1.7.1. RM del tracto digestivo superior

1.7.1.1. Técnicas de estudio

1. Protocolo de abdomen

Los estudios de abdomen son muy variados dependiendo de la patología del paciente, por lo que no hay un protocolo determinado.

El fuelle es un aparato que sincroniza la respiración del paciente, se debe poner siempre en el estudio del abdomen.

Instruir al paciente en la técnica del Breath Hold.

2. Preparación del paciente

Puede que el aparato le resulte inquietante y le provoque reacciones de claustrofobia, para evitar esos síntomas procederemos a:

- Informar detalladamente al paciente de la prueba a la que va a ser sometido, en que consiste y cómo funciona la máquina para tranquilizarlo. Además responderemos a todas las dudas que le puedan surgir.

- Realizarle una encuesta para obtener sus datos personales, información de su estado general, motivo de la prueba y si es portador de algún implante metálico.
- No es necesario que acuda en ayunas salvo especificación del facultativo.
- Puede tomar su medicación habitual.
- Puede hacer vida normal antes y después de la exploración.

1.7.1.2. Indicaciones

- Neoplasia de estómago.
- Estadiaje (cuando esta diagnosticado para ver si hay extensión a distancia o corregional).
- Evolución de lesiones hepáticas difusas.
- Evaluación para trasplantes-resección hepática.
- Dilatación vía intra y extrahepática.
- Pancreatitis.

1.7.1.3. Centraje

Paciente en decúbito supino con los brazos a ambos lados del cuerpo. Las piernas hacia el gantry con una almohada apoyando las rodillas que quedarían ligeramente flexionadas.

Centrado en el apéndice xifoides.

1.7.4. Secuencias de rutina

- Coronal T1.
- Axial T1.
- Gradiente Fase y fuera de Fase: para identificar masas o áreas con contenido graso.
- Turbo STIR en Axial: buen contraste entre las lesiones y el hígado.
- Turbo Spin Eco- T2 Single Shot: secuencia de proyección colangiográfica (respiración contenida). En una sola imagen obtenemos una buena visualización de la vía biliar en alta resolución. Planos en Sagital y Coronal.
- Se pueden ir añadiendo secuencias dependiendo de la patología. Protocolo no específico.

1.7.2. RM del tracto digestivo inferior

1.7.2.1. Indicaciones

Sus indicaciones son muy variadas, dada la gran riqueza de imágenes que produce. Si se combina con la técnica del TC, puede estudiarse prácticamente cualquier órgano.

En general sus indicaciones son:

- Afectación del Sistema Nervioso Central con afectación de sustancia blanca, fosa posterior y tronco del encéfalo.
- Afectación de la médula espinal.
- Alteraciones tumorales de cualquier tipo y en cualquier órgano.
- Enfermedades de oídos, senos, boca y garganta.
- Es muy útil para el diagnóstico de lesiones musculares, articulares y ligamentosas.

1.7.2.2. Ventajas e inconvenientes

- **Ventajas**:
  - ▹ Es muy segura ya que no produce radiaciones ionizantes.
  - ▹ No es invasiva para el paciente.
  - ▹ No hay dolor ni necesidad de punciones.
  - ▹ Tiene una gran capacidad de resolución, generando muy buenas imágenes de los diferentes órganos y tejidos.
- **Inconvenientes**:
  - ▹ Puede producir claustrofobia, aunque existe ya una resonancia abierta por los dos lados para facilitar el estudio para este tipo de pacientes.
  - ▹ El ruido intenso puede llegar a ser molesto.
  - ▹ Es relativamente cara respecto al resto de las pruebas diagnósticas por imagen.
  - ▹ A veces es necesario inyectar contraste.
  - ▹ Queda totalmente prohibido el estudio para pacientes portadores de marcapasos cardíacos o prótesis metálicas que no sean de titanio.

1.7.2.3. Preparación del paciente

En general no es necesaria preparación alguna, pudiendo tomar el paciente su medicación habitual previa al estudio de la resonancia.

Es conveniente que el enfermo realice sus necesidades fisiológicas antes de empezar para no tener ganas durante la prueba ya que podría producir la incomodidad del paciente y por consiguiente que se mueva.

Preguntar siempre al paciente si ha tenido alguna vez reacciones alérgicas, enfermedades graves, o si es portador de alguna prótesis u otro objeto metálico como dentaduras postizas, etc.

En el caso de que sea necesario la administración de contraste el paciente vendrá con 6 horas de ayuno mínimo y antes de empezar firmara un consentimiento escrito de aceptación de riesgos.

Siempre y en todos los estudios el paciente debe permanecer quieto durante la exploración.

1.7.2.4. Técnicas de estudio del aparato digestivo inferior

1. Protocolo de hígado

- *Preparación del paciente*: acudirá a la cita con 6 horas de ayuno por la posible administración de contraste.
- *Colocación*: paciente en decúbito supino con los pies hacia el imán y con bobina o antena de abdomen.
- *Centraje*: se centrara 2 cm por encima de la apófisis xifoides.
- *Indicaciones*: evaluación de lesiones hepáticas como cirrosis, hemocromatosis...
- *Secuencias de rutina*:
  - ▹ Coronal Haste breath-hold: secuencia con respiración suspendida y muy rápida potenciada en T2 que ayuda a detectar la presencia de lesiones.
  - ▹ Axial en TSE T2.
  - ▹ Axial en Turbo STIR: supresión de grasa con mayor potenciación en T2.
  - ▹ Axial en GRE T1: para identificar masas o aéreas con contenido graso.

2. Protocolo de vía biliar y pancreática

- Preparación del paciente: siempre que se prevea la utilización de contraste el paciente vendrá con 6 horas de ayuno.
- Colocación: paciente en decúbito supino con los pies hacia el imán y con la bobina o antena de abdomen.
- Indicaciones: pancreatitis crónica, variantes anatómicas, colelitiasis...
- Secuencias de rutina:
  - ▹ Coronal en TSE T2 single shot: secuencia en respiración mantenida, en una sola imagen obtendremos una buena visual de la vía biliar en alta resolución.
  - ▹ Sagital en TSE T2.
  - ▹ Coronal en TSE T2 Dinámicos: permite evaluar la anatomía y contractilidad de la papila.
  - ▹ Haste saturación grasa: potencia las imágenes en T2. El líquido estacionario, es decir, la bilis, muestra una alta densidad de señal mientras que el hígado y las estructuras adyacentes muestran una señal muy débil.
  - ▹ Axial Flash T1 sat. Grasa y STIR: son opcionales y sirven para valorar páncreas e hígado, respectivamente.

3. Protocolo de recto

Preparación del paciente: el paciente acudirá en ayunas y se le indicara que los dos días antes de la prueba lleve una dieta blanda baja en residuos. Y si es necesario se aplicará un enema el día de la prueba antes de acudir a la cita.

Además aconsejaremos al paciente que durante la exploración respire suavemente.

- *Colocación*: paciente en decúbito supino con los pies hacia el imán.
- *Centraje*: se centrara por debajo de las cabezas femorales.

- *Indicaciones*: estadiaje de neoplasia de recto, infiltración de grasa, estadiaje prequirugico...
- *Secuencias de rutina*:
  - ▷ Sagital TSE T2: indicado para la valoración morfológica y anatómica del recto.
  - ▷ Coronal Oblicuo al recto en TSE T2: ideal para medir el grado de extensión extraparietal.
  - ▷ Axial Oblicuo al recto en TSE T2: indicado para establecer la predicción de la infiltración de los márgenes quirúrgicos.

1.8. Sistema biliar

La resonancia magnética puede suministrar excelentes imágenes de la vía biliar sin necesidad de introducir contrastes, permitiendo evaluar la vía biliar, el conducto pancreático y la propia vesícula biliar. Al no requerir instrumentación de la vía biliar, se eliminan las complicaciones que pudieran surgir a la hora de realizar otras técnicas diagnósticas invasivas.

El éxito de otras técnicas de imagen ha motivado que la resonancia magnética haya tardado en emplearse de modo generalizado en el estudio de la vía biliar, todo esto unido a las dificultades para conseguir una buena imagen utilizando las secuencias espín-eco convencionales.

Con este tipo de secuencias, la mejor definición anatómica es con las imágenes ponderadas en T1 (TR corto/TE). Las imágenes ponderadas en T2 deben utilizar un TE de al menos 90m para conseguir un contraste adecuado entre la bilis y la grasa, aunque ello tiene el inconveniente de una disminución de la relación señal/ruido.

La utilización de secuencias eco de gradiente tiene la ventaja de permitir distinguir los conductos biliares de los vasos sanguíneos, pues estos últimos dan una señal brillante por el realce que aparece con el flujo de sangre en este tipo de secuencias.

Una secuencia de eco de gradiente diseñada para conseguir una imagen ponderada en T1 es el FLASH *(fast low angle shot).*

Si existe sospecha de procesos tumorales que obstruyen la vía biliar y para definir la extensión de colangiocarcinomas se puede utilizar el contraste gadolinio-DTPA en conjunción con una secuencia FMPSPGR *(fast multiplanar spoiled gradient).*

Se está intentando últimamente la opacificación directa de la vía biliar con distintos compuestos paramagnéticos, que tienen como base el gadolinio-DTPA que, unido a compuestos lipófilos como el etoxibenzilo o algunos derivados de la fenolftaleína, muestra una gran afinidad por el árbol biliar.

Una técnica desarrollada en los últimos años es la **colangiopancreatografía por resonancia magnética** (CPRM).

La CPRM se basa en la capacidad de la resonancia magnética para visualizar los órganos rellenos de líquido, pues su tiempo de relajación en secuencias ponderadas en T2 es muy largo.

Cuando las imágenes son muy ponderadas en T2 (TE > 150 m) estos líquidos muestran una señal muy intensa, mientras que los tejidos circundantes tienen una señal muy débil, lo cual se aprovecha para visualizar la vía biliar efectuando una adquisición volumétrica de los datos.

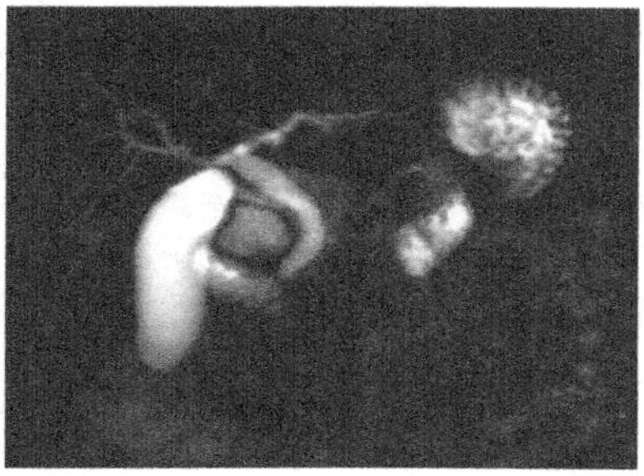

La colangiopancreatografía por resonancia magnética (CPRM) permite la visualización de árbol biliar extrahepática y de una parte del intrahepática y es capaz de valorar si existe o no dilatación del mismo. También nos permite identificar hallazgos patológicos.

Hay muchas técnicas descritas para la realización de una CPRM, pero la secuencia más aceptada en este momento es la HASTE *(Half fourier single-shot turbo espín echo)*, ya que con ella se puede adquirir cada corte en menos de dos segundos, con lo que permite la adquisición completa en un episodio de apnea.

La CPRM se puede efectuar con una inyección de secretina, lo que mejora la visualización del conducto de Wirsung.

1.8.1. Ventajas

La realización de una resonancia magnética para explorar el sistema biliar presenta una serie de ventajas como son las siguientes:

- Observación tanto de vías biliares como del conducto pancreático que poseen una intensidad de señal muy brillante, debido a su gran contenido en agua. Esta alta señal nos delimita con precisión la existencia de una dilatación de la vía biliar si esta sucede, también nos permite ver la morfología y la intensidad de las estrecheces de los conductos que componen las vías biliares, así como los defectos de llenado intraluminal como consecuencia de la presencia de cálculos o de tumores benignos o malignos en la luz.
- Permite conseguir imágenes en cualquier plano del espacio debido a su capacidad multiplanar. Esto proporciona una valoración mucho más correcta del alcance de las lesiones que puedan existir a nivel del sistema biliar.
- Es una técnica diagnostica no invasiva.
- No se expone al paciente a los efectos de las radiaciones.
- Se requiere de poco tiempo para su realización.

1.8.2. Indicaciones

La realización de la resonancia magnética se efectúa para las siguientes situaciones:

- Ver la anatomía de la vesícula biliar y sus variantes.
- Detectar una coledocolitiasis.
- Diagnostico de patologías tumorales que afecten al conducto principal biliar (hepatocoledoco).
- Diagnostico de patologías propias de la vesícula en pacientes a los que le haya sido trasplantado el hígado.
- Estudio de la extensión del tumor en los pacientes que puedan ser operados.

1.9. Mama

La resonancia magnética, a pesar de ser una técnica no ionizante, no se utiliza como primaria para la detección de las patologías mamarias. Se emplea cuando se sospecha de una lesión de mama y no se ve muy claro en un examen con mamografía o con ecografía.

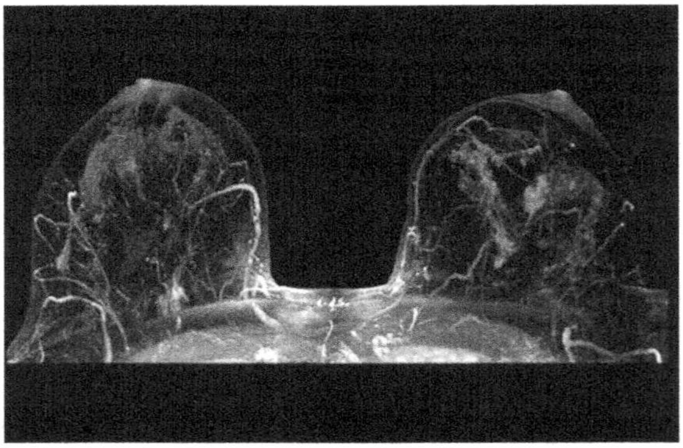

La resonancia magnética si es muy importante en los estudios preoperatorios del cáncer de mama para ver la extensión del mismo y en los postoperatorios, para valorar el seguimiento de los tratamientos, detección de complicaciones en pacientes con implantes mamarios y otras.

1.10. RM-Gestación

La exploración mediante resonancia magnética en la mujer gestante no es muy habitual, puesto que para conocer el desarrollo del feto existe otra técnica mucho más extendida y barata, que es la ecografía.

La resonancia magnética durante la gestación se usa para facilitar información adicional del diagnóstico realizado con los ultrasonidos y para la intervención prenatal.

Para la exploración mediante resonancia magnética se requiere un aparato de resonancia ultrarrápido (*ultra-fast*) capaz de adquirir las imágenes en menos de 400 ms y con ello evitar los artefactos producidos por el movimiento del feto.

Con la resonancia magnética ultra-fast se pueden reproducir imágenes anatómicas fetales, siendo aplicada para realizar la evaluación de las anormalidades que pueden surgir en cerebro, abdomen, cuello y tórax. La evaluación practicada antes de la décimo octava semana de gestación es difícil, debido al pequeño tamaño del feto en esa edad gestacional.

La RM no es una técnica habitual de aplicación en la gestación, debido al efecto de los campos magnéticos (y de las radiofrecuencias que precesan) que, aunque aún no existen claras demostraciones de sus acciones sobre el embrión-feto, no se aconseja durante el primer trimestre de gestación.

No se usa contraste para las exploraciones realizadas por resonancia, puesto que el gadolinio atraviesa la placenta; se ha comprobado que se producen efectos tóxicos sobre animales de experimentación, pero no se conoce si es teratógeno en humanos. Sin embargo, si se utiliza la resonancia en determinadas circunstancias en las que el feto requiere cirugía intrauterina (previamente se ha estudiado con ecografía), como puede ser la presencia de una hernia diafragmática. Pasaremos a continuación a nombrar las indicaciones más frecuentes de la resonancia en este campo.

Indicaciones en el producto de la concepción

La realización de una exploración mediante resonancia magnética a una gestante presenta una serie de indicaciones como son las siguientes:

- Sobre el cuello: las masas obstructivas que asientan a nivel del cuello son raras pero es indispensable su identificación puesto que pueden amenazar la vida del feto. Pueden ser del tipo de los higromas, linfagiomas o teratomas. También puede darse un síndrome congénito obstructivo de vías altas (síndrome de elevada mortalidad que se caracteriza por presentar total o parcialmente obstruidas las vías altas); entre sus posibles causas esta la atresia laringotraqueal.
- Sobre el tórax: sabemos lo importante que es el adecuado desarrollo de los pulmones para la supervivencia del feto una vez fuera del útero materno. En T2 la imagen normal de los pulmones del feto es homogénea con señales de alta intensidad (relativo al musculo). Así, la intensidad de la señal aumenta a medida que maduran los pulmones (por el aumento de los alvéolos y la producción de líquido alveolar). Además de permitir conocer el desarrollo madurativo pulmonar, la RM también está indicada en el secuestro broncopulmonar, hidrotórax fetal, hernia diafragmática congénita y adenomas macro o microcistico.
- Sobre el abdomen: ante masas localizadas en abdomen, como pueden ser hemangioendoteliomas, los hepatoblastomas o los neuroblastomas en médula suprarrenal, entre otros. Ayuda en la descripción anatómica de las anormalidades renales.

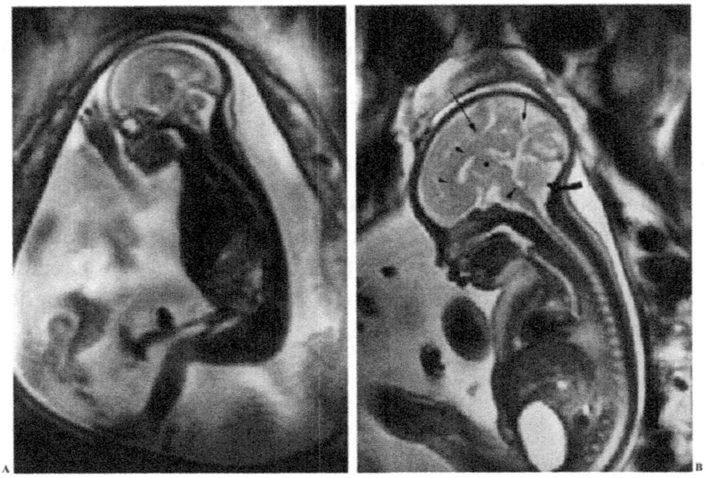

Durante el parto

Actualmente existen algunas utilizaciones y publicaciones de esta técnica exploratoria como medio radiopelvimétrico.

La radiología convencional ha perdido prácticamente todas sus indicaciones en radiopelvimetria, y su empleo comienza a dejar de estar justificado, debido a que se considera causante de algunos efectos estocásticos sobre el niño, que se manifiestan como patologías neoplásicas tales como leucemias, neoplasias óseas, etc. Por ello se ha querido buscar una alternativa a esta técnica como es el caso de la RM, pero poseen muchos detractores, como consecuencia de su elevado costo y escasa utilidad, ya que en la mayoría de los casos se acaba realizando cesárea, que supone menos riesgos que una radiopelvimetria convencional por Rx y minimiza el tiempo-costos en relación con una RM.

2. TÉCNICAS AVANZADAS EN RM

2.1. RM corazón

2.1.1. Preparación

Para la realización de una RM cardíaca se utiliza una antena. Las antenas o bobinas son dispositivos que, colocados próximos al cuerpo que se está estudiando, permiten obtener una excitación y/o posterior detección de la señal óptima. Pueden ser emisoras y receptoras de señales de RF o únicamente receptoras.

Las bobinas que se utilizan en estos estudios son antenas en fase de cuerpo (body-*array*), colocándola en la zona del tórax del paciente. Con este tipo de antenas se pierde homogeneidad de señal, pero se gana en calidad de imagen. Con la utilización de esta antena se pueden obtener cortes inferiores a 5 mm.

La pérdida de homogeneidad se debe, principalmente, a que la superficie del cuerpo que este en contacto con la antena emitirá una mayor cantidad de señal, por lo que vera la imagen más brillante. En la actualidad, existen opciones gráficas que se utilizan, en las series realizadas con estas antenas, para homogeneizar la intensidad de señal por todo el plano de corte.

También se puede realizar el estudio sin utilizar antena de fase, y para ello se utiliza la antena de *body*, la antena propia del imán. Con esta antena tenemos una señal más homogénea, sin emplear opciones gráficas; se obtienen las imágenes con menos artefactos respiratorios, y se consigue una menor resolución espacial.

2.1.2. Posicionamiento del paciente

El paciente se debe colocar en posición de decúbito supino, salvo excepciones en las que, debido a algún tipo de patología sea mejor, para el paciente, colocarlo en decúbito prono.

La colocación de los brazos es generalmente hacia abajo y paralelos al cuerpo, aunque existen algunas series coronales en las que se deben colocar los brazos hacia arriba.

Una vez ubicado el paciente se procederá a colocarle los dispositivos de monitorización que son el electrocardiograma y el vector cardiograma. Otro dispositivo que se coloca para la realización de esta prueba es el respiratorio; con el *gatting respiratorio* conseguimos que se lancen las imágenes en el mismo momento respiratorio, evitando de esta manera gran parte de los artefactos producidos en el tórax debido al movimiento de los pulmones.

Luego se procede a la utilización de los contrastes. La inyección intravenosa de contrastes paramagnéticos, fundamentalmente basados en el uso de quelatos de gadolinio, produce un acortamiento del T1 de la sangre circulante y así provoca un aumento de la señal de la luz de las estructuras cardiovasculares durante el tiempo de transito del contraste por el torrente circulatorio (de manera similar a como lo hacen los contrastes yodados en los estudios angiocardiográficos).

Este contraste provoca aumento de la señal de los tejidos vascularizados y posteriormente se elimina por filtración glomerular.

El uso de contrastes paramagnéticos, unido a las técnicas ultrarrápidas y a la posibilidad de obtener imágenes en 2D y 3D, aumenta la sensibilidad para evaluar la luz vascular, evaluar estenosis y analizar la perfusión de los tejidos sólidos (miocardio, tumores, etc.).

Últimamente se están desarrollando contrastes superparamagnéticos basados en la presencia de moléculas de hierro y de un tamaño tal que permanecen en el torrente circulatorio durante horas, lo que parece que permitirá una mejor valoración de algunas áreas de la anatomía-patología cardiovascular.

Cuando el paciente está preparado se procede a cogerle una vía por la cual le será suministrado el contraste. La dosis que se suele inyectar al paciente es de 0,1 mm por kilogramo de peso. A continuación se procede a introducirlo en el interior de la resonancia, para ello hay centrarlo en la línea sagital media a la altura del tercio medio del cuerpo del esternón.

2.1.3. Programación de secuencias en los estudios cardíacos

2.1.3.1. Secuencias SE

En la resonancia magnética nuclear cardíaca una de las series que se utilizan son las secuencias SE (*spin-eco*). Este tipo de secuencias también se denominan "sangre negra" ya que la sangre se ve de color negro en las imágenes de estas series.

Dependiendo del equipo utilizado el tipo de series SE variara ente: SE convencional, fast SE, Doble SE, SE-EPI, y otros. Luego hay que ajustar la frecuencia cardíaca. Ésta oscila, por lo que es conveniente poner la frecuencia cardíaca superior.

La frecuencia cardíaca varía el TR, por lo que también cambia el número de cortes de los que se disponen. Puede suceder que el TR no nos permita el suficiente número de cortes para abarcar la silueta cardíaca, por lo que se pueden programar varias adquisiciones de la misma serie.

Las adquisiciones son el conjunto de imágenes o cortes dentro de una misma serie. Cuando se tienen dos adquisiciones el tiempo se duplica, por lo que se tendrá más tiempo al paciente dentro del equipo.

En las secuencias SE, los pulsos de RF son selectivos para cada corte y la sangre que fluye a través del plano de corte durante la obtención de la imagen de RM no proporcionara señal (vacío de señal intracardiovascular). De esta manera, la pared de las estructuras cardiovasculares quedará contrastada con el flujo (negro en estas secuencias).

Las imágenes de RM con sincronismo cardíaco, con el TR igual al tiempo de un espacio R-R del ECG, son básicamente imágenes potenciadas en T1. Modificando los parámetros de adquisición podremos obtener imágenes potenciadas en T2. Las características de la señal de un tejido en T1 y en T2, así como su comportamiento tras inyección de contrastes paramagnéticos, nos permiten diferenciar la composición de una masa y discernir entre diferentes tejidos.

La dificultad de la resonancia magnética de corazón son los artefactos producidos por el movimiento de la respiración y por el movimiento de los grandes vasos. Para evitar los artefactos de respiración utilizamos el *gatting respiratorio*, con el cual reducimos al mínimo dichos artefactos.

Los artefactos producidos por los movimientos del corazón; para ello las imágenes deben tomarse en el momento de sístole para evitar artefactos de flujo lento intra-cardio-vascular.

Para tomar las imágenes sistólicas se debe modificar el TD según la frecuencia cardíaca que tenga el paciente:

- Si la frecuencia cardíaca es mayor de 75 latidos por minuto se debe poner un TD de 50-60 ms.

- Si la frecuencia cardíaca es menor de 75 latidos por minuto, el TD que se debe utilizar es de 100-120 ms.

Con la ayuda de las bandas de saturación se consigue evitar el artefacto producido por el movimiento de los grandes vasos. Así, por ejemplo, si vamos a realizar una imagen axial colocaremos bandas de saturación en la parte superior e inferior de la imagen.

Las bandas de saturación suprimen la señal de la zona donde se coloquen, evitando así que la imagen se artefacte por los movimientos de los vasos o de los pulmones.

2.1.3.2. Secuencias EG

En la resonancia magnética nuclear de corazón se utiliza otro tipo de series que son las secuencias EG (*eco-gradiente)*, también denominadas de sangre blanca, debido a que la sangre se aprecia hiperintensa. Dependiendo de los equipos las series serán: EG convencional, turbo EG...

Las secuencias GE son las habitualmente utilizadas en los estudios funcionales cardíacos.

Son secuencias que tienen una resolución temporal muy alta y permiten obtener muchas imágenes durante cada ciclo cardíaco. El número de imágenes dependerá del tiempo R-R.

Las imágenes se pueden obtener en un solo plano (un corte: multifase) que mostradas en el monitor consecutivamente produce una simulación del movimiento de las estructuras cardiovasculares y que se conoce como cine-RM, o en múltiples planos, de modo que en cada plano se obtengan varias imágenes en diferentes fases del ciclo cardíaco, lo que se denomina secuencia multicorte-multifase.

En las secuencias GE el flujo es completamente hiperintensa y la sangre que fluye proporciona, por si misma, sin necesidad de inyectar contrastes, una imagen similar a la que se obtiene en los estudios angiográficos o en los cateterismos.

Estas series se realizaran en apnea siempre que el paciente pueda aguantar. Al estar en apnea la frecuencia cardíaca aumenta por lo que se programara con más latidos de los que se tiene en estado de reposo.

Para conseguir un estudio funcional de cine-RM con sangre hiperintensa, las imágenes deben empezar a adquirirse después de la onda G del electrocardiograma, y el TD será el mínimo que el equipo permita, al tener un TD corto la primera imagen será telediastólica.

Con la cine-RM cardíaca se consigue estudiar el corazón en funcionamiento, pudiendo apreciarse los movimientos de contracción y dilatación.

Para conseguir el estudio de las coronarias las imágenes se deben obtener en el momento de mayor calibre de dichos vasos, que es el momento de diástole. Para ajustar el TD en el momento de diástole es variable según la frecuencia cardíaca, no obstante el TD oscila entre 400 y 700 mseg.

Existen otro tipo de secuencias en la actualidad utilizadas para la resonancia magnética cardíaca, estas secuencias se denominan secuencias EPI (*echo-planar*). Estas secuencias son las más rápidas de las empleadas hoy en día. Las imágenes se adquieren en décimas de segundo, lo que permite adquirir imágenes del ciclo cardíaco en tiempo real y analizar la perfusión miocárdica.

2.1.4. Planos en la RM de corazón

2.1.4.1. Planos ortogonales

Para la resonancia magnética cardíaca se utilizan los planos ortogonales (axial, sagital y coronal).

Para realizar imágenes en el plano axial puro, estas se deben programar sobre las imágenes coronales y sagitales del localizador. Lo mismo sucede con el plano sagital, pero en vez de programarlas sobre las imágenes coronales y sagitales, se hace sobre las imágenes axiales y coronales.

Para obtener imágenes en planos coronales, hay que proyectarlas sobre los planos axiales y sagitales que se obtienen con el localizador. En estos planos es necesario que el paciente coloque los brazos extendidos hacia arriba, para evitar el artefacto producido por los mismos.

Si el paciente no pudiera colocarse con los brazos hacia arriba, se deberá de colocar bandas de saturación a izquierda y derecha.

2.1.4.2. Planos intrínsecos cardíacos

Son aquellos planos que permiten visualizar el corazón y sus vasos en distintos ejes, apreciándose varias cámaras a la vez. Los distintos planos que se utilizan son:

- Eje largo horizontal.
- Eje largo vertical.
- Eje largo vertical, para el tracto de salida del ventrículo izquierdo.
- Eje corto.
- Cuatro cámaras.

Eje largo horizontal

Se trata de una imagen axial oblicuada para poder visualizar el ventrículo izquierdo y la válvula aortita. El plano del eje largo horizontal se programa sobre la imagen coronal del localizador, para ello hay que seleccionar una imagen coronal donde se aprecien el ventrículo izquierdo y la válvula aortita.

La correcta angulación es aquella que pasa por la punta del ventrículo y un punto medio de la válvula aortita. En este plano se aprecia el ventrículo izquierdo en los movimientos de contracción y dilatación.

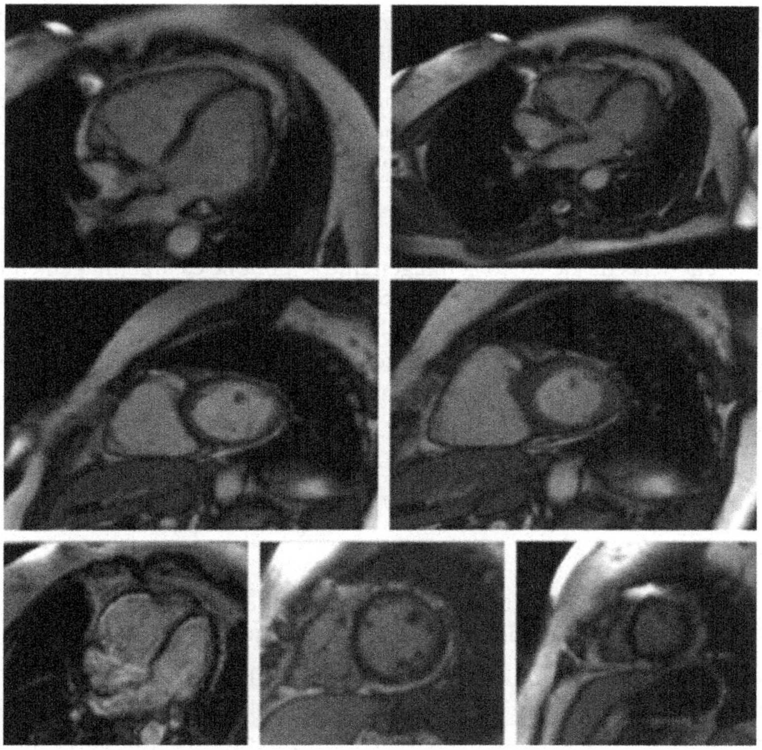

Eje largo vertical (dos cámaras)

Con este plano se obtiene una imagen sagital angulada, en la que se puede apreciar el ventrículo izquierdo y la aurícula izquierda, por eso también es denominado plano dos cámaras.

Para programar esta secuencia hay que buscar una imagen axial del localizador donde se pueda ver la válvula mitral, que está situada entre a aurícula izquierda y el ventrículo derecho.

La angulación que hay que darle a este eje va desde parte antero apical del ventrículo izquierdo hasta el punto medio de la válvula mitral.

Eje largo vertical (tracto de salida del ventrículo izquierdo)

A diferencia del plano dos cámaras, el eje largo vertical obtiene una imagen en un plano coronal angulado. En este plano se ve la impulsión de la sangre por el ventrículo izquierdo, a través de la válvula aórtica, en la arteria aorta. La arteria aorta se encarga de distribuir la sangre por gran parte del organismo. La musculatura del ventrículo izquierdo es mayor que la del ventrículo derecho, ya que el ventrículo derecho solo tiene que bombear la sangre sobre los pulmones que se encuentran a una distancia corta, mientras que el ventrículo izquierdo tiene que bombear a las extremidades inferiores, que se encuentran a una mayor distancia.

Para angular este plano hay que seleccionar una imagen axial del localizador donde se vea la válvula aortita, y la angulación debe de ir desde la parte media de dicha válvula hasta la parte antero apical del ventrículo izquierdo.

Eje corto

En las secuencias de eje corto la imagen que se obtiene es una imagen en un plano sagital oblicuado. Para programar el eje corto hay que hacerlo con una doble angulación, una sobre el plano axial y otra sobre el plano coronal del localizador. Tanto en un plano como en otro, hay que seleccionar imágenes en las que se vea el septo interventricular. Y se angula en ambos planos sobre un plano perpendicular al tercio medio del septo interventricular.

Las imágenes producidas con esta secuencia nos permiten visualizar los movimientos del ventrículo derecho y del ventrículo izquierdo.

Cuatro cámaras

Con la obtención de estas imágenes se pueden apreciar las cuatro cámaras cardíacas (ventrículo derecho e izquierdo, y aurícula derecha e izquierda).

Deben ser programadas sobre el eje largo vertical, dos cámaras el ventrículo izquierdo y aurícula izquierda y sobre el eje corto. Elegir una imagen central del plano de dos cámaras y angular desde el ventrículo izquierdo hasta la parte medial de la válvula mitral, luego de desplaza el centro de la imagen hacia el tercio medial de la valva mitral posterior.

Mientras se angula sobre el eje corto desde la parte de la musculatura cardíaca superior hasta el ápex del ventrículo derecho. Se trata de una combinación de los dos ejes anteriores.

2.1.5. Riesgos y beneficios

2.1.5.1. Beneficios

- En las imágenes de RM los grandes vasos y el corazón se visualizan mejor y con más detalle que con otras pruebas diagnósticas por imagen.
- La RM puede ayudar a estudiar la enfermedad coronaria en fase precoz y su evolución.
- Incluso sin contraste intravenoso la RM proporciona imágenes muy detalladas del corazón de gran utilidad para el diagnóstico y planificación del tratamiento.
- El contraste que se emplea en los estudios de RM es menos probable que produzca reacciones alérgicas que el contraste iodado que se emplea para los estudios de TC y no contiene isotopos radiactivos empleados en los estudios de medicina nuclear cardíacos.

- La RM permite detectar lesiones que pueden estar ocultas en otros estudios de imagen.
- Se trata de un método no invasivo y muchas veces más barato que otras técnicas alternativas para el estudio del corazón.
- La RM proporciona una información relevante morfológica y funcional del corazón y de las válvulas cardíacas.
- No utiliza radiación ionizante ni introduce isotopos radiactivos en el organismo.

2.1.5.2. Riesgos

- Los fragmentos metálicos pueden verse atraídos por el imán y si se encuentran dentro del cuerpo movilizarse produciendo danos en los tejidos adyacentes.
- Cualquier implante metálico en el interior del cuerpo puede dificultar el ajuste del equipo y dar lugar a artefactos que limitan la visualización de los órganos donde se encuentren localizados.
- Debe evitarse durante las primeras 12 semanas de embarazo en general, en su lugar se emplea la ecografía, a no ser que exista una clara indicación médica para el uso de la resonancia magnética nuclear.
- No se pueden realizar resonancias magnéticas nucleares a aquellos pacientes que lleven implantado un marcapasos ya que, debido al campo magnético, este se puede parar o verse alterado su funcionamiento.

2.2. Entero RM

El objetivo de la **entero-RM**, también llamada **resonancia de intestino** es visualizar las paredes del intestino, y poder determinar si presenta alguna malformación, divertículos, zonas de inflamación, fístulas o incluso tumores.

Como prueba de diagnóstico, la principal diferencia con las pruebas convencionales (tránsito intestinal, enema opaco, colonoscopia...) es que nos posibilita valorar no solo la forma de las distintas partes del intestino, sino también el grado de inflamación de las diferentes capas que componen la pared intestinal.

No debemos dejar de mencionar que también supone un incremento en la comodidad del paciente, ya que no necesita el empleo de papillas de bario que suelen producir estreñimiento, ni hay que introducir ninguna sonda de visualización, con las posibles molestias que eso conllevaría.

Por otra parte, no se emplean rayos X, evitando los riesgos de la radiación ionizante.

Al tratarse de un método de imagen con gran amplitud de campo visual no se nos presentan límites a la hora de alcanzar los distintos tramos del intestino, por muy tortuoso que sea su recorrido o incluso aunque existan zonas de estenosis.

Además nos permite ver otras partes del abdomen, no solo el intestino, por lo cual en muchas ocasiones podemos visualizar alteraciones en otros órganos (hígado, bazo, riñones, etc.)

En general para todas las personas a las que su médico considere oportuno solicitársela y en especial para aquellas en las que exista sospecha o diagnóstico firme de **enfermedad inflamatoria intestinal**, **enfermedad de Crohn**, fístulas intestinales...

Se emplea un equipo de **Resonancia Magnética de Alto Campo**, que básicamente consiste en la combinación de un emisor de ondas de radiofrecuencia hacia la persona a estudiar mientras esta permanece tumbado sobre un soporte en el interior de un imán superconductor o Gantry.

Tres días antes deberá guardar una dieta pobre en residuos, bebiendo la mayor cantidad de líquidos posible para ayudar a la limpieza del intestino y no deberá comer durante las seis horas antes de la prueba.

La persona a la que se va explorar tomará antes de entrar en la sala de exploración un litro y medio de agua en la que se la habrá diluido un producto para evitar que el agua sea absorbido, lo cual permitirá desplegar el intestino y así poder ver su interior y definir mejor sus paredes, normalmente se emplean 4 sobres de BOHM diluidos en 1,5 litros de agua, la exploración debe comenzar a los 45-60 minutos de empezar a tomarlo.

En el momento de la toma de datos deberá permanecer muy quieto dentro del Gantry de la RM y mantener la respiración durante unos pocos segundos en el momento que se lo indique el personal técnico para evitar el movimiento del abdomen y de este modo asegurar una buena definición de la imagen.

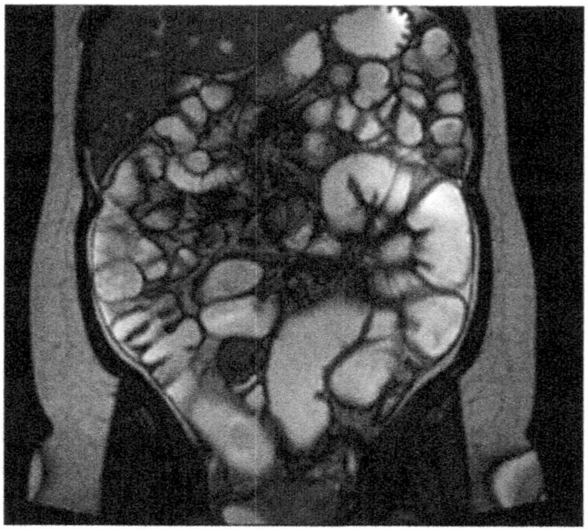

En ocasiones, y dependiendo del criterio de los radiólogos en base a las imágenes que vayan observando durante la prueba, es necesario administrar por vía intravenosa algún fármaco para ralentizar el movimiento del intestino, e incluso también contraste intravenoso para una mejor definición de alguna zona de especial interés.

El protocolo seria de la siguiente manera:

- Inmediatamente antes de iniciar la prueba se le inyecta al paciente una dosis de 20 mg de Buscapina inyectada en un suero de 100cc. (No administrar Buscapina en caso de glaucoma o de reacción alérgica previa a la misma)
- HASTE axial y coronal.
- HASTE coronal supresión grasa.
- TRUE-FISP coronal.
- TRUE-FISP axial (dos bloques solapados para abarcar todo el intestino).
- DIFUSION coronal.
- Inyectar otra dosis de 20 mg de Buscapina.
- T1 VIBE coronal basal.
- Inyectar el contraste (gadolinio).
- T1 VIBE coronal.
- T1 VIBE axial (dos bloques solapados para abarcar todo el intestino).
- T1 VIBE coronal.

2.3. Angio RM

2.3.1. ¿Qué es?

La imagen por resonancia magnética es un método de diagnóstico por la imagen que produce unas imágenes de los órganos internos de gran detalle y calidad sin utilizar rayos X.

Las imágenes se obtienen cuando al someter al paciente a un fuerte campo magnético y se le aplican unas ondas de radiofrecuencia nos envía una señal que debidamente analizada por un ordenador nos proporciona imágenes de los órganos internos de dos y tres dimensiones (2D y 3D)que pueden ser vistas en un monitor de TV.

Una Angioresonacia (ARM) es una RM de los vasos sanguíneos. Utiliza la técnica de RM para estudiar la patología del corazón y los vasos sanguíneos. Consigue imágenes de gran calidad de los vasos sanguíneos sin necesidad de administrar contraste, aunque hoy en día hay algunos tipos de ARM que usan un contraste especial. Es una técnica no invasiva ya que los campos magnéticos empleados no causan daño en los tejidos.

2.3.2. Indicaciones

La ARM es una técnica muy útil en el diagnóstico de las enfermedades de los vasos sanguíneos y también para la planificación de los distintos tratamientos.

Las arterias Carótidas, situadas en el cuello, que llevan la sangre al cerebro son un sitio muy típico de padecer arterioesclerosis. Esta enfermedad produce estrechamiento u obstrucción de las arterias impidiendo que la sangre llegue al cerebro lo que puede llegar a producir un ictus (ACVA). En estos casos, si la ecografía Doppler muestra lesiones arterioescleróticas los cirujanos puede que soliciten una ARM antes de someter al paciente a una intervención quirúrgica, evitando en muchos casos exploraciones más agresivas como la angiografía habitual por cateterismo.

La ARM se usa para estudiar las enfermedades de los vasos intracraneales, para seleccionar aquellos pacientes que tengan patología vascular y deban someterse a una angiografía.

La ARM también se usa para estudiar la arteria Aorta torácica o abdominal, las arterias pulmonares o renales así como las arterias de las piernas.

Los pacientes que tienen historia familiar de aneurisma de Aorta (dilatación de la arteria aorta) pueden realizarse una ARM que permita diagnosticar aneurismas que no produzcan síntomas, de esta manera pueden tratarse y evitar así complicaciones que a veces pueden llegar a ser fatales como la rotura o hemorragia.

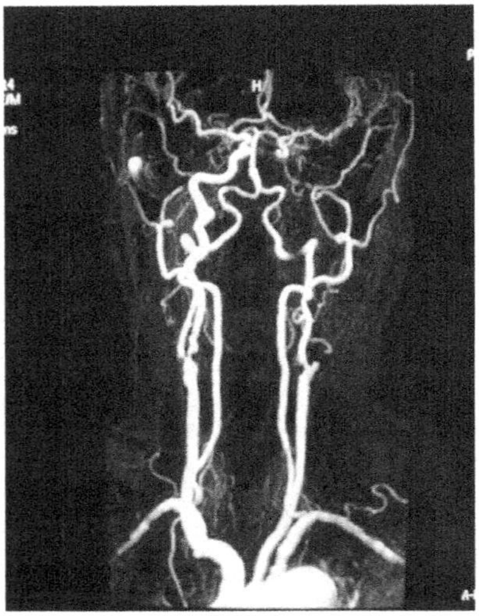

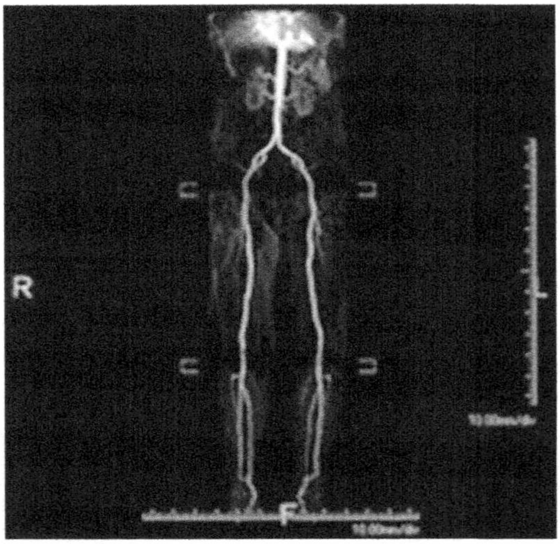

La alta prevalencia de enfermedad arteriosclerótica de Miembros Inferiores, así como la mayor disponibilidad de equipos de RM de alto campo magnético, hacen que el estudio arterial de miembros inferiores mediante RM se haya convertido, en una exploración de rutina en muchos centros, ya que además se podría aplicar para estudiar las siguientes indicaciones:

- Evaluación arterial:
  - ▷ Enfermedad oclusiva arteriosclerótica.
  - ▷ Isquemia aguda o crónica.
  - ▷ Pacientes con intervenciones previas.
  - ▷ Ateroembolismo.
  - ▷ Anomalía congénita.

  - ▷ Vasculitis.
  - ▷ Fibrodisplasia arterial.
  - ▷ Síndrome de atrapamiento arterial.
  - ▷ Malformaciones vasculares y fístulas.
  - ▷ Aneurismas.
  - ▷ Evaluación de complicaciones de bypass arterial.
  - ▷ Evaluación de las fístulas quirúrgicas creadas para la diálisis.
  - ▷ Estudio preoperatorio de la anatomía vascular, por cirugía plástica.
- Evaluación de la estructura vascular alrededor de tumores músculo-esqueléticos.
- Evaluación venosa:
  - ▷ Trombos (central, periférico, trombosis del esfuerzo de la extremidad superior, compresión venosa).
  - ▷ Malformaciones venosas.
  - ▷ Veras varicosas.
  - ▷ Insuficiencia venosa.
  - ▷ Evaluación de causas de edema periférico (trombo, compresión venosa, evaluación de restricción de catéter).
  - ▷ Evaluación de la conveniencia del bypass venoso.

2.3.3. Secuencias

Las secuencias que han sido empleadas en un primer momento en la realización de estos estudios son los TOF tanto arteriales como venosas y tanto en 2D como 3D, y aunque siguen teniendo mucha prevalencia, cada vez más se utilizan hoy las secuencias de pulso rápidas potenciadas en T1 (3D) eco de gradiente. Esta técnica no está basada en fenómenos de flujo para poner de manifiesto las arterias, como ocurría con los TOF, sino que es el acortamiento del T1 debido al gadolinio, lo que genera la diferencia de señal entre el árbol arterial y el tejido estacionario.

2.4. Espectro RM

La espectroscopia por resonancia magnética sólo se diferencia de la RM convencional en la forma en que presenta la información, en lugar de una imagen anatómica presenta un espectro de componentes bioquímicos, correspondientes a los principales metabolitos cerebrales como son el N-acetil aspartato, la creatina y la colina. Estos componentes pueden ser diferenciados porque su diferente composición química hace que su frecuencia de resonancia también sea diferente.

La espectroscopia es el análisis de la luz o de otras radiaciones, separándolas en sus componentes de acuerdo a sus longitudes de onda.

En 1946 Félix Bloch, en Stanford, y Edward Purcell, en Harvard trabajando en forma independiente, observaron que los núcleos que precesaban en un determinado rango de frecuencia podían emitir una señal de radiofrecuencia que podía ser captada por un receptor de radio. Asimismo, demostraron que núcleos con números desconocidos de protones y neutrones se alineaban con un campo magnético potente y que al aplicarles estímulos de radiofrecuencia en diferentes ángulos, precesaban cada vez con mayor amplitud y que al cesar el estímulo, estos núcleos emitían una señal de radiofrecuencia que podía ser detectada por una antena y un receptor de radio. Este descubrimiento dio origen a lo que hoy conocemos como resonancia magnética nuclear y mereció el Premio Nobel de Física en 1952.

Mientras que la resonancia magnética convencional (RM) obtiene información anatómica basada en la señal del agua, la espectroscopia obtiene información química sobre diversos metabolitos. Diversos núcleos atómicos pueden ser estudiados por espectroscopia, los más usados son el 1 H (hidrógeno) y el 11 P (fósforo), ambos se encuentran en el cerebro en concentraciones que pueden ser detectadas por la espectroscopia y se han usado extensamente en el estudio in vivo de los metabolitos cerebrales. Este artículo se centra en el uso de 1 H porque su sensibilidad es mayor que la del fósforo y permite por tanto una mejor resolución espacial.

La espectroscopia permite obtener un espectro metabólico del cerebro basado en que la diferencia en la composición química de sus metabolitos se refleja en una diferente frecuencia de resonancia, esto es lo que se conoce como chernical shift. Así como en la espectrofotometría, el espectro de la luz se divide basado en su diferencia en longitud de onda, en la espectroscopia por resonancia magnética el espectro del cerebro se logra basado en la diferencia en la frecuencia de resonancia de sus metabolitos.

La espectroscopia presenta mayores retos que la RM convencional. En primer lugar, los metabolitos en el cerebro se encuentran en concentraciones milimolares, por lo tanto, las señales del agua y la grasa del cerebro y las estructuras vecinas pueden sobrepasar y distorsionar las señales de los metabolitos de interés. Para superar esto, se emplean técnicas para suprimir estas señales o para impedirles resonar.

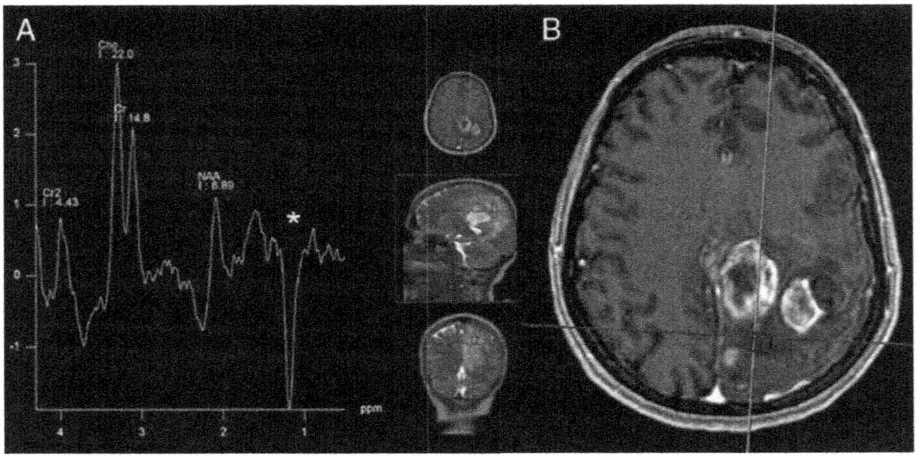

En segundo lugar, la relación señal / ruido es muy baja (por la baja concentración de los metabolitos); por tanto, el tamaño del área a estudiar (voxel) debe ser de al menos 20 mm por lo que en ocasiones no se logra obtener un espectro fidedigno de lesiones muy pequeñas.

Por último, en tercer lugar, la cuantificación del espectro es compleja, como no es posible realizar una cuantificación absoluta, se usa la comparación y relaciones entre los diferentes metabolitos, generalmente usando a la creatina como control por considerarse el pico más estable.

Aplicaciones clínicas

- Tumores cerebrales.
- Tuberculomas.
- Neurocisticercosis.
- Infarto cerebral.
- Epilepsia.
- Esclerosis múltiple.
- Enfermedad de Alzheimer.

2.5. RM de tractografia cerebral

En neurociencia, una **tractografía** es un procedimiento que se usa para poner de manifiesto los tractos neurales. Utiliza técnicas especiales de imagen por resonancia magnética (IRM) y Análisis de imágenes asistido por ordenador. El resultado se presenta en imágenes bi y tridimensionales.

Además de los largos tractos que conectan el cerebro con el resto del cuerpo, existe una complicada red tridimensional formada por conexiones a corta distancia entre las diferentes áreas corticales y subcorticales del encéfalo. La existencia de estos haces había sido puesta de manifiesto mediante técnicas biológicas y de histoquímica en especímenes *post-mortem*. Los tractos cerebrales no son identificables por examen directo o por exploraciones mediante tomografía computarizada o IRM. Esta dificultad explica lo pobre de su descripción en los atlas de neuroanatomía y lo escasamente comprendido de sus funciones.

Las secuencias que se utilizan en la IRM observan la simetría de la difusión del agua en el cerebro. Los haces de tractos de fibras hacen que el agua se difunda asimétricamente en un tensor siendo el eje mayor paralelo a la dirección de las fibras. A esta asimetría se la conoce como anisotropía. Se da una relación directa entre el número de fibras y el grado de anisotropía.

Técnica

La tractografía se lleva a cabo utilizando una técnica de RM conocida como "Imagen Ponderada por Difusión", que es sensible a la difusión del agua en el cuerpo de forma que se puede utilizar para mostrar su imagen tridimensional.

La difusión libre del agua tiene lugar en estas condiciones en todas las direcciones posibles. A esto se le llama difusión "isotrópica". Si el agua difunde en un medio con barreras, la difusión deja de ser uniforme, pasando a ser "anisotrópica". En tal caso, la movilidad relativa de las moléculas a partir del origen tendrá una forma distinta de la esfera. En ocasiones, esta forma se modeliza como un elipsoide, y a esta técnica se la denomina imagen con tensores de difusión.

Muchas cosas pueden actuar como barrera: membranas celulares, axones, mielina, etc.; pero en la sustancia blanca la principal barrera es la vaina de mielina de los axones. Éstos oponen una barrera a la difusión perpendicular y una ruta para la difusión paralela en el sentido de la orientación de las fibras.

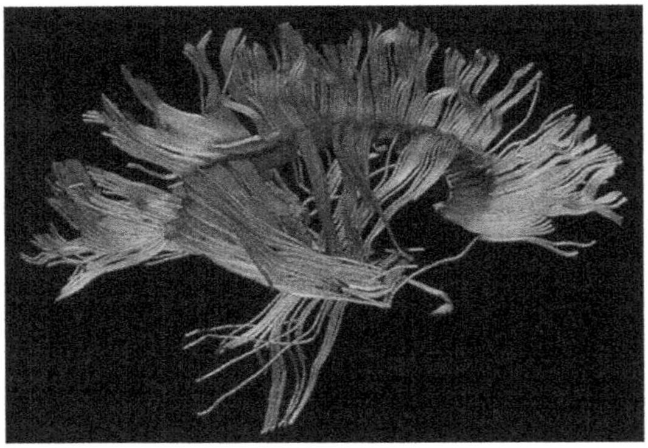

Se espera que la difusión anisotrópica se incremente en áreas axonales maduras altamente ordenadas. En las afecciones en las que se distorsiona la mielina o la estructura de los axones, como en traumatismos físicos, tumores e inflamaciones reducen la isotropía, ya que las barreras a la difusión quedan afectadas por destrucción o desorganización.

La anisotropía se puede medir de múltiples formas: Una de ellas mediante una proporción llamada "anisotropía fraccional" (FA). Una anisotropía de "0" corresponde con una esfera perfecta, mientras que 1 sería una difusión lineal ideal. Los tractos bien definidos tienen una FA mayor que 0,2. Hay pocas regiones con una FA mayor de 0,9. La cifra nos proporciona información de la esfericidad de la difusión, pero no aporta nada sobre su dirección. Cada anisotropía está vinculada a una orientación del eje predominante (dirección predominante de la difusión). Los programas post-procesamiento son capaces de extraer esta información direccional.

Esta información adicional es difícil de representar en imágenes 2D en escala de grises. Para solucionar este problema se ha añadido un código de colores. Los colores básicos pueden informar al observador de la orientación de las fibras en un sistema de coordenadas tridimensionales. A este tipo de representaciones se las conoce como "mapas anisotrópicos". El software puede codificar los colores de este modo:

- El rojo indica direcciones en el eje X.
- El verde indica direcciones en el eje Y.
- El azul indica direcciones en el eje Z.

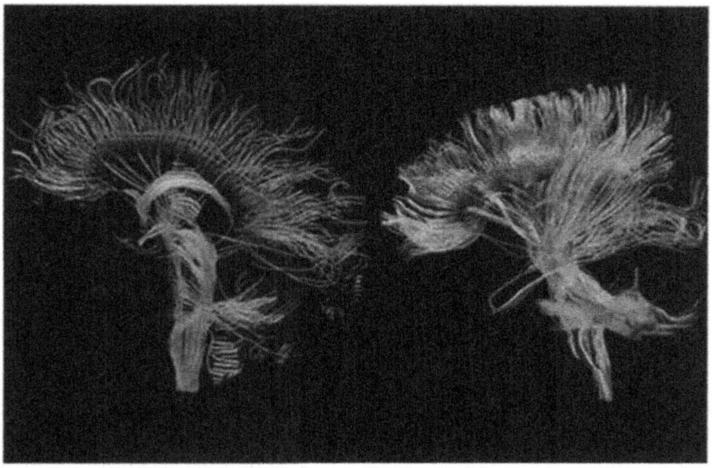

3. CONTRAINDICACIONES Y PRECAUCIONES EN RM

3.1. Contraindicaciones absolutas de la resonancia magnética

1. Dispositivos electrónicos cardíacos (marcapasos y desfibriladores).
2. Implantes cocleares.
3. Prótesis valvulares cardíacas no-RM compatibles.
4. Clips vasculares no-RM compatibles.
5. Cuerpos extraños metálicos en ojos y otros lugares con riesgo vital (intracraneales, canal raquídeo, grandes vasos, hígado).

3.2. Contraindicaciones relativas de la resonancia magnética

1. Prótesis articulares y suturas metálicas en órganos internos puestas recientemente (< 4 semanas), por el riesgo de que se desplacen.
2. Embarazo: en el caso de que sea necesario un estudio radiológico durante el embarazo, la RM está indicada si otras formas de diagnóstico por la imagen no ionizantes son inadecuadas o si el examen aporta información importante que en caso contrario hubiese requerido una forma de exposición a radiaciones ionizantes. A pesar de que no existe una evidencia científica clara de que la RM pueda dañar al feto, por precaución de desaconseja su uso sobre todo durante el primer trimestre de embarazo.
3. Fiebre (> 38ºC), porque puede aumentarla.
4. Dosificadores programables (después del estudio RM deben ser reprogramados).

5. Claustrofobia severa (puede realizarse en un aparato de RM abierto).
6. Obesidad mórbida.
7. Tatuajes extensos, por el riesgo de producirse quemaduras al aumentar la temperatura local.
8. En estudios con contraste endovenoso:
   a) Lactancia: por precaución, aunque no hay datos concluyentes, los fabricantes aconsejan esperar 24-48 horas para volver a amamantar, una vez eliminado el contraste.
   b) Insuficiencia renal: riesgo de fibrosis sistémica nefrogénica.

3.3. Precauciones en RM

Hay que tener en consideración que estamos trabajando con un potentísimo imán, por lo tanto antes de entrar en la sala del imán habrá que desprenderse de todo objeto metálico (llaves , monedas, prótesis dentales , móviles, etc.) que llevemos encima tanto el técnico de rayos como cualquier personal sanitario que este en la sala (radiólogos, enfermeros, celadores, etc.) ya que estos objetos son atraídos por el imán , convirtiéndose en verdaderos proyectiles , tanto para el personal sanitario como para el paciente.

También deberá dejar fuera de la instalación cualquier aparato con un mecanismo eléctrico, relojes y tarjetas que funcionen con banda magnética porque quedarían inútiles. Si se va a realizar una resonancia de cráneo o cuello, no es aconsejable llevar ningún tipo de maquillaje.

Por lo tanto, antes de entrar el paciente a realizarse la prueba de RM, el técnico debe entrevistar al paciente (o en caso de que el paciente no se encuentre en condiciones mentales) o al acompañante, sobre las posibles contraindicaciones que pueda portar.

SEÑALIZACIÓN CEM

Campo magnético intenso — Radiaciones no ionizantes — Entrada prohibida a personas con marcapasos

Tema 46

Contrastes utilizados en TC y RM. Tipos de contrastes. Composición y aplicaciones. Complicaciones y reacciones adversas producidas por los contrastes

eRodio ediciones

Índice esquemático

1. CONTRASTES UTILIZADOS EN TAC. TIPOS DE CONTRASTES. COMPOSICIÓN Y APLICACIONES

1.1. Tipos de contrastes. Composición

A pesar de que sabemos que la imagen obtenida mediante TAC es mucho más precisa que la radiología convencional, en cuanto al abanico de densidades. Se usa habitualmente hoy los contrastes, que son realmente muy útiles para realzar diferentes estructuras. Todos los productos utilizados actualmente son soluciones orgánicas yodadas hidrosolubles.

Hay dos tipos de contrastes yodados:

- Los **iónicos** en los que el yodo se incorpora en moléculas hidrosolubles que están constituidas por anillos bencénicos triyodados. Hay pues tres átomos de yodo por cada dos partículas de solución. Relación 3:2 y tienen una osmolaridad 6 veces superior a la del plasma.
- Los **no iónicos** que tienen tres átomos de yodo por cada partícula en solución. Relación 3:1. La osmolaridad es solo dos veces mayor que la del plasma. Disminuye por tanto la quimiotoxicidad en los riñones y causan menos efectos secundarios y menos reacciones alérgicas.

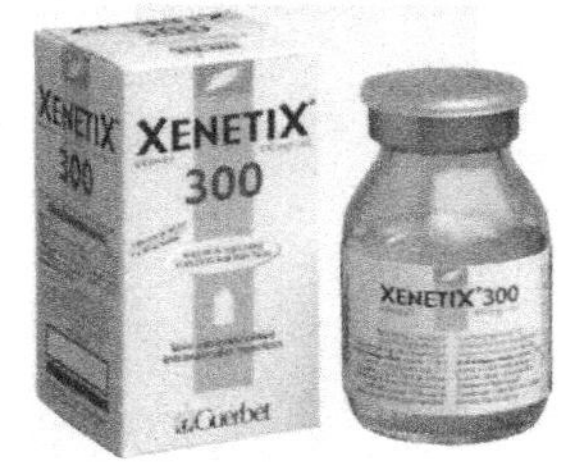

1.2. Vías de administración y aplicaciones

Vía intravenosa

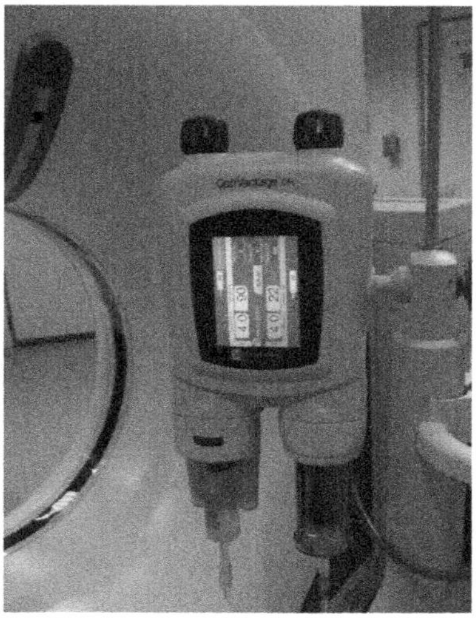

Es el más habitual, en inyección en bolus y aplicado mediante una bomba. La presión y cantidad de contraste que se inyecta dependerá de la zona corporal a estudiar , del peso del paciente , y del tipo de lesión a tratar. Puede variar entre 1-5 ml/kg. Después de la inyección de contrate este se diluye por el torrente sanguíneo. Al alcanzar la aorta su concentración es 1/10 del inicial. Tras la inyección del contraste si un proceso patológico como un tumor capta el contraste y se realza de manera distinta que el de un tejido sano. El tumor tarda más tiempo en captar el contraste. Así el realce depende del tiempo que se tarde en obtener las imágenes.

Vía oral

Es utilizado con productos yodados hidrosolubles diluidos al 1-3%. Sobre todo para opacificaciones digestivas. Se administra entre 30- 60 minutos antes de la realización de la prueba para que llegue a rellenar las asas intestinales.

2. CONTRASTES UTILIZADOS EN RM. TIPOS DE CONTRASTES COMPOSICIÓN Y APLICACIONES

2.1. Introducción

Desde los años 80 a nuestros días, la RM cada vez se está utilizando más como método diagnostico no invasivo y debido a su gran calidad y sensibilidad de imagen. Debido a la gran variabilidad de secuencias de imágenes, se pensó que no sería necesaria la aplicación de contrastes. No obstante se pensó que había casos en que se podría incrementar la sensibilidad de la RM. Después de mucha investigación se obtuvo un quelato de gadolinio de la sal dimegluminica del ácido dietilentriaminopentaacetico, más conocido como, Gd-DTPA. Se empezó a comercializar en 1983.

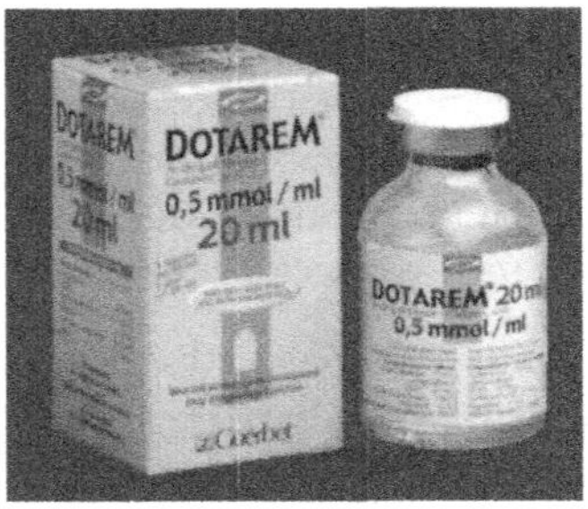

2.2. Tipos de contrastes. Composición y aplicaciones

El gadolinio produce un efecto paramagnético en los átomos y estos átomos con número impar de electrones y estos iones paramagnéticos son acortadores de los tiempos de relajación en la RM. Debido a que el tiempo de relajación hística en las secuencias T1 es mucho más largo que las T2, el efecto predominante de los agentes paramagnéticos es en T1. Es porque lo en la mayoría de los casos se emplean quelatos de gadolinio en las secuencias Ponderadas en T1 y con tiempos TE cortos.

Los efectos secundarios suelen ser leves y poco frecuentes (sensación de calor en la zona de la inyección y nauseas) y las reacciones anafilácticas o cardiovasculares son infrecuentes y generalmente mejor tolerados los quelatos de gadolinio (Gd-DTPA), que los contrastes yodados del TAC.

Tras la inyección de Gd-DTPA, se visualiza un realce marcado del contraste solo en regiones con un aumento del espacio extra-celular (lesiones). Así el contraste se distribuye por el sistema vascular hacia el espacio extra-vascular del organismo y no atraviesa la barrera hematoencefálica.

El contraste se elimina por la orina y tiene una vida media de 90 minutos.

Evalúa patologías inflamatorias, infecciosas y tumorales. Facilita la diferenciación entre tumor y edema y delimita mejor el alcance del mismo. También en lesiones como esclerosis múltiples, infarto cerebral, se obtiene un aumento significativo de contraste.

3. COMPLICACIONES Y REACCIONES ADVERSAS PRODUCIDAS POR LOS CONTRASTES

3.1. Complicaciones y reacciones adversas

El empleo de contrastes en los servicios de radiología es la práctica habitual de cualquier Hospital del Servicio Andaluz de Salud. En la mayoría de los casos de manera intravenosa. Solo se emplean contrastes no ionicos por su menor toxicidad.

En primer lugar se le pregunta al paciente si es alérgico a algo, si se ha practicado antes estudio de contraste y que tipo de reacción tuvo. El facultativo siempre será en última instancia, el que decide o no, la administración del contraste.

- **Precauciones**: Pacientes con función renal o hepática alterada, hay que tener una hidratación elevada, y en pacientes con problemas cardíacos y enfisema pulmonar, también con arteriosclerosis avanzada, diabetes, hiperfunción tiroidea lenta, bocio nodular blando y mieloma múltiple. Especialmente hidratados deben de venir a la realización de la prueba los niños pequeños y los diabéticos.

  Jamás se mezclara un medio de contraste con otro producto o medicamento en la misma jeringa.
- **Efectos Secundarios**: Acción nefrotóxica, disminución de la presión arterial, sensación de ardor incomoda, dificultades respiratorias leves, taquicardias, rubefacción cutánea, dolores leves, náuseas y vómitos que desaparecen rápidamente.

Con síntomas como prurito, estornudos bostezos repetidos y accesos de tos hay que tener especial atención ya que pueden ser una señal precursora de una reacción grave (shock). Para poder actuar rápidamente en caso de reacción grave.

Por orden de frecuencia están son las reacciones típicas.

- Nauseas o vómitos.
- Urticaria.
- Reacciones asmatiformes.
- Hipotensión.
- Reacción anafilactoide: gran disnea, angioedema, laringospasmo, hipotensión, taquicardia. La mayoría de estas reacciones se producen en los 30 minutos siguientes a la inyección del contraste.
- Reacción vagal: hipotensión don bradicardia sinusal, confusión, sudoración, si en 10 minutos no se trata puede llevar a una parada cardíaca.
- Parada cardiorespiratoria.
- Convulsiones.

3.2. Clasificación de las reacciones adversas

A) Leves

Son el 99% de las reacciones. Nauseas, calor generalizado, enrojecimiento de la cara. No hay tratamiento y cede a los pocos minutos.

B) Moderadas

Suponen el 1% de las reacciones. Urticaria localizada, prurito, conjuntivitis, rinitis, edema, broncoespasmo leve, vómitos, dolor en el brazo por flebitis química. Tratamiento en la sala de radiología y observación hasta la completa remisión de la patología.

C) Graves

Suponen el 0,04% de las reacciones. Urticaria generalizada, edema de laringe, angioedema, hipotensión, broncoespasmo, dolor torácico, edema pulmonar, arritmia cardíaca, convulsiones, insuficiencia renal aguda y shock. Requiere ingreso y trata miento, apoyado por el servicio de recuperación y urgencia.

D) Mortales

Excepcionalmente puede llegar por un paro cardíaco, o daño neurológico irreversible por hipotensión o hipoxia.

3.3. Medidas a tomar en caso de reacción a los contrastes yodados

Como pauta general oxigeno e inyección Intravenosa de un corticoide hidrosoluble en dosis elevada y orientativamente en adultos debe de seguirse estas pautas:

A) Insuficiencia circulatoria y shock

- Paciente con cabeza en posición baja y brazos y piernas elevadas
- Inyección IV lenta de un estimulante circulatorio periférico.
- Reposición de la volemia con sustitutivos del plasma.
- Infusión gota a gota de noradrenalina 5 mg en 500 ml de suero fisiológico.
- Control constante de pulso y tensión sanguínea.

B) Paro cardíaco

- Compresión rápida y energética de la pared torácica en el centro de la región esternal.
- Masaje cardíaco extra-torácico y respiración artificial.
- 0,5 mg de orciprenalina por vía intracardiaca.
- Al controlar las contracciones espontaneas se administra entre 0,5 – 1 mg de Gluconato cálcico IV.

C) Fibrilación ventricular

- Masaje cardíaco y respiración artificial.
- Empleo de desfibrilador cardíaco.
- Administración vía intracardiaca de 0,5 g de procainamida.
- Para combatir la acidosis hipoxémica, bicarbonato sódico por vía IV: 50 ml de solución al 8.4%.
- Control ph sanguíneo.

D) Edema pulmonar

- Diurético de acción rápida por vía IV e infusión de 100ml de solución glucosada al 40%.
- Digitalización del paciente con un glucósido cardíaco.
- Respiración a presión, excepto en caso de shock.

E) Síntomas cerebrales

- Tranquilizante diazepan, si hay inquietud.
- Si hay gran agitación, neurolépticos.
- En crisis cerebrales de origen orgánico, se administra 0,2-0,4 g de fenobarbital por vía intramuscular.
- En convulsiones graves (epilépticos), narcóticos de corto efecto por vía intravenosa.

E) Manifestaciones alérgicas

- Con urticaria intensa; corticoides, un antihistamínico lento por vía IV y eventualmente un compuesto de calcio.
- En un proceso asmático, se administra teofilina por vía IV y si es necesario 0.5 mg de orciorelina IV.
- Con edema de glotis, antihistamínicos lentos por vía IV
- Con obstrucción de vías respiratorias superiores, podría a llegarse a hacer una traqueotomía.

3.4. Recomendaciones de la Sociedad Española de Radiología

A) Recomendaciones generales

- No se considera necesario el consentimiento informado por parte del radiólogo.
- Informar al paciente y obtener el consentimiento verbal del mismo corresponde al médico responsable del paciente.
- Los servicios de radiología presentaran al paciente información por escrito sobre la técnica que se le va a practicar, así como posibles complicaciones y riesgos. El paciente debe autorizar el estudio con su firma.

- Antes de introducir el medio de contraste el paciente debe de ser chequeado sobre los posibles riesgos del mismo ante la prueba.
- El proceso de información y consentimiento debe ser registrado en la historia clínica del paciente.
- Asegurarse por parte del servicio de radiología que el enfermo ha entendido toda la información de la exploración, si tiene dudas, se le aclararan verbalmente.
- Protocolo de actuación visible en los servicios donde se introduzca contraste yodado.
- Si ha habido algún tipo de reacción adversa, ésta tiene que ser recogida en un informe radiológico.
- Adaptar e individualizar todas las normas organizativas, y de citación, a los tipos de enfermos (ambulatorios, ingresados, urgentes) y tipos de servicios(hospitales, centro de diagnóstico, etc.)

B) Recomendaciones especificas

- En pacientes sometidos a procedimientos vasculares intervencionistas, la responsabilidad de la información recae en el radiólogo y se recomienda que la información referente a una posible reacción adversa al contraste sea incluida dentro del protocolo general del Consentimiento Informado Escrito. El artículo 8.2 de la Ley de Autonomía del Paciente, se determina que se debe solicitar por escrito el consentimiento en los procedimientos diagnósticos y terapéuticos invasores.
- Si el radiólogo indica la exploración sin la intervención de un médico prescriptor, es el radiólogo el que informara verbalmente al paciente de los riesgos de la exploración, obteniendo su consentimiento escrito y haciéndolo constar en su historia clínica.

Tema 47

Ultrasonografía. Bases físicas. Ventajas. Inconvenientes

Rodio ediciones

Índice esquemático

1. ULTRASONOGRAFÍA. BASES FÍSICAS. VENTAJAS, INCONVENIENTES

1.1. Introducción

En diagnóstico por la imagen, se utilizan algunos métodos de diagnóstico que no están basados en la utilización de radiaciones ionizantes. En el caso que nos ocupa, la ultrasonografía (también denominada ecografía), está basada en los ultrasonidos y en la impedancia acústica de los tejidos.

Entendemos por ultrasonido un método para obtener imágenes con fines diagnósticos, aprovechando ondas sonoras de frecuencias elevadas, llamadas ultrasonoras. Los sonidos más altos perceptibles por el oído humano joven tienen frecuencias que oscilan entre 16.000 y 20.000 Hz. En los ultrasonidos de diagnóstico médico se utilizan frecuencias sonoras que pueden variar de un millón a 15 millones de Hz (1-15 Mhz).

La técnica de ecografía se empezó a investigar en los años 40, pero no es hasta los 60, en que se consiguen aplicaciones clínicas satisfactorias en el campo de la obstetricia. En los años 70 se producen las mejoras tecnológicas necesarias para poderlo aplicar a los otros campos de medicina: patología abdominal, pediátrica. El perfeccionamiento tecnológico de los últimos años ha aumentado la capacidad de diferenciar las diferentes imágenes patológicas de modo que es posible identificar imágenes de litiasis de 1 mm. Y lesiones tumorales de menos de 1 cm en condiciones óptimas.

A lo largo de los años 40 también se empezó a investigar la aplicación del Doppler a la medicina. En la actualidad, se está desarrollando una nueva tecnología basada en el análisis de los ecos armónicos, con la adición o no de contrastes.

La ultrasonografía no se ha asociado con efectos biológicos perjudiciales. La mayor parte de los estudios realizados sobre los efectos biológicos, se han efectuado debido al uso tan extendido de la ecografía en obstetricia, de forma que la técnica se acepta como segura y sin efectos sobre el feto.

Hasta ahora la ecografía se había considerado como un examen no invasivo, pero los últimos avances con el diseño de sondas transesofágicas, transrectales y endovaginales han cambiado este concepto.

1.2. Bases físicas

La ecografía consiste básicamente en lo siguiente: los ultrasonidos se proyectan hacia el interior del cuerpo del paciente al aplicar sobre la piel la sonda que los produce. Estos ultrasonidos son reflejados por las distintas estructuras y los ecos son detectados por la misma sonda que los emitió. Como las estructuras están a distintas profundidades los tiempos de recepción de los ecos son diferentes, siendo estos los parámetros que servirán para la construcción de las imágenes en el monitor.

Los ultrasonidos se transmiten a través de la materia como ondas longitudinales. Las moléculas de la materia son comprimidas y separadas por un agente exterior. Estos estados comprimidos y expandidos se van trasmitiendo a las moléculas adyacentes, propagándose así las ondas a través de la materia.

Para producir el haz de ultrasonidos es necesaria tensión eléctrica, una variación alternante de la tensión hace que la prolongación de la onda de presión continúe generándose. Esta tensión puede aplicarse de forma continua o intermitente (ultrasonidos de onda continuada y onda pulsátil). El método de onda continuada se utiliza sobre todo en estudios de corazón fetal y del flujo sanguíneo con la técnica Doppler. El método de onda pulsátil se utiliza en el modo A, modo B, modo M y tiempo real.

1.2.1. Obtención del ultrasonido

El efecto piezoeléctrico es el principio fundamental de todos los ultrasonidos médicos. Fue descrito por primera vez en 1880 por el matrimonio Curie. Observaron que cuando ciertos cristales como el cuarzo experimentaban deformación mecánica, se producía una diferencia de potencial entre las dos superficies de los cristales.

El ultrasonido utilizado en ecografía está producido en un transductor mediante el efecto piezoeléctrico, que consiste en un cambio instantáneo de dimensiones de determinadas materiales (el más utilizado es el cuarzo) cuando están sometidos a un campo eléctrico. El transductor proporciona un medio para convertir una forma de energía en otra, así transforma energía eléctrica en ondas sonoras mecánicas y viceversa. En la actualidad se han introducido cristales sintéticos de cerámica, que pueden ser moldeados con diversas formas y tamaños, y enfocados para distintas aplicaciones ultrasónicas. Cada cristal de cerámica tiene una frecuencia resonante, que depende de su grosor.

La imagen se produce por el eco o parte reflejada del ultrasonido. Generalmente, el transductor emite impulsos de ultrasonido en breve tiempo y escucha las respuestas o ecos, que son procesados formando una imagen en el monitor. Esta imagen se puede imprimir en papel o en película radiográfica o puede ser grabada en vídeo.

1.2.2. Ondas sonoras

Como hemos visto anteriormente, el ultrasonido es una forma de radiación no ionizante en la que se transmiten ondas de presión longitudinal con frecuencia alta a través de un medio. Estas ondas están formadas por las oscilaciones de partículas, paralelas al eje de propagación de la onda. Parte de las partículas o moléculas son comprimidas y parte son expandidas, de forma que cuando el sonido viaja a través de un medio, aparecen regiones alternantes de compresión y expansión. En ecografía, se denomina frecuencia al número de compresiones y expansiones que se suceden en un segundo. La compresibilidad o densidad de un tejido determina la forma como es transportado el sonido a lo largo de ese tejido.

1.2.3. Impedancia acústica

La onda ultrasonora puede ser enfocada, refractada, reflejada o diseminada al llegar a interfases entre medios distintos. El haz ultrasónico puede reflejarse en la unión de dos tejidos con propiedades acústicas diferentes, dependiendo de la diferencia de impedancia acústica entre dichos tejidos y del ángulo de incidencia del haz. Exceptuando las interfases aire-tejido blando y hueso, las diferencias de impedancia acústica en los demás tejidos del organismo, son ligeras, de forma que sólo se refleja en cada interfase una pequeña proporción del haz de ultrasonidos. La impedancia acústica sería el producto de la velocidad del sonido en un tejido por la densidad de ese tejido. De forma que, cuando se aumenta la densidad o la velocidad de propagación, aumenta la impedancia acústica.

Material	Impedancia acústica (gr/cm2/seg $\times 10^{-5}$)
Aire	0.0001
Grasa	1.38
Agua	1.50
Sangre	1.61
Hígado	1.65
Músculo	1.70
Hueso	7.80

1.2.4. Velocidad del sonido

La velocidad del sonido en un elemento determinado viene marcada por la densidad y las propiedades elásticas de ese medio. Por un lado, nos encontramos que la velocidad del sonido es muy diferente entre el aire, el hueso y el tejido blando. Así las estructuras llenas de aire dificultan la transmisión del sonido y la mayoría de las estructuras óseas lo atenúan. Por otro, tenemos que entre los diversos tejidos blandos hay muy poca diferencia de velocidad. Estas pequeñas diferencias se pueden delinear mejor con una buena resolución (transductores de alta frecuencia).

La unidad de medida de la intensidad de una onda ultrasonora es el decibelio (dB). La intensidad del impulso transmitido con un transductor se puede variar cambiando el voltaje de excitación aplicado al mismo. La atenuación (reducción de la intensidad del haz ultrasonoro con la profundidad), se expresa en decibelios por centímetro. La atenuación sería la suma de las pérdidas de energía acústica causadas por absorción, diseminación y reflexión. Cuando el aire o el hueso están junto a un tejido blando, el sonido se atenúa más. La atenuación que se produce a través de un cálculo biliar o renal (interfase de calcio), puede producir una sombra en la imagen.

1.2.5. Artefactos

Este apartado en muy técnico pero es de lo más importante.

Para la obtención de imágenes adecuadas es importante aprender a reconocer los artefactos que pueden aparecer en las mismas. Un artefacto sería un eco que no se corresponde en distancia o dirección con una zona real explorada.

El tejido graso, el bario en el tracto intestinal y el gas intestinal, también producen imágenes de mala calidad.

1.2.5.1. Reverberaciones

Definimos reverberación como el fenómeno de reflejos múltiples dentro de un sistema cerrado. Se puede producir un artefacto de reverberación cuando el haz ultrasonoro choca con una estructura reflectante, que lo desvía para producir muchos reflejos lineales (sonido que choca con una costilla).

1.2.5.2. Refuerzo acústico posterior

Se produce cuando el ultrasonido atraviesa un medio sin interfases en su interior y pasa a un medio sólido ecogénico. Es casi característica exclusiva de imágenes quísticas en el seno de estructuras sólidas.

1.2.5.3. Sombra acústica

Se produce cuando el ultrasonido choca con una interfase muy ecogénica y no puede atravesarla no detectándose ninguna imagen detrás de esta interfase tan ecogénica. Es muy característico de las litiasis biliares y renales y de las calcificaciones musculares, observamos como la señal hiperecogénica que corresponde a la litiasis deja una sombra.

1.2.5.4. Cola de cometa

Ocurre cuando el haz de ultrasonidos choca contra una interfase estrecha y muy ecogénica apareciendo detrás de esta interfase una serie de ecos lineales. Es muy característico de los adenomiomas de pared vesical, cuerpos extraños muy ecogénicos y también pequeñas burbujas de aire en el seno de un medio sólido.

1.2.5.5. Imagen en espejo

Se produce cuando una interfase muy ecogénica se encuentra delante de otra imagen curva tan ecogénica como ella produciéndose una sombra acústica posterior.

1.2.5.6. Anisotropia

Es la propiedad que tienen algunos tejidos de variar su ecogenicidad dependiendo del ángulo de incidencia del haz ultrasónico sobre ellos. La estructura anisotrópica por excelencia es el tendón.

1.3. Ventajas

Las principales ventajas que nos ofrece la ultrasonografía en relación con otras técnicas de diagnóstico por la imagen son:

1.3.1. Movilidad

El equipo ecográfico se puede trasladar a quirófano, UVI, sala de politraumatizados, sala de prematuros, etc, para obtener una evaluación del paciente sin necesidad de moverlo de su cama, ni de trasladarlo a la sala de ecografías.

1.3.2. Rapidez

La breve duración de los estudios nos permite obtener una aproximación diagnóstica rápida de los pacientes.

1.3.3. Costo

El bajo precio de los equipos y de su mantenimiento, unido al corto tiempo de duración de los estudios, hacen que la relación costo-efectividad sea buena.

1.3.4. Disponibilidad

Actualmente se dispone de equipos ecográficos en todos los hospitales públicos o privados, así como en los centros de especialidades y en las clínicas médicas privadas.

1.3.5. Inocuidad

La ecografía es una técnica que usa los ultrasonidos con fines diagnósticos. Al no usar radiaciones ionizantes ni medios de contraste, se convierte en una técnica sin efectos adversos para el paciente y el operador.

1.3.6. Versatilidad

La versatilidad del equipo proporciona flexibilidad en las citas de los pacientes.

1.4. Inconvenientes

1.4.1. El paciente

La calidad de la exploración ecográfica puede verse limitada con pacientes obesos, cuando hay abundante aire abdominal o con pacientes poco colaboradores.

1.4.2. El ecografista

Para la obtención de imágenes adecuadas y una buena valoración de los hallazgos ecográficos, el observador debe tener un alto grado de conocimiento de la anatomía y la fisiología además de poseer una buena comprensión tridimensional del cuerpo humano.

1.4.3. El equipo

Se deben poseer sondas y equipos adecuados al tipo de paciente (neonato u obeso) y de estudio (partes blandas, endocavitarios o Doppler).

2. EQUIPAMIENTOS Y SONDAS

Una vez definidas las bases físicas para comprender el funcionamiento de la ecografía, explicaremos la composición de un ecógrafo, que es el equipo con el que se realiza esta técnica. Básicamente, este aparato está formado por una unidad de procesamiento, un monitor y diferentes sondas de exploración (transductores).

2.1. Unidad de procesamiento y monitor

Recoge la información suministrada por la sonda, la transforma en impulsos eléctricos y la expresa en una imagen.

La ecografía, como técnica diagnóstica, lo que hace es recoger los ultrasonidos que emite la sonda, los cuales atraviesan hasta cierta profundidad (depende de la frecuencia de la sonda) la parte del cuerpo que queremos explorar y aprovechando la diferente velocidad de propagación de los tejidos del cuerpo transformas las señales que llegan en impulsos eléctricos que se visualizan en una pantalla en diferentes tonos de grises dibujando la zona explorada.

El monitor es la pantalla en la cual se refleja la imagen que nos ofrece la unidad de procesado.

2.2. Sondas

Su función es transformar la energía eléctrica que le llega en energía sonora (ultrasonido) y el eco que dicho ultrasonido produce al atravesar los diferentes tejidos en energía eléctrica.

Los transductores con frecuencias más altas (6 a 15 MHz) serán adecuados para el estudio de partes superficiales (tiroides, mama, músculo, testes), mientras que los transductores de frecuencia más bajas (2.5 a 5 MHz) se utilizan para el estudio de partes más profundas, en general órganos abdominales.

Para el estudio ecográfico se precisa el uso de un gel de contacto que facilita la progresión de los ultrasonidos desde la piel al interior del cuerpo humano.

Existen diferentes tipos de sondas:

2.2.1. Lineales

Proporcionan un formato de imagen rectangular. Se usan para el estudio de estructuras más superficiales como: músculos, tendones, mama, tiroides, escroto, vasos superficiales, etc.

Al utilizarse para la exploración de estructuras más superficiales las frecuencias de trabajo suelen ser entre 7.5 y 13 MHz, aunque existen hasta 20 MHz.

2.2.2. Sectoriales

Proporcionan un formato de imagen triangular o en abanico con una base de inicio de la emisión de los ecos mínima.

Se usan en la exploración cardíaca y abdominal ya que permiten tener un abordaje intercostal.

Al usarse para la exploración de estructuras más profundas su frecuencia de trabajo suele ser entre 3.5 y 5 MHz.

2.2.3. Convex

Tienen una forma curva y proporcionan un formato de imagen de trapecio.

Se usan en la exploración abdominal general y obstétrica. Las frecuencias de trabajo son las mismas que en las sondas sectoriales.

2.2.4. Intracavitarias

Pueden ser lineales y/o convex. Se usan para exploraciones intrarectales e intravaginales. Las frecuencias de trabajo suelen ser entre 5 y 7.5 MHz. Debe usarse la frecuencia de ultrasonidos más alta que permita penetrar hasta el nivel de profundidad que nos interesa.

3. TÉCNICAS DE EXPLORACIÓN Y APLICACIONES CLÍNICAS MÁS FRECUENTES

3.1. Técnicas de exploración

3.3.1. Ecografía en modo A

La imagen en modo A o modulación de amplitud representa el tiempo que tarde el eco en volver al transductor, registrándose el pulso inicial y los reflejos en un monitor. Cuanto mayor es la reflexión en la interfase del correspondiente tejido, mayor aparecerá la amplitud de la señal en la imagen modo A (observamos una imagen con picos de distinta altura). Esta técnica es útil para conocer dimensiones.

3.3.2. Ecografía en modo B

Cuando la imagen en modo A se rota 90º hacia el observador, los picos que la forman aparecen entonces representados como puntos. El brillo de estos puntos se corresponde con la altura de los picos. Cuanto mayor es el cambio de impedancia acústica en la interfase de un determinado tejido, más alto es el pico del trazado en modo A y por tanto más brillante el punto del trazado en modo B (o modulación del brillo). Al desplazar el transductor en una dirección por la superficie corporal, los ecos aparecen en una pantalla y forman una imagen en dos dimensiones.

3.3.3. Ecografía en tiempo real

La imagen en tiempo real es la representación dinámica de multitud de cuadros de imagen por segundo, de la zona del cuerpo explorada.

Con la ecografía en tiempo real obtendremos una imagen de alta calidad, aunque el campo de visión es un sector estrecho o una vista lineal limitada, en lugar de una vista panorámica. Se pueden visualizar las estructuras mientras cambian de posición en el tiempo (peristaltismo, movimiento cardíaco, etc). El transductor que se utiliza puede ser de un solo cristal que oscila mecánicamente hacia delante y atrás, o estar formado por varios elementos que pueden ser enfocados electrónicamente y disparados en secuencia rápida, en el instante conveniente para originar una imagen en tiempo real.

3.3.4. Ecografía en modo M

El modo M o TM (trazado tiempo-movimiento), se utiliza los conceptos de los modos AYB mientras el barrido recorre la pantalla durante un determinado periodo de tiempo.

La ecografía en modo M se utiliza para mostrar el movimiento, en especial el movimiento cardíaco fetal. Los registros se obtienen en papel, película radiográfica o vídeo para posteriormente proceder al estudio y análisis de los hallazgos.

3.3.5. Ecografía doppler

El principio doppler consiste en un cambio de la frecuencia, que aparece cuando se detecta flujo turbulento en el interior de una estructura vascular. Por tanto, se utiliza para el estudio del sistema circulatorio. Cuando una onda sonora choca contra los glóbulos rojos en movimiento, la desviación doppler es directamente proporcional a la velocidad de los eritrocitos, si estos se mueven a lo largo de la línea del haz ultrasónico. En cambio, si las células se mueven alejándose del transductor en el plano del haz ultrasonoro, la disminución de la frecuencia es directamente proporcional a la velocidad y la dirección del movimiento de los hematíes.

La técnica doppler presenta gran utilidad en el estudio del corazón fetal, ya que la frecuencia de la desviación doppler se encuentra dentro del rango audible por el oído humano (se pueden oír los latidos cardíacos usando un altavoz y un amplificador).

El trazado doppler se muestra en un formato de tipo Modo M, presentando una línea basal que sirve como punto de referencia "punto 0", de forma que el movimiento hacia el transductor se registra por encima de la línea basal (como positivo), mientras que el movimiento que se aleja del transductor se registra por debajo de la línea basal (como negativo).

Inicialmente se disponía del llamado Doppler continuo en el que una misma sonda actuaba de emisor y receptor y estudiaba todos los vasos que existían en la zona explorada. Fue muy utilizado para el estudio del sistema vascular periférico y actualmente se sigue utilizando en cardiología ya que permite analizar altas velocidades. Posteriormente se desarrolló el Doppler pulsado en el que se emiten impulsos de ondas y en el intervalo siguiente se reciben las ondas reflejadas. Dependiendo de la cadencia de emisión se estudia a mayor o menor profundidad por lo que es más selectivo. Permite un registro gráfico y acústico. En los años 80 se asociaron los dos tipos de imagen: la ecografía y el Doppler, lo que ha permitido el estudio de estructuras vasculares junto a la imagen, lo que permite valorar velocidades y flujos. En los años 90 se ha realizado la conversión de los datos de velocidades y frecuencias obtenidos a color, lo que constituye el Doppler color en el que la dirección del flujo se expresa en rojo si es positivo y en azul si es negativo, no relacionado con venas y arterias.

La última modalidad es el Power-Doppler basado en el análisis de la amplitud de ecos móviles en el interior del vaso y por ello las estructuras vasculares aparecen contrastadas y permite identificar vasos de menor tamaño por lo que facilita no tan sólo identificarlos sino también evaluar la vascularización de algunos tumores o zonas con gran reacción inflamatoria. La utilización de contraste que aumente la ecogenicidad de los vasos, ha mejorado la sensibilidad de la técnica y ha permitido identificar las frecuencias armónicas que abren un nuevo campo de investigación en los ultrasonidos.

3.2. Patrones de tipo de imágenes ecográficas

3.2.1. Patrón sólido

Estructura con diferentes niveles de grises en su interior: Tienen patrón sólido el hígado, el páncreas, las masas tumorales, etc, y las diferencias entre los mismos consisten en los diferentes de grises y la homogeneidad de la estructura. De acuerdo con el nivel de grises las lesiones sólidas se clasifican en Isoecogénicas (igual nivel de grises que el resto de el resto del parénquima), Hipoecogénicas (menor nivel de grises) o Hiperecogénicas (mayor nivel de grises).

3.2.2. Patrón liquido

Los ultrasonidos se aceleran al pasar a través de una zona líquida, no chocan durante el trayecto y por tanto no generan ecos y al chocar contra la pared distal generan ecos de mayor intensidad. El resultado es una zona libre de ecos (transónica o anecoica) con refuerzo posterior.

3.2.3. Patrón calcio

Al chocar los ultrasonidos con una zona de gran impedancia acústica como es una litiasis (sea o no de calcio), una lesión calcificada o el hueso, todo el haz de ultrasonidos choca produciendo ecos de gran intensidad, pero no hay ultrasonidos que sigan propagándose a partes más profundas por lo que por detrás de esta zona tan ecogénica queda la denominada "sombra acústica" que se manifiesta como una banda libre de ecos inmediatamente por detrás de la imagen ecogénica.

3.2.4. Patrón gas

El aire permite el paso de parte de los ultrasonidos que generan gran intensidad de ecos en zonas más profundas. El resultado es la imposibilidad de identificas estructuras por detrás de una zona con aire, pero no se produce sombra acústica, sino reverberación.

3.3. Aplicaciones clínicas más frecuentes

Las indicaciones de la ecografía son muy amplias produciéndose nuevas indicaciones a medida que los equipos se van perfeccionando. En términos generales puede decirse que la ecografía es útil para el diagnóstico de todos aquellos procesos que tengan una traducción en la anatomía patológica macroscópica: tumores, litiasis, quistes, cirrosis evolucionadas, mientras que son de escasa utilidad en la patología microscópica: hepatitis, nefritis.

3.3.1. Hemiabdomen superior

En general, en el estudio ecográfico del hemiabdomen superior se valoran el hígado, el sistema porta, la vesícula y el árbol biliar, el páncreas, el bazo, los riñones y el retroperitoneo.

Se evaluarán el tamaño y la homogeneidad de los tejidos de los órganos, la posible dilatación de vasos y conductos, la presencia de cálculos en los riñones y en la vesícula y árbol biliar, las masas, etc. Cabe resaltar que para el estudio del sistema biliar, el paciente debe estar en ayunas al menos 6 horas antes de la exploración.

Con la ayuda de la ecografía se puede localizar la situación de una masa en un determinado órgano abdominal y calculando la profundidad exacta a la que se encuentra, se determina la dirección que debe llevar la aguja, para realizar una biopsia o una aspiración del contenido de dicha masa.

En pacientes adultos se puede utilizar un transductor de 3.5 Mhz, mientras que en pacientes pediátricos se utiliza de 5.0 Mhz. El estudio ecográfico se puede realizar en los planos transversal y sagital, así como en los planos subcostal, coronario y oblicuo.

Hoy día, se han introducido en la exploración ecográfica los denominados ecopotenciadores. Estas sustancias administradas por vía intravenosa, se utilizan principalmente para valorar lesiones focales hepáticas, hipertensión portal (confirmación de trombosis portal) sospecha de estenosis de la arterial renal, isquemia testicular y para la vascularización de masas abdominales.

Hígado	Patología difusa del tipo cirrosis y esteatosis Lesiones focales: quistes, tumores ben. y malignos. Patología de los vasos hepáticos. Estudio de trasplante
Vesícula y vías biliares	Litiasis, tumores, estudio de la ictericia
Páncreas	Pancreatitis, y tumores. Control del trasplante
Riñón	Litiasis, obstrucción, tumores, quistes, trasplante
Bazo	Tamaño, patología focal
Retroperitoneo	Tumores grandes vasos, adenopatías. Hemorragias, tumores en suprarenales
Abdomen en general	Práctica de punciones diagnósticas o terapéuticas de cualquier órgano abdominal

3.3.2. Hemiabdomen inferior

Para el estudio de la próstata, aparece el transductor endorectal, de resolución muy alta, que se utiliza insertándolo en el recto para visualizar la anatomía de la glándula. En el estudio ecográfico clásico (transpélvico), el paciente debe tener la vejiga llena de orina, ofreciendo así una ventana homogénea de visualización para la próstata.

En la exploración de la pelvis femenina se deben visualizar la vejiga urinaria distendida, los ovarios, el útero, el cerviz, la vagina y los músculos pélvicos de soporte. Además se observan el recto, otras estructuras intestinales y el fondo de saco de Douglas (uterorrectal). En determinados casos se pueden estudiar las trompas de Falopio. Se utiliza para identificar embarazos intra-extrauterinos, detectar masas o abscesos y para la localización de DIU. La paciente debe permanecer con la vejiga llena, así el intestino delgado se desplaza hacia arriba y se visualizan las estructuras pélvicas a través de la ventana ultrasónica que nos ofrece la vejiga distendida.

En la actualidad se ha puesto en práctica una nueva técnica con la que se obtienen imágenes de alta resolución, denominada ecografía endovaginal, en la que se inserta el transductor (de 6 a 7.5 MHz) en la vagina para visualizar la cavidad pélvica en los planos coronal y transversal. En este caso no es necesario que la paciente tenga la vejiga llena de orina.

En el caso de una mujer embarazada, la exploración ecográfica es útil para visualizar el saco gestacional (a las 4 semanas), el cráneo fetal (alrededor de la 11 semana), la posición del feto y la evaluación de posibles anomalías (en el segundo trimestre), etc. El crecimiento intrauterino del feto se puede valorar midiendo el diámetro biparietal, el perímetro del abdomen y tórax o la longitud del fémur. Localizar la placenta es importante en el caso de pacientes con placenta previa o desprendimiento de la misma.

La ecografía proporciona una buena visualización del feto y la placenta sin riesgo para la madre o el hijo. Es por tanto una herramienta diagnóstica de elección. De todas formas hay casos en que todavía se realizan exploraciones radiológicas.

Estos estudios radiológicos se deben utilizar sólo cuando la información no se puede obtener de otro modo, debido al riesgo de malformaciones fetales y al riesgo de cambios genéticos en las células reproductoras. No se deben realizar radiografías antes de los tres meses de embarazo.

La paciente debe evacuar la vejiga para que la cabeza del feto descienda en la posición erecta hasta la parte más inferior de la cavidad uterina. Los cuidados que necesiten estas pacientes se los proporciona la matrona.

En referencia a la respiración, decir que, los cambios en la oxigenación de la sangre materna provocan reacciones rápidas en el movimiento fetal. Por tanto, antes de suspender la respiración para hacer la radiografía se debe inspirar profundamente varias veces.

3.3.3. Estructuras superficiales

Las estructuras superficiales como el tiroides, la mama, el escroto, el ojo, las arterias carótidas, etc., se visualizan con transductores de alta frecuencia (6 a 10 MHz. Se investigan nódulos mamarios, masas cervicales, patología ocular, etc. Incluso se pueden llegar a estudiar estructuras muy pequeñas, como conductos galactóforos en la mama o el cordón espermático en los testículos.

3.3.4. Neuroecografía neonatal

El estudio neuroecográfico neonatal en modo B ha tenido un importante auge en los últimos años, debido a los grandes avances técnicos de los equipos ecográficos. La evaluación se realiza con barridos a intervalos pequeños, de forma que se recorre toda la cabeza en los planos coronario, sagital, axial y occipital.

3.3.5. Cardiología

En la exploración ecocardiográfica se visualizan los ventrículos, las aurículas, las válvulas (mitral, tricúspide, aortica y pulmonar), los tabiques interauricular e interventricular, el endocardio, el miocardio, el epicardio, los músculos papilares, las cuerdas tendinosas y el pericardio.

Con la ecografía en modo M se puede realizar la medición exacta de las estructuras cardíacas. El trazado en modo M, la técnica Doppler y el estudio bidimensional en tiempo real realizados en una misma exploración, permiten obtener datos del movimiento y la función cardíaca.

3.3.6. Sistema músculo-esquelético

Mediante ecografía se pueden detectar roturas del tendón de Aquiles y del tendón rotuliano, hematomas o masas en los músculos, derrames articulares y luxación congénita de cadera.

3.3.7. Intervencionismo

Se pueden localizar abscesos, quistes, nódulos sólidos, derrames pleurales, etc. Para realizar una punción dirigida con fines diagnósticos.

Otras indicaciones de la ultrasonografía	
Próstata	Diagnóstico de prostatitis, abcesos, tumores, etc.
Testículo	Torsión, traumatismos, epididimitis, hidroceles, etc.
Cuello	Tiroides y paratiroides, valoración de patología tumoral, adenopatías
Tórax	Diagnóstico y punción de derrames pleurales
Patología intestinal	Apendicitis, reflujo, enfermedad inflamatoria intestinal
Patología Musculo-tendinosa	Valoración de rupturas musculares o tendinosas, hematomas o tumores
Mama	Quistes, adenomas, tumores, punción dirigida
Eco peroperatoria	Para facilitar la resección de tumores
Eco endocavitaria	Ecoendoscopia transrectal, perlaparoscopia
Eco doppler	Transcraneal, carótidas, vasos abdominales y extremidades
Ecografía obstétrica y ginecológica	Control fetal y patología útero-anexial
Ecocardiografía	Malformaciones congénitas, cardiopatías adquiridas, tumores, isquemia

Tema 48

Gestión en las áreas de trabajo. Organización administrativa y funcional. Programación del trabajo. Previsión de materiales. La economía en la prestación del servicio. Calidad y costes

eRodio ediciones

Índice esquemático

1. GESTIÓN EN LAS ÁREAS DE TRABAJO

1.1. Los Servicios Centrales de Diagnóstico en el entorno hospitalario

Existen unos criterios generales de organización y diseño de un centro hospitalario que afecta a las características globales del edificio, a su implantación en el terreno y a su relación con la ciudad y el territorio, entre los que figuran:

1. Buena relación con el entorno, orientaciones, vista, etc.
2. Accesos diferenciados, adecuados, legibles, que garanticen unas dimensiones adecuadas para los diferentes usuarios y servicios.
3. Zonas de aparcamiento diferenciadas y con dimensiones adecuadas en función de las características del transporte público y de la localización del hospital.
4. Ámbitos específicos, pacientes externos, internos, profesionales, suministros e instalaciones, tanto por niveles como por la correspondiente segregación de circulaciones intrahospitalarias.
5. Hospital flexible para adaptarse a los cambios de necesidades, no sólo mediante posibles ampliaciones.
6. Adecuada integración de las instalaciones.
7. Las condiciones ambientales deben garantizar la iluminación y la ventilación natural de todos los espacios y circulaciones, la seguridad, la privacidad, la confortabilidad, la ergonomía adaptada a cada uno de los usuarios del edificio y el control acústico del espacio.
8. En cuanto a los criterios de organización y diseño de cada una de las grandes áreas que constituyen el hospital, se pueden establecer los siguientes:

1.1.1. Área ambulatoria

El intenso ritmo de crecimiento de los servicios ambulatorios está haciendo que esa área del hospital incluya también zonas complementarias de hospitalización a domicilio, extracción de muestras, farmacia ambulatoria, admisión, teleconsulta, atención al paciente y servicios auxiliares tales como cafetería, tiendas, etc. Configurándose en realidad como la principal puerta de entrada al hospital. Esta integración de recursos persigue una atención más eficiente al paciente mediante la consulta de alta resolución, de forma que esta suponga una modificación clave de la relación entre primera y sucesivas consultas.

1.1.2. Hospitalización

Las unidades de hospitalización representan una parte cada vez menor de las funciones de los hospitales de agudos. Su papel es periférico y no central como era hasta hace relativamente poco tiempo. En cualquier caso representan aún una parte muy importante del hospital, tendiendo las plantas de hospitalización a ser cada vez más específicas (agudos, intermedios, críticos, etc), flexibles y confortables.

1.1.3. Servicios Centrales de diagnóstico y tratamiento

Este área se corresponde con el dominio clínico que sirve tanto a pacientes ambulatorios como a hospitalizados. Dentro de la configuración del hospital, ocupan un lugar central. Es el área que concentra la tecnología para el diagnóstico y la terapia. La claridad estructural resulta esencial para que tanto el trabajador como el paciente puedan atender las relaciones funcionales entre diferentes servicios. Los criterios generales de diseño de los servicios centrales de diagnóstico y tratamiento hacen que éstos no resulten compatibles con estructuras más residenciales como las que corresponden a hospitalización, por ello, las diferencias entre estas áreas deben ser nítidas.

1.1.4. Servicios Generales y de apoyo a la asistencia

Dada las circunstancias de las actividades que sirven de apoyo a la asistencia hospitalaria (alimentación, lencería, suministro, transporte intrahospitalario, seguridad, mantenimiento, etc) y sus distintas economías de escala, estos servicios se plantean como independientes del edificio asistencial, e incluso externos al lugar en que se encuentra el hospital, sin entrar en consideraciones relativas al modelo de gestión de éste.

1.2. Gestión básica del Servicio de Radiodiagnóstico, Programación del trabajo. Previsión de materiales

El supervisor técnico que se dedica a la gestión clínica de un determinado equipo de técnicos que desarrollan su labor profesional en un Servicio de Apoyo al Diagnóstico, debe ser el responsable de la coordinación del personal y de las materias que a continuación se relacionan:

1.2.1. Suministros y control del material

El supervisor técnico será el responsable de que el servicio esté debidamente abastecido de todo el material necesario para el perfecto desarrollo de la función asistencial y diagnóstica que realice el profesional. Así, llevará un exhaustivo control del material necesario para cubrir todas las necesidades del servicio, tanto de material estéril como no estéril, reutilizable como desechable, etc.

1.2.2. Coordinación y relación

Debe tener una perfecta coordinación con el Jefe de Servicio y los demás facultativos. Asimismo, debe coordinar la relación de su departamento con los demás servicios del hospital, para que la atención a los pacientes procedentes de otros servicios se realice de forma escalonada. Debe tener en cuenta los horarios de intervenciones quirúrgicas, así como en los que se sirve el desayuno y comida, pues puede que no sean horas de hacer trasladar a pacientes desde su habitación al servicio de radiodiagnóstico. También debe velar por el cumplimiento de la preparación de los pacientes si tienen que estar en ayunas o si necesitan alguna preparación para una posible exploración radiológica.

1.2.3. Citas y consultas externas

Deberá estar perfectamente coordinado con las Consultas Externas, ya que el personal de radiología no debe estar periodos prolongados de tiempo desocupado, sin hacer nada, y en otras franjas horarias de la jornada laboral, trabajando y esforzándose al máximo, con una posible merma en la calidad asistencial a los pacientes por sobrecarga en esos periodos de trabajo, debido a una mala organización y coordinación con los demás servicios responsables de la citación de los pacientes.

Se tendrá un periodo control del número de personas que pueden ser citados diariamente, dependiendo de la unidad del servicio donde vayan a ser atendidos, de acuerdo con la exploración a realizar. Debe prever qué personal estará disponible en cada unidad del servicio, para que no falte un determinado personal que se dedica a realizar una determinada técnica o labor diagnóstica, no se disponga de quien lo sustituya y no sea posible atender a los pacientes citados cada día.

1.2.4. Archivo e historias clínicas

La comunicación con esta unidad debe ser previsora, ya que al comienzo de la jornada, en determinadas unidades del servicio habrá facultativos que necesitan consultar historias clínicas de algunos pacientes para su posterior estudio y determinar con mayor precisión su diagnóstico. Hoy día, en la mayoría de centros están informatizados lo que incide positivamente en el funcionamiento de estos.

1.2.5. Esterilización

Con el Servicio de Esterilización también debemos tener un contacto fluido, dado que en el Servicio de Radiodiagnóstico se utilizan muchos elementos esterilizados, tanto material reutilizable (paños, sábanas), como desechable (gasas, agujas). Se verificará periódicamente la caducidad de este material.

1.2.6. Lavandería y lencería

También se tendrá relación con estas unidades, ya que serán las responsables de suministrarnos diariamente batas, sábanas y otra ropa que se deba usar con los pacientes, según el estudio radiológico a realizar.

1.2.7. Servicios Generales

El personal de mantenimiento y celadores está estrechamente relacionado con nuestro servicio, es un departamento muy importante para el buen funcionamiento de las distintas unidades del servicio de radiodiagnóstico.

1.2.8. Farmacia

Con la farmacia hospitalaria se relaciona para el perfecto abastecimiento de los productos farmacéuticos que se vayan a utilizar en el Servicio, tanto por el personal técnico, de enfermería o facultativo. Se tendrá que realizar un control de este material, suministro, existencias, caducidad, etc.

1.2.9. Formación continuada, investigación y docencia

Se debe hacer un seguimiento de las necesidades de formación del personal adscrito al servicio, ya sea por la incorporación de nuevas tecnologías o para el mantenimiento del nivel de conocimientos adquiridos con anterioridad. También puede ser interesante realizar sesiones con el objeto de fomentar la relación entre el personal y el intercambio de información sobre los resultados o sobre nuevas técnicas y métodos de actuación.

La formación se debe planificar con tiempo suficiente, se obtendrá información sobre las necesidades formativas e inquietudes de todos los profesionales del servicio, para que su aceptación y participación sea la mayor posible.

Se facilitará la asistencia y participación del personal a los procesos de formación continuada que se realicen tanto en el propio centro sanitario como en los hospitales (charlas, ponencias, presentación de trabajos, posters, etc).

1.2.10. Organización y gestión

Disponiendo de todos los recursos necesarios, humanos y materiales, el conocimiento de la organización básica de un servicio de radiodiagnóstico puede ser importante para una mejor gestión del servicio.

1.2.11. Dirección

La coordinación con la dirección de la que dependa en cada momento el personal del servicio que coordina el Supervisor Técnico debe ser fluida y constante, por lo que se debe actuar de nexo entre los trabajadores y los responsables de la institución, transmitiendo las instrucciones emitidas por el Director Gerente, la Dirección de la que se dependa más directamente o el propio Jefe de Servicio.

2. ORGANIZACIÓN ADMINISTRATIVA Y FUNCIONAL. PROGRAMACIÓN DEL TRABAJO, PREVISIÓN DE MATERIALES

El servicio de Radiodiagnóstico está integrado por los profesionales, los equipos radiológicos, las instalaciones y útiles con los que los profesionales pueden desempeñar su trabajo. El servicio cuenta con unos objetivos anuales integrados en el Plan Funcional del Centro Hospitalario, que determina los objetivos a conseguir durante el periodo. Para la consecución de dichos objetivos se desarrollará una organización y se asignará un presupuesto por el Servicio de Salud al centro hospitalario y de éste al Servicio de Diagnóstico.

El Servicio de Radiodiagnóstico debe estar dotado de un buen sistema informático, tanto para la gestión del personal como la de los materiales que se utilicen. También debe disponer de un cuadro de mando específico, en el cual debe estar integrado el Supervisor, participando en la gestión clínica y en los demás aspectos que se desarrollen en el propio servicio y en el centro hospitalario.

2.1. Aspectos generales

Un servicio de Radiodiagnóstico es un área del centro sanitario donde se congregan gran cantidad de recursos tecnológicos, representando un apoyo al diagnóstico y tratamiento de los pacientes. Son servicios que actúan a demanda de otros servicios del propio hospital o centros periféricos adscritos al mismo, en los que se encuentran los facultativos que atienden directamente al paciente y que son los responsables de su tratamiento y seguimiento.

La misión fundamental del Servicio de Radiodiagnóstico es la realización e interpretación de las pruebas radiológicas para conseguir de forma total o complementaria la obtención diagnóstica de los pacientes que atiende, salvo en los casos en los que también interviene en el tratamiento, como en radiología intervencionista, realizada en centros especializados.

La calidad, celeridad, rentabilidad y la seguridad son los ejes fundamentales sobre los que se tiene que asentar cualquier servicio de atención médica.

- Calidad: La calidad de un servicio de radiología se puede referir principalmente a la máxima exactitud de los servicios prestados tanto al paciente como al facultativo que ha solicitado la exploración.
- Celeridad: La celeridad se obtiene (por parte del personal del servicio) cuando el estudio realizado esté disponible lo antes posible, no solo a disposición del facultativo que tiene que informarlo, sino de aquel que solicitó el estudio.
- Rentabilidad: La rentabilidad se obtiene cuando se utiliza la técnica más adecuada sin necesidad de realizar otros estudios y obtener los mismos resultados.
- Seguridad: La seguridad debe ser siempre una de las mayores prioridades, tanto para los usuarios como para los profesionales, expuestos y no expuestos, de otros servicios y unidades del centro hospitalario.

Al Servicio de Radiodiagnóstico llegan pacientes de todos los servicios del centro sanitario en el que están ubicados, así como de los centros periféricos. La ubicación y el entorno son muy importantes en la organización del servicio.

La gestión del servicio no sólo es económica, también se refiere a la gestión de la actividad que se realiza en el mismo por el personal que lo integra. Así el supervisor debe planificar, dirigir y verificar lo que los demás miembros hacen.

Una buena gestión es la que consigue un mejor y mayor aprovechamiento del personal y de los medios materiales, a un menor coste y con la mayor garantía y seguridad para trabajadores y usuarios.

2.2. Recursos humanos

El Servicio de Radiodiagnóstico se compone básicamente del siguiente personal:

- Jefe de Servicio: Debe poseer la titulación de Especialista en Radiodiagnóstico. Si el servicio reúne ciertas características puede haber Jefes de Departamento o de Sección.
- Personal facultativo: Son los médicos especialistas (radiólogos)
- Médicos interino-residentes
- Supervisor: este puesto puede ser desempeñado por un técnico especialista o por un enfermero (con o sin especialidad)
- Personal de enfermería: El personal de enfermería puede poseer la especialidad de electroradiología, con lo que desempeñaran las mismas funciones que los técnicos especialistas o no tener especialidad, y se dedicarán a la realización de cuidados asistenciales a los pacientes (contrastes y otros cuidados).
- Auxiliares de Enfermería en funciones de técnico especialista: A la incorporación de los técnicos especialistas se encontraban auxiliares de clínica ejerciendo funciones que luego fueron asumidas por los técnicos, por tanto poseen el derecho a permanecer en dichos puestos de trabajo.
- Personal no sanitario (administrativo y celador).

2.3. Organigrama del Servicio de Radiodiagnóstico

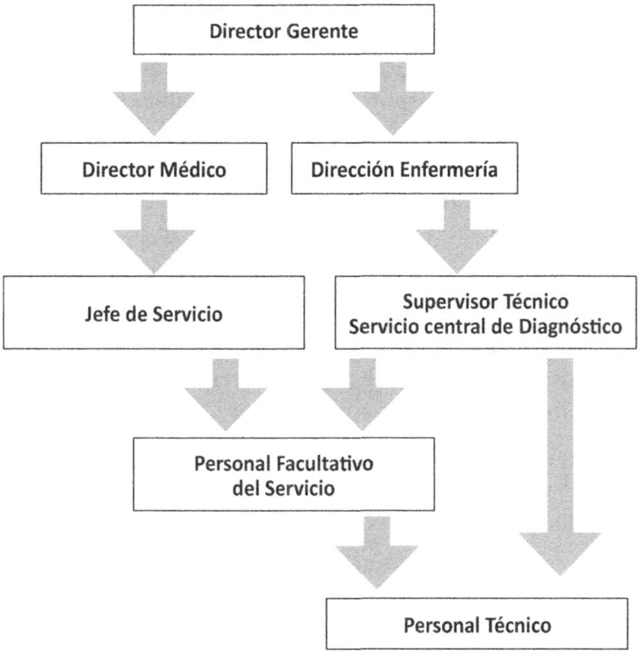

2.4. Normas básicas de funcionamiento del servicio de Radiodiagnóstico

En cada centro sanitario, el Servicio de Radiodiagnóstico tiene unas normas internas de funcionamiento que deben seguir los criterios básicos fijados por el Servicio de Salud en el que esté integrado. Algunas de estas normas son:

- Jerarquía normativa.
- Órdenes e instrucciones: deberán darse por escrito, con la firma del médico responsable.
- Recursos del Servicio de Radiodiagnóstico: será responsabilidad del jefe de servicio.
- Documentación relativa a los pacientes: todas las actividades y personas atendidas en el servicio deberán quedar registradas en el documento correspondiente.
- Sesiones formativas: correspondientes a actualizar los conocimientos en acciones formativas (cursos, jornadas, charlas, etc.)

3. LA ECONOMÍA EN LA PRESTACIÓN DEL SERVICIO, CALIDAD Y COSTES

3.1. Introducción

El aumento de la complejidad de la asistencia sanitaria ha llevado a un crecimiento importante de los costes, que junto a la limitación de los recursos, se ha convertido en una preocupación básica de las administraciones y servicios de salud.

La necesidad de gestión eficaz ha producido cambios importantes en todos los aspectos de la medicina. La gestión se suele percibir en términos puramente económicos, pero no debe entenderse solo así, sino como la administración de la actividad sanitaria en todos sus aspectos: económico, administrativo, docente, investigación, de formación continuada, asistencial, etc.

Los recientes avances tecnológicos en radiología se han catalogado como uno de los mayores contribuyentes al gasto sanitario, lo que es incierto. El aumento de los costes se produce por una combinación de factores, entre ellos la subida de la edad media de la población, la mayor supervivencia de los pacientes con enfermedades consideradas antes terminales, el uso indiscriminado de los servicios de urgencias como sustitución de los servicios de atención primaria o la aparición en el mercado de fármacos muy costosos.

Aunque la tecnología que se usa en los servicios de radiología es cara, los radiólogos contribuyen a promover una mejora en la salud si las pruebas radiológicas se usan de manera adecuada y cuando están verdaderamente indicadas y pueden reducir costes detectando la patología precozmente, frecuentemente en estadio inicial y, detectando enfermedades en las que puede evitarse la cirugía o procedimientos exploratorios más costosos.

La exploración radiológica se define como todos aquellos procedimientos de diagnóstico y terapéuticos que utilizan la imagen para su realización.

En la actualidad existe una guía de gestión en Radiología elaborada por la Sociedad Española de Radiología Médica (SERAM) donde se recoge el catálogo de procedimientos radiológicos, diagnósticos y terapéuticos, y se establecen las unidades relativas de valor de cada procedimiento. La unidad relativa de valor (URV) es una unidad de reparto cuyo objetivo es establecer un coste económico imputable a cada prueba concreta de la cartera de servicios de un departamento de Rayos X, rigiéndose por el método de la equivalencia. Se establece una exploración de referencia o exploración básica como la URV básica a la que se le asigna valor de 1 y todas las demás podrán relacionarse con ella según cuantas veces cuesten más que la prueba de referencia. Generalmente la prueba de referencia es la que más se usa y es la radiografía PA y L de Tórax.

3.2. Evaluación económica de la asistencia sanitaria. Calidad y costes

La salud es un bien económico escaso percibiéndose como un capital que se pierde con el tiempo. Este activo salud requiere de inversión en atención y servicios sanitarios para su mantenimiento existiendo factores que aceleran o retardan su pérdida como los hábitos, costumbres, ejercicio, vivienda, alimentación, educación, etc.

La conservación de tan precario bien y su pérdida lleva al individuo a solicitar consejo médico determinando la demanda sanitaria. Así el individuo se convierte en un demandante y consumidor de un servicio sanitario, el cual le dará de una cantidad o tipo de asistencia determinando así la oferta sanitaria. Esta demanda está relacionada con la capacidad e información que tiene el individuo o la comunidad para elegir el estado de salud, con la percepción de utilidad potencial del servicio, con el precio de los servicios, con el nivel de renta del individuo o la comunidad y el estado de salud en ese momento.

No obstante, la demanda puede estar también determinada por el médico que brindando la asistencia exigida, requerirá del sistema sanitario los medios estructurales y funcionales según su capacidad para restaurar la salud del paciente.

La Sanidad estatal se fundamenta en criterios sociales y de equidad, estando los diferentes niveles de asistencia y organismos incluidos en una economía de escala. Sin embargo, la inexistencia de competidores hace difícil encontrar un nivel de comparación en el mercado y el demandante consumidor de servicios sanitarios tiene pocas alternativas para satisfacer esa necesidad sentida de asistencia sanitaria, donde se da el factor añadido de ser un servicio sin posibilidad de sustitución.

La evaluación económica es un instrumento analítico de creciente utilización como soporte de la decisión y ejecución de prioridades en la financiación y regulación de la asignación de recursos.

Siendo la tecnología el instrumento con soporte físico o no para la atención sanitaria, su evaluación económica puede orientar a la introducción de una tecnología nueva o al mantenimiento de las ya existentes, a la fijación del precio de la tecnología, a la priorización en la inversión o asignación de recursos a determinadas tecnologías y al establecimiento de recomendaciones para la utilización y difusión de las mismas.

La evaluación económica establece que los recursos deben ser asignados a las acciones que generen mayor beneficio en relación con el coste ocasionado y la acción se refiere tanto a comprar aparataje, a prestar servicios y a la distribución de los mismos, no olvidando que la medida de su eficiencia está subordinada a la efectividad y eficacia, a su aceptabilidad y pertinencia.

La evaluación de la eficiencia de un servicio se basa en dos aspectos básicos: los costes y los beneficios. Estos aspectos variarán según las perspectivas del análisis si se realiza desde el punto de vista del individuo demandante del servicio, del médico o agente del proceso, del hospital, del Servicio de Salud o de la sociedad.

Evaluar la calidad y coste de los servicios que se prestan es importante para la gestión de los recursos cada vez más limitados debido a que los servicios llevan al consumo de los mismos. En diversos debates, estudios y propuestas, la filosofía del coste total para la medición de los costes de los servicios se ha impuesto. Esta filosofía aplicada a los servicios que presta un hospital debe:

- Distribuir los costes del hospital por centros de responsabilidad.
- Dividir los centros de responsabilidad en centros principales que prestan sus servicios de forma directa a los usuarios y centros auxiliares que prestan sus servicios a centros principales o a otros centros.
- Seleccionar el sistema que permita asignar los costes de los centros principales y auxiliares a los servicios que presta el hospital.

Esto permite calcular y analizar el coste de las etapas de producción de un servicio y por eso es necesario obtener información de la generación de los mismos para mejorar su eficiencia.

Este rastreo de los costes permite descubrir ineficiencias y mejora la calidad.

Para cada coste se tendrá en cuenta si se trata de un coste fijo, que tiene un comportamiento independiente del nivel de actividad o de un coste variable, el que sí depende del mismo, confeccionando una hoja analítica o estadística de los costes.

En el ámbito hospitalario el identificar los productos y su normalización operativa se basa en la obtención del conjunto de procesos atendidos, realizados o vendidos por el hospital y la evaluación económica interna para conocer el gasto y beneficio de cada servicio que permita imputar costes unitarios a cada uno de los procesos.

Esta filosofía del sistema de gestión de costes basados en las actividades, hace que servicios con mayor volumen de actividad vean reducidos sus costes y pasan a ser más notables.

3.3. Gestión por procesos y competencias

Se define proceso como un conjunto de actividades que reciben una o más entradas para crear un producto de valor para el cliente. Debemos entender a los servicios sanitarios como organizaciones cuyo objetivo final no es la mera consecución de objetivos económicos o de control de costes, sino el contribuir a la mejora de la salud de los ciudadanos.

Las estrategias de gestión centradas en la Calidad Total han supuesto un paradigma al que aproximarse desde diferentes perspectivas, en función del marco socio-político del financiador y del proveedor de los servicios. La gestión de la Calidad total se sustenta en la búsqueda de la satisfacción de los usuarios, la implicación activa de los profesionales y las estrategias dirigidas a la mejora continua en las actividades que se realizan. En la década pasada, este abordaje comenzó a resultar insuficiente en una sociedad en continuo movimiento, donde las exigencias de los usuarios y sus necesidades están en permanente cambio. Así, estas líneas de acción necesitan complementarse con una visión ágil e innovadora que consiga la fidelización del cliente, pues éste no solo espera calidad en los productos o servicios sino que estos se adapten permanentemente a sus necesidades.

En el ámbito sanitario, la correcta integración del conocimiento y de la organización de la asistencia centrada en el paciente, no siempre es una realidad. De hecho, es posible que ocurra lo contrario, ya que en un contexto de este tipo sin una gestión adecuada de los diferentes elementos que lo conforman, la práctica clínica puede encontrar una variabilidad por encima de lo razonablemente esperable, puede alejarse con facilidad de los intereses de los pacientes, y puede olvidar también el papel de los profesionales en la gestión de los problemas de salud.

La gestión por procesos se conforma como una herramienta encaminada a conseguir los objetivos de la Calidad Total en un entorno de las características mencionadas. Procura asegurar de forma rápida, ágil y sencilla el abordaje de los problemas de salud desde una visión centrada en el paciente, en las personas que prestan los servicios y en el proceso asistencial en sí mismo. En este sentido, supone un cambio de la organización basado en la implicación de las personas para mejorar los resultados de la misma. La gestión por procesos implica reordenar los flujos de trabajo de forma que aporten valor añadido dirigido a aumentar la satisfacción del cliente y a facilitar las tareas de los profesionales.

La gestión por procesos se centra en una serie de elementos fundamentales:

- Enfoque centrado en el paciente.
- Implicación de los profesionales.
- Sustento en la mejor práctica clínica.
- Desarrollo de un sistema de información integrado.

En los últimos años, ningún concepto ha despertado tanto interés entre los profesionales de la gestión de los recursos humanos como el concepto de competencias.

La competencia es un concepto que hace referencia a la capacidad necesaria, que ha de tener un profesional, para realizar un trabajo eficazmente, es decir, para producir los resultados deseados y lograr los objetivos previstos por la organización en la que se desarrolla su labor. Entendida así, la competencia es un valor susceptible de ser cuantificado.

Las competencias pueden ser clasificadas en tres áreas:

- Conocimientos: los conocimientos teórico-prácticos y la experiencia adquirida a lo largo de la trayectoria profesional, necesarios para el desempeño del puesto de trabajo.
- Habilidades: Capacidades y destrezas genéricas y especificas, que permiten garantizar el éxito en el desempeño del puesto de trabajo.
- Actitudes: Características o rasgos de la personalidad de la persona que determinan su correcta actuación en el puesto de trabajo.

Para la puesta en marcha de una metodología de gestión profesional por competencias, se debe generar para cada grupo profesional, un mapa general en el que se establecen las competencias que son nucleares para el desempeño y desarrollo exitoso de cada puesto de trabajo en la organización sanitaria actual. Una vez definidos los mapas de competencias tipo, se deben definir las competencias específicas por procesos asistenciales.

Tema 49

Metodología de la investigación. Técnicas cuantitativas y cualitativas. Fuentes de datos. Estudios descriptivos y analíticos. Estudios de Proceso y resultado. El papel del Técnico Especialista

Rodio ediciones

Índice esquemático

1. INTRODUCCIÓN

Comenzaremos desterrando dos mitos sobre la investigación científica, el primero es que la investigación es sumamente complicada y difícil, pensamos en una investigación y pensamos en personas de avanzada edad, en ilustres profesores, sin embargo la investigación no es difícil ni intrincada, cualquier ser humano puede investigar y realizar correctamente si aplica el proceso de investigación correspondiente,o sea, el método o metodología científica.

El segundo mito es que acostumbramos a pensar que la investigación no está vinculada al mundo cotidiano, a la realidad. La mayoría de los inventos cotidianos son productos de una investigación (el cine, el marcapasos, el motor de combustión, el tac, la resonancia magnética, el móvil, los medicamentos, los juguetes, etc.). Así mismo si el mediante la investigación se analiza y estudia diariamente temas interpersonales como la amistad, el matrimonio la violencia, las enfermedades, los deportes, la familia, la manera de vestirnos, etc, y miles y miles más de aspectos totalmente habituales en nuestras vidas.

Así pues, parece fácil pensar que la investigación debe de formar parte del cada vez más amplio catálogo de actividades a realizar por un Técnico Especialista en Radiodiagnóstico. Son tiempos de globalización, en los que el técnico de Rx como parte importante del personal sanitario debe de estar presente aportando dentro de su ámbito competencial, su granito de arena, al mundo de la investigación.

El ser humano hace investigación desde niño, hacemos investigación cuando nos atrae una persona, cuando nos interesa un personaje histórico, cuando nos interesa un plato de cocina y queremos conseguir su receta, cuando buscamos empleo, etc.

La investigación científica es en esencia una investigación, pero más rigurosa, organizada y que se lleva a cabo cuidadosamente, nada se deja a azar ya que está estructurada con un método o metodología de la investigación objeto de esta tema.

Los pasos del método científico forman un reloj de arena: comienzan con preguntas generales hasta llegar a enfocarse en un solo aspecto específico y el diseño de la investigación donde podemos observar y analizar este aspecto.

2. TÉCNICAS CUANTITATIVAS Y CUALITATIVAS

La investigación es un conjunto de procesos sistemáticos, críticos y empíricos que se aplican al estudio de un fenómeno.

A lo largo de la Historia de la Ciencia han ido surgiendo diversas corrientes de pensamiento y diversos marcos interpretativos que han originado diferentes rutas en la búsqueda del conocimiento. Sin embargo y debido a las diferentes premisas que la sustentan desde el siglo pasado tales corrientes se han polarizado en dos aproximaciones principales para indagar en una investigación: el enfoque cuantitativo y el enfoque cualitativo de la investigación.

Ambos enfoques emplean procesos cuidadosos, metódicos y empíricos en su esfuerzo para generar conocimiento, por lo que la definición previa de investigación se aplica a los dos por igual, y utilizan, en términos generales, cinco fases similares y relacionadas entre sí, según Grinnell (1997):

1. Llevan a cabo la observación y evaluación de fenómenos.
2. Establecen suposiciones o ideas como consecuencia de la observación y evaluación realizadas.
3. Demuestran el grado en que las suposiciones o ideas tienen fundamento.
4. Revisan tales suposiciones o ideas sobre la base de las pruebas o del análisis.
5. Proponen nuevas observaciones y evaluaciones para esclarecer, modificar y fundamentar las suposiciones e ideas; o incluso para generar otras.

Sin embargo estudiaremos cada enfoque de la investigación por separado para ver las características, procesos y bondades de cada una.

2.1. Método cuantitativo

Vamos a ser lo más esquemáticos posible en su definición.

a) Características:
- ▹ Mide fenómenos.
- ▹ Utiliza estadística.
- ▹ Prueba hipótesis.
- ▹ Hace análisis de causa-efecto.

b) Proceso:
- ▹ Secuencial.
- ▹ Deductivo.
- ▹ Probatorio.
- ▹ Analiza la realidad objetiva.

c) Bondades del método cuantitativo:
- ▹ Se puede hacer generalización de los resultados.
- ▹ Se puede hacer control sobre los fenómenos.
- ▹ Es preciso.
- ▹ Se puede replicar.
- ▹ Se pude predecir.

2.2. Método cualitativo

a) Características:
- ▹ Explora los fenómenos en profundidad.
- ▹ Se conduce básicamente en ambientes naturales.

- ▷ Los significados se extraen de los datos.
- ▷ No se fundamenta en la estadística.

b) Proceso:

- ▷ Inductivo.
- ▷ Recurrente.
- ▷ Analiza múltiples realidades subjetivas.
- ▷ No tiene secuencia lineal.

c) Bondades del método cualitativo:

- ▷ Tiene una gran profundidad de significados.
- ▷ Tiene una gran amplitud.
- ▷ Riqueza interpretativa.
- ▷ Contextualiza el fenómeno.

3. FUENTES DE DATOS DE UNA INVESTIGACIÓN

El proceso de búsqueda de la información científica sobre un tema es importante para establecer el estado de la cuestión. Conocer si existen teorías, hipótesis o técnicas sobre los temas que estamos investigando.

Precisar mejor el problema. Determinar los pasos a seguir en la investigación. Aclarar el énfasis que se le va a dar a la investigación.

La tarea de revisar la literatura de investigación comprende la identificación, selección, análisis crítico y descripción escrita de la información existente sobre un tema de interés. Conviene realizar la revisión bibliográfica antes de conducir un proyecto de investigación.

Esta revisión disminuye al mínimo la posibilidad de duplicación involuntaria.

Es útil para:

- Identificar estrategias y métodos de investigación.
- Identificar procedimientos de investigación.
- Identificar instrumentos de medición.

Todo proceso de búsqueda de información debe ser exhaustiva y muy cuidadosa para evitar el sesgo. Ser selectivo en la elección de fuentes es parte de la argumentación que debe llevar un trabajo de calidad.

Una vez que el investigador ha identificado y localizado las referencias bibliográficas, debe evaluar su importancia y revisarlas de manera crítica.

Hay dos tipos de fuentes de datos las primarias y las secundarias.

3.1. Las fuentes primarias

Comenzaremos con la definición de fuentes primarias:

> Bounocore (1980) define a las fuentes primarias de información como "**las que contienen información original no abreviada ni traducida: tesis, libros, monografías, artículos de revista, manuscritos. Se les llama también fuentes de información de primera mano... Incluye la producción documental electrónica de calidad.**

Una fuente primaria no es, por defecto, más precisa o fiable que una fuente secundaria.

Proveen un testimonio o evidencia directa sobre el tema de investigación.

Son escritas durante el tiempo que se está estudiando o por la persona directamente envuelta en el evento.

Ofrecen un punto de vista desde adentro del evento en particular o periodo de tiempo que se está estudiando

Algunos tipos de fuentes primarias son:

- Documentos originales.
- Diarios.
- Novelas.
- Instrumentos musicales.
- Minutas.
- Entrevistas.
- Poesía.
- Apuntes de investigación.
- Noticias.
- Fotografías.
- Autobiografías.
- Cartas.
- Discursos.

3.2. Las fuentes secundarias

Seguiremos con la definición de fuentes secundarias o fuentes derivadas:

> Bounocore (1980) las define como aquellas que "contienen datos o informaciones reelaborados o sintetizados... Ejemplo de ella lo serían los resúmenes, obras de referencia (diccionarios o enciclopedias), un cuadro estadístico elaborado con múltiple fuentes entre otros.

La fuentes secundarias Interpretan y analizan fuentes primarias. Las fuentes secundarias son textos basados en fuentes primarias, e implican generalización, análisis, síntesis, interpretación o evaluación.

Algunos tipos de fuentes secundarias son:

- Índices.
- Revistas de resúmenes.
- Crítica literaria y comentarios.
- Enciclopedias.
- Bibliografías.
- Fuentes de información citadas en el texto.

El registro de las fuentes de información en los trabajos académicos: permite sustentar la actividad de la investigación y sirve de base para establecer premisas que argumentan los cuestionamientos de la crítica científica o profesional.

La ética profesional pide reconocer el esfuerzo de los demás en la producción del conocimiento, por ello es necesario citar las fuentes que han servido de base al trabajo de investigación realizado.

Existen muchos métodos de citaciones, no obstante lo importante es escoger uno y mantenerlo en todo el proceso descriptivo del trabajo de investigación.

Para darle autenticidad y veracidad al trabajo, las fuentes de información utilizadas deben ser reconocidas, validadas y poseer un respaldo importante de autores y editores conocidos y de prestigio.

4. ESTUDIOS DESCRIPTIVOS Y ANALÍTICOS

Nos tenemos que hacer una pregunta siempre que nos planteamos una investigación: ¿Se conoce la causa del problema sobre la que versa la investigación?

Si no se conoce la causa del problema: Comenzar con un estudio de tipo **descriptivo** en condiciones atemporales y no controladas y un estudio experimental en condiciones controladas. Se limitan a decir que está pasando con más o menos detalles.

Si se conoce la causa: evaluar si un estudio científico puede o no extrapolar resultados a otros contextos geográficos, productivos, sociales, etc. Si no puede extrapolar realizar experimentaciones e informar que los resultados son válidos en las condiciones descriptas en ese experimento.

En condiciones no controladas, con tamaño poblacional elevado, los estudios **analíticos** pueden ser pertinentes. Estos estudios en general dicen lo que está pasando y el por qué. Se trata de inferir por qué ocurre en tal circunstancia y en tal no.

Cuando hacemos un estudio atendiendo al número de variables que pueden resultar en el mismo:

a) **Descriptivo:**

   Se busca describir las características del objeto de investigación, el análisis estadístico es univariado, nos permite estimar parámetros en la población de estudio a partir de una muestra.

Ejemplo.: "Prevalencia de consumo de alcohol en conductores de vehículos en el territorio español..."

b) Analítico:

Plantea y pone a prueba hipótesis explicativas, el análisis estadístico es por lo menos bivariado, teniendo como nivel más básico la asociación entre factores.

Ejemplo: "Asociación entre trastornos del sueño y sintomatología depresiva en estudiantes de técnicos de radiodiagnóstico de Andalucía...."

Sin embargo hay que decir que ninguna investigación utiliza de forma exclusiva un solo tipo de investigación, al contrario hace una especie de combinación entre ellos para enriquecer la misma.

5. ESTUDIOS DE PROCESO Y RESULTADO

Comenzamos el abordaje de este punto señalando que este tipo de estudios es el más utilizado dentro de la investigación sanitaria.

Se comienza el estudio definiendo correctamente la hipótesis de trabajo de la investigación y a continuación se describe claramente el proceso que se llevara a cabo en la misma hasta llegar a los resultados que dirán si se cumplen o no y en qué grado la hipótesis del comienzo. Durante todo el proceso se tiene que asegurar un alto cumplimiento del mismo y si se incluyó en él, todo los resultados relevantes y si se tuvo en cuenta el pronóstico inicial.

Las investigaciones están basadas en actos clínicos o procesos que están ligados a resultados clínicos importantes, para que la investigación tenga éxito.

Los estudios de proceso y resultado contribuyen a nuestra compresión de la integración de la valoración, el diagnóstico, la terapia y el cumplimiento en el cuidado del paciente.

En un ejemplo típico de este tipo de investigación clínica los autores de la investigación clínica deben:

a) **En primer lugar** de haber reunido una "cohorte de comienzo" de los pacientes (pacientes consecutivos identificados en la primera visita por un problema o diagnostico o al principio de la terapia), para asegurar el seguimiento de los mismos no sea razón requerida que tengan que tener una disponibilidad para responder un cuestionario por escrito o verbal , ya que por ejemplo podría haber un abandono de los pacientes objetos del estudio de manera voluntaria o involuntaria debido a un agravamiento de su enfermedad o muerte. De esa manera no se perderían esos datos importantes durante el proceso.

b) **En segundo lugar** se necesita tener en cuenta en estos estudios de proceso y resultado el cumplimiento del paciente de la terapia, dado que esto es un enlace especial entre las acciones terapéuticas de los clínicos y los resultados de sus pacientes.

c) **En tercer lugar** un estudio de proceso y resultado debe de examinar todos los resultados clínicamente relevantes. Los métodos para valorar estos resultados deben de ser de una exactitud aceptable y se debe de minimizar el sesgo de los datos de una manera importantes.

d) Por último y **en cuarto lugar** para aislar los efectos de los procesos clínicos de aquellos debidos a otros determinantes del resultado, es necesario para estos estudios de proceso y resultado, controlar todos determinantes de los resultados clínicos observados.

6. EL PAPEL DEL TÉCNICO ESPECIALISTA

Después de lo visto en la introducción del tema como de los siguientes apartados del mismo, parece fácil pensar que la investigación debe de formar parte del cada vez más amplio catálogo de actividades a realizar por un Técnico Especialista en Radiodiagnóstico.

Son tiempos de globalización, en los que el técnico de Rx como parte importante del personal sanitario debe de estar presente aportando dentro de su ámbito competencial, su granito de arena, al mundo de la investigación.

Por ultimo decir que ese "granito de arena" podría ser válido tanto desde la colaboración activa con otros colectivos en investigaciones más amplias dentro del ámbito sanitario o social, así como tomando conciencia activa de su posición dentro de ese ámbito sanitario o social y planteando ámbitos o parcelas dentro de la investigación que le son propias como colectivo diferenciado del resto.

Made in the USA
Monee, IL
08 November 2026

68091703R00177